U0121509

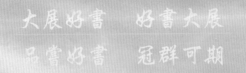
大展好書　好書大展
品嘗好書　冠群可期
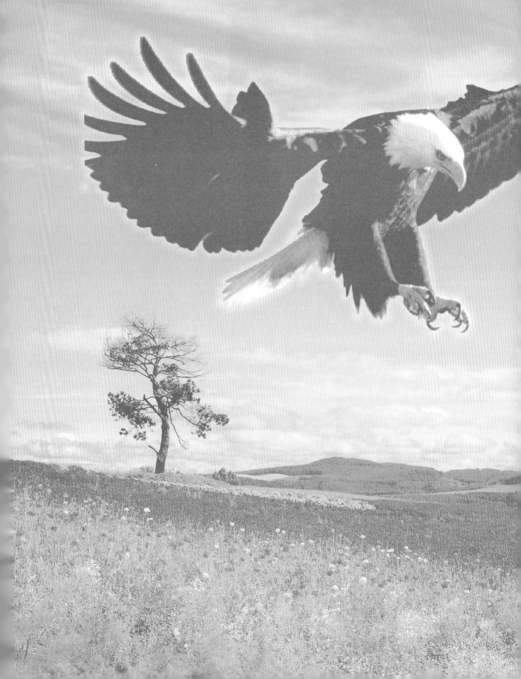

大展好書　好書大展

品嘗好書　冠群可期

中醫保健站：50

王智賢老中醫**65**年養生與治病真傳

主編　王智賢

編委　王若中　　王若春　　王若華

　　　王若東　　王若新　　王四愛

大展出版社有限公司

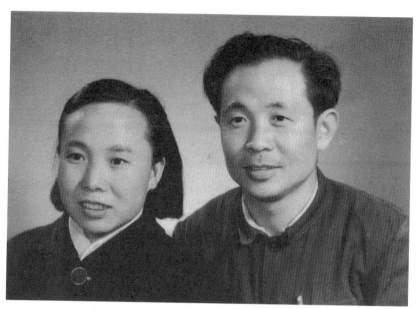

王智賢老中醫與患難與共的妻子劉維英合影留念

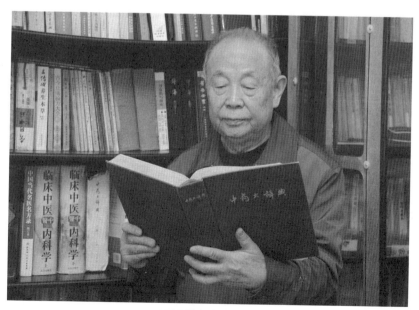

王智賢老中醫近照

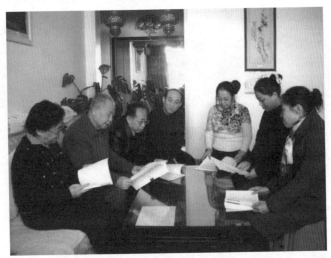

左起第一王若春、王智賢、王若中、王若東；
右起第一王若新、王四愛、王者華

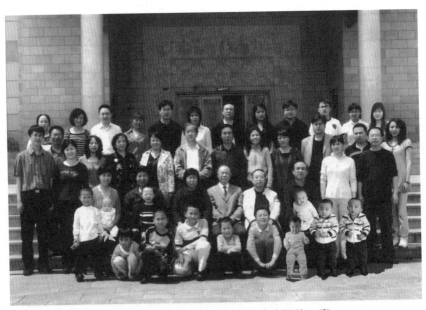

2006年3月王智賢老先生四代同堂幸福的一家

王智賢簡歷

　　王智賢，男，1929年3月生。山西省方山縣圪洞鎮糜家塔村人。共產黨員、主任醫師，早年畢業於山西省長治醫專。1949年5月參加革命工作，先在晉綏邊區十二廠（原火柴廠）工作，1951年調回方山縣人民醫院。歷任：醫生、科主任、副院長、院長、名譽院長、醫院黨支部書記等職。曾兼任方山縣人大常委委員、政協委員、山西省中醫學會第一至第四屆理事、呂梁地區中醫學會副理事長、呂梁科協理事、呂梁地區醫衛職稱評委委員。參加工作以來，曾先後在長治醫專、太谷醫專進修學習四年（包括中醫和西醫）。1997年調呂梁市衛生學校工作，1999年離休。

　　幼承庭訓，隨父學醫，背誦經典著作，精研岐黃理論，漸有較深造詣，臨床診病積累了較豐富的經驗。博引廣徵，立論獨特，頗多新建樹。18歲行醫鄉里，長期在基層從事臨床、科研、教學、管理工作60餘年。學驗俱豐，受益頗多。擅長中醫、內、婦、兒科。以疏肝解鬱、活血化瘀、扶助正氣、健脾益腎等理論為指導，治

療疑難雜病，見效甚著。行醫 60 餘年，診病 46 萬餘人次。頗受稱頌和讚譽。有多篇醫學論文、四項科研成果、五部醫學著作、一項國家專利等。先後獲得省先進科學工作者（省勞模）及國家、國際等物質獎和榮譽獎 26 次。簡要內容如下：

一、著有醫書五部（約 130 萬字）

❶《實用針灸心得淺說》一書 20 萬字，1977 年出版，1978 年獲呂梁地區科學大會獎；

❷《三十種病治驗錄》一書 20 萬字，1987 年山西科技出版社出版，深受基層醫務人員歡迎，一年內兩次印行，銷售五萬餘冊，被《山西日報》譽為全國發行量最大的科技書籍之一。曾三次獲國內獎，一次獲國際獎。

❸《王智賢老中醫五十年臨床針灸治驗》一書 22 萬字，2003 年出版，為廣大基層醫務人員提供了一些針灸方面的基礎知識，如針灸手法的基本技能：進針得氣、補瀉、選穴、定穴等，此外還介紹穴位主治及常見病的針灸治療，對艾灸、拔罐、按摩也作了介紹。

❹《王智賢老中醫六十年雜病治驗實錄》一書 40 萬字，2006 年出版，書中介紹了農村常見疾病 96 個，151 個證型，列舉了 129 個治驗病例，160 個有效方劑以及

針灸、偏方、食療等簡便易行之法。這些都很符合廣大基層農村的需要，獲得讀者好評。全國各地來人來信，求醫問藥者絡繹不絕，現已再版發行。

❺《王智賢老中醫 65 年養生與治病真傳》一書 30 萬字，2010 年 12 月出版。該書是作者六十餘年臨證實踐，結合養生治病的經驗總結，敘述了養生防病最緊要的一些事項，如精神情志修養，運動鍛鍊選擇，飲食宜忌調節，性生活與健康，菸、酒、茶的宜忌，居室環境注意，美容、美髮、固齒、氣功、睡眠等方面的知識及實踐體會。書中還介紹了 33 種常見病多發病的養生防治（包括中醫中藥、針灸、按摩、拔罐等）。內容較為全面，貼近生活，淺顯通俗，使人一看就懂，一學就會，一用就效。

二、四項科研成果、一項國家專利

❶《331 例氣管炎、肺心病三年防治觀察》1979 年獲呂梁地區科研成果二等獎，該論文選送參加華北地區及全國氣管炎會議作交流；

❷《舌面青紫點（斑）的研究》1984 年獲山西省政府科研成果三等獎，1985 年獲山西省勞動競賽委員會二等功；

❸《沙蒿籽的外用研究》、《兒童雙優粉的臨床觀察》1992 年分別獲呂梁地區科研成果二等獎；

❹《清涼瀉火、防病強身飲料》，1997 年獲得國家專利權。

三、多篇醫學論文，在《中國中西醫結合雜誌》等國家及省級雜誌上發表，多次在國家和國際學術研究會議上交流。

❶《氣管炎、肺心病中醫辨證治療》一文，1991 年在首屆中國名醫學術研討會作交流，獲榮譽證書作者被授名醫牌匾；

❷《舌面青紫點（斑）的研究》一文，1994 年獲中國中醫研究院「醫聖杯」國際醫藥論文二等獎；

❸《舌面青紫點（斑）的研究》1995 年選送赴美國參加世界傳統醫學大會，作者在大會演講，並獲「超人杯」二等金杯獎及「民族醫藥之星」稱號。

❹ 文章 1999 年出席在香港召開的世界中西醫結合會議，被評為優秀論文，並獲「二等金盤獎」，以後被該組織多次邀請；

❺ 2000 年《舌面青紫點（斑）的研究》一文被選送參加作者在北京召開的世界傳統醫學大會（有 34 個國家

的衛生部長參加）。在大會作專題演講；

❻ 2002 年《中國中醫藥報》名醫名方欄內登載「王智賢簡歷」及「肝膽消滯逐瘀湯」名方組成及臨床應用。

四、其他

1991 年以來先後有《中國科技工作者名錄》、《中國當代發明家大辭典》、《中國大陸名醫大典》、《求醫問藥辭典》等六部大型著作，均將王智賢醫學事蹟錄入書中。被《中國疑難病研究所》聘為特約研究員，主要研究中醫治療疑難病的問題。中國醫藥精華薈萃一書聘為編委。被中國國際交流出版社聘為特約顧問編委。《中醫辨證治療 1000 例疑難怪症》其資料製作成的圖版，1991 年被山西省選為出席北京亞運會期間的展出資料。

現雖進入耄耋之年，但老驥伏櫪，壯心不已，紅霞夕照，奉獻猶存，每日仍在門診看病 10～20 人次，還在抽空編寫《60 年舌診體驗》和《60 年中草藥臨床應用體會》等書。

　　地址：山西省呂梁市博物館家屬院

　　電話：0358-8232505

　　　　　13503581182

　　郵編：033000

Contents

● 第一章 ●

養生心影（毫釐回憶）坎坷的養生歷程

第一節：童年——貧困中孕育希望…………………16

第二節：青年——堅苦中磨鍊成長…………………20

第三節：中年——勞累中成就夢想…………………30

第四節：老年——幸福中昇華健康…………………47

● 第二章 ●

中國傳統養生概況

第一節：儒家、佛家、道家等養生簡述……………55

第二節：儒家養生…………………………………57

第三節：佛（釋）家養生…………………………61

第四節：道家養生…………………………………67

第五節：民間養生…………………………………74

第六節：集歷代養生之大成者——中醫養生學……83

● 第三章 ●

淺談養生保健中最緊要的十個問題

第一節：養生要有本錢，知識第一…………………93

第二節：民以食為天，合理第一……………………105

第三節：人為萬物之靈，情志第一…………………115

目錄

第四節：生命在於運動，堅持第一 ⋯⋯⋯⋯⋯126

第五節：氣功有奇效，心誠第一 ⋯⋯⋯⋯⋯⋯150

第六節：愛美之心，人皆有之，保護第一 ⋯⋯⋯164

第七節：合理的性生活對人體有益，節制第一 ⋯⋯170

第八節：睡眠是生命重要的修復工程，品質第一 ⋯⋯186

第九節：居室風水，環境第一 ⋯⋯⋯⋯⋯⋯194

第十節：菸、酒、茶，宜忌第一 ⋯⋯⋯⋯⋯202

● 第四章 ●
部分養生中藥及食品的養生功能成分簡介

第一節：17 種中藥養生功能簡介 ⋯⋯⋯⋯⋯211

第二節：22 種常用食物的養生功能簡介 ⋯⋯⋯233

● 第五章 ●
三十種常見病的養生防治

第一節：感冒養生既可防，又可治 ⋯⋯⋯⋯⋯241

第二節：慢性氣管炎的養生防治 ⋯⋯⋯⋯⋯246

第三節：支氣管哮喘養生防治效果良好 ⋯⋯⋯252

第四節：急慢性鼻炎的養生防護 ⋯⋯⋯⋯⋯257

第五節：變態反應性鼻炎（過敏性鼻炎）的養生防治 ⋯⋯262

第六節：慢性胃炎重在調養防治 ⋯⋯⋯⋯⋯270

第七節：消化性潰瘍病的幾種養生防治措施 ⋯⋯276

Contents

第八節：胃下垂的養生調治 …………………………………281

第九節：便秘的養生防治 …………………………………287

第十節：泄瀉的養生防治 …………………………………293

第十一節：慢性肝炎的養生防治 ……………………300

第十二節：肝硬化如何養生防治 ……………………309

第十三節：談談脂肪肝的養生防治 …………………319

第十四節：膽囊炎、膽石症的養生防治 ………………325

第十五節：冠心病的幾點養生防治措施 ………………332

第十六節：高血壓的養生防治 …………………………339

第十七節：慢性肺源性心臟病的養生防治 ……………353

第十八節：慢性腎炎及腎功能不全的養生防治 ………359

第十九節：急性前列腺炎的養生防治 …………………370

第二十節：慢性前列腺炎的養生防治 …………………374

第二十一節：前列腺增生的養生防治 …………………379

第二十二節：陽痿的調養防治 …………………………387

第二十三節：婦女更年期綜合徵的養生調治 …………400

第二十四節：肥胖可引起很多病，應重視養生防治………412

第二十五節：癌症的養生防治 …………………………425

第二十六節：食道癌的中醫藥防治 ……………………441

第二十七節：乳腺癌的中醫藥防治 ……………………445

第二十八節：肺癌的中醫藥防治 ………………………448

第二十九節：胃癌的中藥防治 …………………………452

第三十節：直腸癌的中醫藥防治 ………………………455

第三十一節：結腸癌的中藥防治 ………………………457

第三十二節：癌症的針灸療法 …………………………460

第一章　養生心影
（耄耋回憶）
坎坷的養生歷程

　　我已在人世間度過了 82 個春秋，其間歷經坎坷，艱辛備嘗。通過努力，終至幸福。回憶一生，有成功，有失敗，有經驗，有教訓。然而學醫診病，領悟養生，幾乎貫穿了我的一生。

　　幾十年來，刻苦學習，精勤不倦，潛心攻讀中醫典籍，深研各家學說，究其至理，探其奧妙，穎悟啟迪，吸取精華。對養生保健、防病強身，收益頗多，體會深刻。尤其重視臨床治病與養生保健相結合，如精神調節、飲食調理、運動鍛鍊、生活起居、藥物防治等綜合防治方法，不僅收到良好效果，還驗證了自己的一些獨到見解，解除了許多病人的痛苦，挽救了不少人的生命，從而使理論與實踐逐步結合並得到昇華。

　　現將幾十年的往事回憶如下：① 童年：貧困中孕育希望。② 青年：艱苦中鍛鍊成長。③ 中年：勞累中成就夢想。④ 老年：幸福中昇華健康。

　　各個部分相互聯繫，有機結合，供讀者參閱，或許對養生保健有所啟迪。

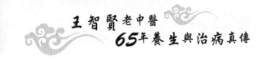

第一節　童年——貧困中孕育希望

童年，乃人類成長的初始階段。這是一個思想啟蒙，身體發育的最佳時期，如四季之春，萬物萌動，生機旺盛，臟腑清靈，本性良善。此時陶冶情操，堅定意志，將對人一生的身心健康和事業發展有著極深遠的影響。

我的童年，正值抗日戰爭之際，環境惡劣，生活貧困，均已到極點。從我記事起，就是太原失守，潰兵搗亂，沒有過一天安穩日子。糠菜半年糧，實在是那個時期的真實寫照。

糠麵窩頭和摻糠炒麵（玉米、高粱、蓧麥、穀糠、炒熟磨成麵）是主要的食糧，真是到口酥，好咬難咽。還要吃榆錢錢（榆樹上結的種子）、掃帚葉（掃帚的嫩葉）和苦菜等野菜。日寇經常出發掃蕩，老百姓三天躲、兩天藏，田園荒蕪，收成大減，貧病交加，苦不堪言。

1940 年瘟疫流行，僅我們村 700 多口人就病倒了一半，不少人因之喪命。我還病了四十多天，三次複瘮（犯病），差點死去。真是千村薜荔，萬戶蕭疏。那時物質極度貧乏，人民生活處於水深火熱之中。

舉例說生火做飯吧，因日寇封鎖，買不到火柴。人們只好把高粱稈燒成木炭似的東西，放在一個盒內備用（叫煤斗）。把鐵打成了長 3 寸、寬 0.5 寸、厚 0.5 寸的鐵條（叫火鐮），再和石英石（馬牙石）互相碰擦，產生火星，使其掉進煤斗內燃著高粱稈，然後把柔軟的麥杆或其他絨軟的柴草，包住燃著的高粱杆，用口使勁吹風，有時吹得頭暈眼黑。有一家好容易吹著了，周圍的鄰居就互相用麻

秸來引火做飯。如果不成功只好餓著肚子，再碰擦吹火，回憶起來真苦。

買不到鹽，人們只有拿上笤帚和水桶，到下濕地（鹽鹼地）掃回來帶白色的土面則，放些水攪拌起來，去掉沉澱下去的泥土，將清水放在盆內或碗內，太陽光下曬乾，底上有一點白色顆粒當鹽吃，放多了苦澀，放少了不鹹。衣服都是冬季絮棉花，夏天抽掉，穿了再穿，補了又補，補丁一塊挨一塊。我的棉襖穿了四年，人長衣不長，露出了肚臍和前臂，也只能往長接一下。房屋大部分被燒，一家七八口人，住著一孔窯洞，又黑又窄，過年不糊窗、不刷窯（粉刷），也沒有新衣服穿。

但是人們非常能吃苦，勤勞節儉，意志堅強，大家只有憤怒，沒有怨言。自衛隊每晚訓練，兒童團放哨，都非常認真。空室清野（家裏的東西都埋藏起來）做得很好，敵人來了什麼也找不上。大家很團結，一人有難，眾人支援，有福同享，有難同當，這種民族團結精神，實在是難能可貴。雖然生活環境非常艱苦惡劣，但只要有機會人們還是苦中求樂，熱鬧一番，如正月裏鬧秧歌、跑院子，歡聲笑語，歌舞昇平。

平時大人們練習武術、耍大刀、舞紅纓槍，既鍛鍊身體，又學殺敵本領。孩子們除跟著大人學習以外，還要玩老鷹抓小雞、踢毽子、跳格格、擔棍棍、跑老大（幾個人同時起跑，跑在最前面就是老大，大家都得聽他領導）、拐子競走（把一側手綁在同側的腿上，幾個人同時競走，誰走在最前面誰就能得到獎賞和表揚），既玩得開心，又增強了體質，這些活動項目對人的身心健康很有益處。所

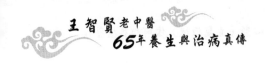

以說日常生活中也可以養生保健。

我是儒醫家庭出身，父親 22 歲時考取了清朝最後一批秀才，以後廢科舉，興學堂，因條件所限，再未深造，就在村裏當教員（私塾先生）維持生計，一邊學醫。秀才學醫人，半年就現成。他已經對易經八卦，陰陽五行，相生相剋，以前都學過，因此學起醫來毫不費勁。古有醫儒一家之說，父親身上確有體現。他對許多醫書也背誦很熟，看病深受信賴。

我是老生子，從記事起，父親已經年紀大了，除看病外還收幾個弟子教書。父親傳統的儒家思想濃厚，但也比較開放，對子女的教育既注重古學，也講些現代課程。還常講些讀書至上，修身養性，光宗耀祖的道理以及「十年寒窗無人問，一舉成名天下知」，天地間詩書最貴，家庭內孝悌為先，孝悌忠信禮義廉恥等等。他用說故事的方式，講些孔子、孟子、老子、莊子、三蘇，以及歷代文臣武將的事蹟，唐詩、晉字、漢文章的來歷。還教我念三字經、千字文、幼學瓊林、上下論語等等。

他告訴我只學古書，將來不夠用，還要學國文、算術、修身（有政治、養生等內容）、地理等。現在上學有困難，但不能耽誤時間，學古書也是學文化，學不懂不怕，只要記熟，以後有用。

父兄們的言談舉止，詩情畫意，舞文弄墨，談古道今，以及抗戰形勢、時局變化，我自然也耳聞目睹。「秀才的肚子，雜貨鋪則。」村上人有事有病也來請教，他總是解答得一清二楚，如養生防病、偏方食療等。這些雜談議論，社會知識，對我熱愛學習、熱愛中醫和啟蒙思想有

很大影響，也為我學中醫提供了一些文化基礎。

十四歲時父親讓我攻讀中醫書，《傷寒論》《金匱要略》等，並背誦湯頭藥性。他告訴我只要背熟，不懂不怕，以後大有用處，既可提高文化，又能漸精醫道，還可濟世救人。中醫是我國的寶貴財富，我們應當繼承發揚。

但我年幼識淺，尚不能全部理解其中之意義，只是父命難違，只有專心攻讀而已。

十六歲夏秋之際，當地疫痢流行，染者十有八九，因缺醫少藥，僅我村小兒病死者達四十八人，一時淒煙楚楚，哭聲遍野，耳聞目睹者無不潸然淚下，這對我內心觸動很大，激勵我立志學醫者蓋始於此也。我的文化也是由學醫提高的。可見父親用心之良苦。

抗戰時期，村裏的學校被敵人燒毀，一無所有。老師帶上學生夏天在樹蔭下、冬天借用民眾的窯洞學習，有時還在陽坡地，用指頭在地上寫字學習。因為沒有課本，誰念幾冊老師心裏清楚，記得我念過四冊。有時還上體操課，如賽跑、丟手絹、齊步走、正步走、跑步走、向左轉、向右轉等。敵人來了大家就四散躲避，敵人走了再回來學習。

有位老師叫李忠俊，為人善良耿直，從不打罵學生，總是啟發教育，循循善誘。還教我們怎樣鍛鍊身體，如何講究衛生，大家非常敬重他。他經常告訴我們要記住：現在生活困難，無處上學，受人欺凌，是國力不強大，大家要努力學習改變這樣的狀況；還說童年非常寶貴，是一生的基礎，耽誤了再也不會回來，不能白白浪費；這些對同學們啟發很大。

為了躲避敵人，他走了，同學們非常想念他，後來才知道他是我黨的一個好幹部。李老師的言行，深深地刻在我的記憶裏。童年的境遇，雖然是生活貧困，環境險惡，吞糠咽菜，饑寒交迫。但也鍛鍊了我能吃苦不怕難的毅力和比較健壯的身體；陶冶了我的人格情操；教育和鼓舞了我的民族氣節；激發了我立志學醫的決心。

從養生學的角度來看，對以後的精神情志修養，身心健康鍛鍊，事業進取成功，都是很重要的影響。至今想起來，倍感欣慰。

第二節　青年──艱苦中磨鍊成長

青年，如同春夏之季，人的生命活力達到了最旺盛時期，如中醫所說「天地具生，春生夏長，萬物以榮」。此時應排除干擾，堅定意志，刻苦學習，堅持鍛鍊，提高身心修養，增加知識技能，方可成為對社會有貢獻的人。

因父親年邁，兄長早逝，我十六歲起就艱難地負擔著全家生活，有幾年特別困難，我一邊賣柴、賣炭，一邊還要做的賣豆腐、賣飯，還要種地學醫。抽空還要給人家打零工，可以說醫、農、工、商我都試過，無論做什麼我身邊都常帶一本醫書，有空就學，晚上回來再和父親探討。日積月累，知識漸長，十八歲時就能看病，逐漸得到鄉鄰的信賴，使我更加有信心學中醫，但仍是以農為主，生活仍然困難，直到參加工作，才走向光明。

參加工作後，待遇上經過供給制、小包乾、大包乾和工資制，我的生活逐漸好轉。1951 年調回方山縣醫院工

作，一切感到很新鮮。有不少的醫療設備，有醫生、護士、司藥等較齊全的工作人員。有大學生、中專生，他們都知識豐富，理論系統，相比之下，顯得自己年輕無知，文化知識淺薄，常覺得低人一頭。

當時受中央衛生部王斌思想影響，中醫受到很大的排斥，凡是中醫必須學習西醫，領到證書，否則不能看病，即便醫齡較長、經驗豐富的老中醫，也必須如此，何況我呢？為提高自己，我主動做些護士、司藥或出診看病之類的工作。

在這種情況下，我下決心從頭學起。參加了幹部文化補習班，每天早晨兩小時，有專人講課。同時自己還閱讀文學、史地、政治等書籍，勤學好問，拓展自己的知識面。並買了一套華北衛校的西醫課本（20 冊），一字一句地學。一開始有很多名詞術語根本不懂，如細菌、培養基、菌落、細胞、組織、腎小球等等，真是睡下摸天。

有些人也說我根本學不成。但我想起「非志無以成學，非學無以廣才」這句名言，回憶起我背柴賣炭學中醫的情景，我就決心學懂學成，多讀多記，不恥下問，孜孜不倦。只要勤讀多讀，難題完全可以解決，對此我在廣泛閱讀中深有體會。人常說千古文章一大套，知識是互相滲透、互相貫通的。我用了四年的時間讀完了這套書（衛校是兩年半講課，半年實習），不僅學懂了，還記得很熟，這樣我就掌握了一定的西醫知識。

醫院很多人都嘆服我的毅力，也引起了領導的重視，為以後進修學習打下了基礎。此間我還閱讀了大量的文化書籍，擴展了知識領域，提高了文化水準。除上班時間

外，中午不休息，晚上 12 點前不睡覺，堅持看書學習。實在瞌睡了就在院內跑上一會或看看天上的群星，這樣既鍛鍊了身體也清醒了頭腦。利用睡覺前、起床後、開會前人未到的時間見縫插針，背誦湯頭藥性和經典著作中的精句，或閱讀書籍。

我把湯頭藥性編成晉劇緊二性、慢二性板歌唱，這樣既避免了背誦時的枯燥，又可加強記憶，還能得到娛樂。我不打撲克，不下象棋，不和人閒聊天，以後一生如此，手不釋卷，珍惜每一分鐘。我覺得讀書就是享受，能輕鬆愉快，也是全身心鍛鍊。

我從 21～36 歲，15 年時間裏每天堅持學習五個小時，共計是 26250 多小時（包括在外地進修西醫的四年時間），相當於讀了 13 年正規學校。（每年按三百四十天、每天按六節課算）

1956 年和 1963 年兩次到外地進修西醫達四年之久，其中也有中醫課程，這是我有生以來第一次坐在課堂上聽老師講課，並親自做人體解剖、生理實驗、細菌培養等。把所學到的理論和實踐結合起來，有些過去不懂的問題迎刃而解，茅塞頓開。

在醫專學習的課程中，還有大專的物理，化學，生物化學，拉丁語等。拉丁語可以死記，而物理，化學雖然在自學中接觸過一些初步知識，但對大專課可以說是一竅不通。物理課一開始就是開門動是平動還是轉動，物體下垂的加速度如何計算。化學方面一開始就是門捷列夫週期表（元素週期表），其他醫學課程因為有基礎，不用太費力，考試總得五分。唯有物理化學把我這個沒有上過一天正規

學校的人真難住了。

上課做筆記，既要寫中文，又要寫英文（符號），還要寫元素正負價、原子量和方程式等等，腦子裏亂成一團麻。晚上自學時還得重新整理，密密麻麻的筆記自己也看不清楚。一天到晚鑽進了這兩門課裏面還是學不好。

擺在面前的路有兩條：要嘛放棄物理化學，但這與醫學、藥學、生物化學聯繫很密切，又是基礎理論；要嘛加倍努力趕上去。想起華羅庚有句名言：「人可知，己亦可知，人所能，並非己所不能。」我思考再三還是選擇了刻苦學習、努力趕超這條路。於是買了初中、高中化學和物理課本，及《化學入門》和《化學鑰匙》等自學參考書。每天晚上下了自習，等同學們睡了，我卻在教室開始攻讀化學和物理。

初高中課程按部就班學，比較好懂，但進度太慢，為加快趕超進度就直接研讀《化學入門》和《化學鑰匙》。很快就有了收穫，特別是與醫學有關的課題進展很大。每晚從 9 點開始到午夜一兩點，甚至更長時間加班學習，有時為弄清一道題，通夜不睡覺，起床鈴打了，我才從教室裏回來，用冷水洗一把臉又去上課了。說也奇怪，人要是決心大，信心足，精神也會倍增，腦子也更加好使。

我覺得這與我一貫堅持鍛鍊身體有好處。經過三個月的努力，我的化學課考試成績達到了四到五分（那時是五分制），化學老師奇怪地問我是怎麼回事，我說沒什麼竅門，就是幾個月沒睡。身體瘦了八斤，兩眼視力由原來的 1.5 下降至 0.3，不得不配戴眼鏡，老師很受感動。

攻克了難關是我最大的欣慰。我能和醫專生一樣，大

踏步前進了。惜時如金，成為我獲取知識的唯一途徑。住了幾年學校，長治市的主要街道、太谷縣的孔祥熙花園我都沒有去過，從不浪費一分一秒。我還抓緊閱讀參考書，如饑似渴，學而不厭。功夫不負有心人，我的學習成績總是名列前茅。

同學們對我能吃苦、有毅力的精神，十分敬佩，選我當班長、學習委員。學習上有問題常找我解答，有時候張三和李四兩人因一個問題爭論不休，往往找我來評判，我說張三對李四就不爭了，並告知他們，這個問題在誰著的那一本書裏第幾頁，是如何講的，他們一查果然如此。我對醫學上的一些數字從不苟且，而是反覆背誦，清晰記憶，如某藥用量是零點幾克、多少單位等等。連學校領導和老師們也對我刮目相看。

在省立太谷仁術醫院實習時，院領導得知我中醫功底較好，讓我為全院職工講針灸課，上至院長，下至護士都聽我講課。我的中醫理論比較熟，又有自身練針的實踐體會，講得條理分明、生動實用，常舉病例說明，深得大家好評。這也是宣傳中醫偉大的一種場合。

雖然這段時期異常寶貴，任務十分繁重，但我依舊抽空堅持練習小紅拳、鞭杆刀等民間武術，並經常做廣播體操，還打太極拳，使我能在勞累之中仍然保持著良好的心態和旺盛的精力。

我是學中醫出身，無論什麼情況下都忘不了閱讀經典著作，背誦其中的精句，至今幾十年過去了還是熟讀如流。上世紀五十年代因王斌思想影響，有人說我學中醫是開倒車，也有人說我是年輕的老腦筋，還有人給我起一個

雅號叫「王老先生」（那時我才 28 歲），其中不乏諷刺意味。但我覺得中醫西醫都是科學，中醫不科學，怎麼能治好病呢？怎麼能延續幾千年長盛不衰呢？

中醫養生學的提出是世界上最早的，內容最豐富，實用性最強，效果最好。這些都引起世界各國的重視，有很多外國留學生來中國學中醫。我堅信中醫的科學地位總有一天會被全世界承認。我不怕冷嘲熱諷，學中醫的決心絲毫沒有動搖。

1958 年黨中央批判了王斌排斥中醫的思想，毛主席指出：「中國醫藥學是一個偉大的寶庫，應當努力發掘，加以提高。」周總理也親自抓這一工作，並號召全國衛生人員大力學習中醫，特別是西醫要學習中醫。全國掀起了學習中醫的高潮。我這個「老腦筋、老先生」也吃香起來，輔導全院人員學習中醫理論，講方劑藥理知識，講辨證施治原則，講中醫的博大精深，使每個學習的人能認識到中醫的偉大。

中醫能登大雅之堂，令人振奮，我就放開膽子做些研究工作。三年困難時間，人們的體質下降，浮腫病、子宮下垂者甚多。1960 年收治了 89 例這樣的病人（浮腫病 50 例，子宮下垂 39 例）。子宮下垂，中醫辨證為中氣不足，升提無力。浮腫病屬脾胃虛弱運化無力，水濕停聚，用補中益氣湯適當加減，使這兩種病很快就好了。證明補中益氣湯不僅是治病良方，也是一個養生的好劑型。

治療浮腫病有這樣一個教訓。在補中益氣湯中有一味蜜炙甘草，當時蜂蜜較難買，只炒了一下，認為可以健脾補中、調和諸藥。可是有十一例病人服藥五天尿量減少，

浮腫反而增重。我把每一味藥進行了思考，並參閱了不少資料。

中藥炮製學書中說：甘草經現代研究有貯納排鉀的作用，如果用蜜炙後主要成分甘草酸受到破壞，貯納排鉀的作用就顯著減弱。以後的病人都用蜜炙甘草，把用量定為3克，同樣是補中益氣湯服後尿量增加，浮腫很快消退，從用量上看一般中氣不足之病人，用炙甘草5克不會出現浮腫，但對營養不良之浮腫病5克炙甘草用量偏大了些，說明炙甘草也還是多少有點貯納排鉀作用，只不過是減弱了許多。

這對以後用生甘草、炙甘草，用多少量，提供了選擇和適應症，避免盲目濫用，提高了療效。補中益氣湯中沒有一味是利尿藥，但卻能夠治療浮腫病，而且效果十分明顯。事實使我又一次深深感到中醫之偉大，中醫中藥（包括炮製）之科學和有效。

1961年，離石縣（中陽、柳林、離石、方山四個縣合併為一個縣）學中醫大會上，選定我演講補中益氣湯治療浮腫病、子宮下垂的機理及臨床體會，引起與會者的重視。以後用中西醫結合的辦法治療多種疾病，取得了很好的效果。

如治潰瘍病，在虛寒型、氣滯型、血瘀型的辨證基礎上，加一些現代研究證實有制酸減痙的中藥甘松，烏賊骨，瓦楞子等效果更好。

治療肺結核骨蒸癆熱、咳嗽盜汗，抗結核西藥一時難以奏效的患者，根據辨證，用黃蓍鱉甲散，再加入黃精、夏枯草、百部等有抗結核作用的中藥，既辨證，又治病，

很快取得療效。

　　腎炎病人經過治療，浮腫等臨床症狀已經消失，但化驗尿中還有蛋白。

　　經過反覆思考，推想遺精、糖尿病都屬中醫的精華外泄，是脾不升提、腎不固攝所致。蛋白尿也屬精華外泄，而且這樣的病人，大都有脾腎不足之表現，我就用健脾升提、補腎固攝之法，對消除蛋白尿收到了滿意效果。經過努力，到 20 世紀 60 年代末，我對本地區 30 多種常見病，多發病，如肝炎、腎炎、氣管炎、菌痢、關節炎等，摸索出了一套有效的辨治方法。

　　為了試驗一味藥或一個方劑的療效，我常常晝夜不息守在病人床前，觀察其服藥後的症狀變化並及時記錄。走村串戶，采風訪賢，拜老中醫、老藥農為師，虛心請教，學人之長，即使是窮山僻壤之農夫老婦，只要有一技之長、一得之見，也要躬身求教。

　　沙蒿籽治療一切腫痛炎症就是向一位老太太學的，幾十年用之臨床甚效。實踐中發現沙篙籽有很強的吸水能力，其飽和量可達到自身體積的 6 倍，又有清涼作用，初步認為這就是本品治療紅腫熱痛的機理。對於收集到的每個單方，驗方，秘方，都要究其原委，在實踐中驗證，將有效部分，提煉整理，去偽存真，進一步選擇其適應症和禁忌症，達到提高療效的目的。

　　一位老先生（當地名醫），曾傳給我一個驗方，用一瓶龜齡集、五錢人參（十五克左右）一次煎服治療婦女崩漏。

　　有個叫劉金樓的女病人，長期或崩或漏，久治不癒，

我用了這個驗方，服後出血不減，反而增多。細詢病史，患者於一年前經人介紹服用定坤丹五十餘丸，致後月經先期常有崩漏，而且病人六脈弦數，面色紅潤，且年僅三十四歲，應屬是實熱症。考慮這已是溫補過盛，血熱妄行，再服龜齡集，人參溫補之品，尤如火上加油，乃犯實實之忌，改用地榆苦酒煎（生地榆 30 克、食醋半斤）一劑即血止。

另一個叫靳英桂的女病人，患崩漏已久，服地榆苦酒煎，血仍不止。細診，病人四十八歲，體質素虛，六脈無力，面色無華，一派虛象，改用人參龜齡集煎服，一劑後出血停止。

上述兩例病人，都用驗方治療（出自名家），其效截然不同，故必須分清虛實，辨證論治，藥病相投，方可效如鼓桴，如不分青紅皂白，一概而論，往往適得其反。因此偏方，秘方，驗方，也需辨證應用，並在理論上提高。

我還親自上山採藥，親手炮製藥，親口嘗藥，品其性味，察其效果。將自身作標本，扎針練學手法，體驗針感。深入走訪病人，總結經驗教訓，使臨床實踐和理論知識進一步深化提高，其中還發現了一些有養生保健作用的中藥和食品。

我在事業上有了進步，工作上做出成績，得到了上級部門和院領導重視和支持，也贏得了同志們的尊敬和羨慕以及廣大群眾的信賴和好評。卻引起了個別人的嫉妒和憎恨，他們在病人面前說小話，領導跟前吹邪風。

幾十年醫院換過 20 多位正副院長都很好，但先後也有三個領導，有的是懂點中醫但沒人找他看病，技術上有

點吃醋，有的是因子女小事，對我不滿。他們給我小鞋穿，說我走白專道路，撈資本，想往上爬。外地領導來看病，他們設法阻攔，說我技術不行等。還讓我多出診，多下鄉，多巡迴醫療，去水庫勞動，還找理由不讓我增加工資，鼓動不明真相的人不選我當人民代表，在我妻子跟前說三道四，挑撥我倆關係，真是無所不為。對這些我都採取了寬容和不理的態度，心平氣和，處之泰然，自控自慰，堅強進取。這本質上也是一種養生方法。

我堂堂正正做人，勤勤懇懇工作，認認真真看病，不做對不起別人的事，不謀官，不貪財，心地泰然。我相信中醫有句名言：「正氣記憶體，邪不可干」，這樣我的身心，始終保持平靜而愉快的健康狀態。

院內院外的領導群眾都有正確看法，非常理解和同情我，也很支持我。醫院有位書記是 1938 年入黨的老幹部，他有正確的看法，鼓勵我繼續努力，為黨為人民好好工作，因此這些人也沒有翻起大浪。這些人的打擊嫉妒沒有使我灰心喪氣，反而使壓力變成一種進步的動力，這只能激發我更加努力學習，發憤圖強。這就像唱戲一樣，再喊兩腔，再唱一場，讓事實和群眾做出公斷。

「文革」期間把我說成是資產階級權威，不讓我在醫院看病，送到橫泉水庫給民工當醫生。我在水庫工作學習，仍然是兢兢業業，勤勤懇懇。親自上山採藥，如黃芩、敗醬草、蒲公英等，夏天讓民工不花錢吃涼藥，養生防病，結果 1000 多民工沒有一個發生中暑。得到指揮部的嘉獎。

老百姓找我看病的很多，在水庫我住的雖然是小小的

土窯洞，但各地病人絡繹不絕找我治病。離石縣衛校的學生，也到我的住地跟上實習。那幾個自己不努力、嫉妒別人的人，仍是冷冷清清，沒人理他們，後來群眾把他們逐漸淡忘了。

知識的問題不能有半點虛假，不能用打擊別人、抬高自己的方法超過別人，尤其是當醫生，病人吃了藥有效沒效，天天在檢驗你，說得漂亮不頂用，療效才是硬道理。只有努力學習，刻苦鑽研，認真實踐，一步一步提高自己，還要有全心全意為人民健康事業做奉獻的精神，才能提高威信，得到病人的信賴，到達勝利的彼岸，除此以外沒有捷徑可走。身處逆境變順境，心情更加愉快，身心更加健康，工作也就更加努力，群眾更加信任，這樣就形成了一個良性循環。

第三節　中年——勞累中成就夢想

中年正是工作繁重、社交複雜、扶老攜幼、肩負重擔的過渡時期。然而也是事業成功，碩果累累的時期。這段年齡養生保健的重要性也更加明顯更要珍重。只有健康的身體，才能創造巨大的成果。

20 世紀 70 年代以前，尤其是 50 ～ 60 年代，當地群眾看病，有要求醫生出診的習慣。我差不多一兩日就得出診看病，出去後多則五六十里，少則二三十里路程。一般是騎自行車，遇到山路還得步行，有時出去了三四天也回不來。看了這家看那家，一個村莊完了再去另一個村莊，比較吃苦，因此醫務人員多不願出診。

　　1951 年至 1975 年 20 多年時間裏，醫院共組織下鄉巡迴醫療 28 次，多數是深入偏僻山區和山莊窩鋪，與老百姓同吃同住，不如坐門診、管病房舒服，因此被認為是吃苦差事。

　　我是醫院出診和下鄉巡迴醫療最多的醫生之一。多數情況是正常現象，也有一些是嫉妒我的人所為，他們以解決群眾疾苦為名，實際是讓我出去吃些苦頭，貶低我的影響。但事物總是有兩面性，有時看似壞事，往往變成好事。正如老子所說：「禍兮福之所倚，福兮禍之所伏，熟知其極，其無正也。」回憶起來對我有幾點好處：

　　第一是能更多地接觸群眾，對全縣的地理環境、風土人情、生活習慣，以及疾病發生和分佈情況，可以說是瞭若指掌，也能體驗到群眾的疾苦和如何來為他們減除這些疾苦。下昔鄉有個叫兩界塋的山村，位於汾陽縣、交城縣、方山縣三縣交界的森林深處。全村有七口人，（1962年）來自三個省、四個縣，即河北冀縣（單身）、陝西米脂縣（夫妻二人）、山西方山縣（夫妻二人）、山西平遙縣（夫妻二人），他們靠採集山珍和藥材為生。其中兩人有關節炎，三人有腹脹胃寒（胃病），一人有白帶月經不調，且都有不同程度的地方性甲狀腺腫。我是步行爬山去了他們村，他們很驚奇，又很高興，也很感動，說：「這實在是稀客，真想不到這樣的醫生也能來這裏為我們看病」。趕快給我做狍子肉炒香菇、蓧麵靠栳栳，不一會又打來一隻野雞做給我吃，這些都是山裏人最好的食品。把內心的話和疾病之痛苦，盡心傾吐，感激之情，溢於言表，著實讓人感動。

　　第二是和老百姓同吃同住加深感情，加深了彼此的關係，他們對醫生非常尊重，非常愛護，像貴客臨門一樣把好吃的東西，乾淨的被褥等都奉獻給醫生，把隱私和知心話告訴醫生，反映的病情仔細真實，何其心之誠哉。診病之餘還帶領醫生遊山玩景，觀看大自然風光，青山綠水，鳥語花香，錦繡河山，使你賞心悅目，心曠神怡，很多地方現在已經成為旅遊景點。山區人民淳厚樸實、溫柔平和、盡心竭力、與人為善的品德，給我留下了深刻的印象，至今仍記憶猶新，感悟頗深。對我的性格修養，處事為人有很大啟發，也對我的身心健康得到收益。

　　第三是深入山區，下鄉巡迴，可獲得大量的第一手資料。方山縣地廣人稀，北部高寒，南部低暖，南北長 160 餘華里，最高處海拔 2800 多公尺（雲頂山），最低處為 1000 多公尺，相差 1800 多公尺，因此地理環境、飲用水源、飲食種類、氣候變化、生活習慣，以及疾病分佈預防和治療都有很大差異。

　　1956 年夏秋之際，在本縣關帝山脊下的一個叫陽灣的村莊，發現有六七個男女小孩，面容呆板，不會說話、不穿衣服，光著腳。父母說實際年齡已經十七八歲了，還像五六歲小孩模樣。經詳細瞭解和研究才知是因水中缺碘發生的克汀病（呆小病），這種病第一次在本地區發現，我把此情況向上級做了彙報，引起防疫部門重視，得到了預防治療，以後再未發生此病。北部高寒區多發生氣管炎、關節炎。林區多為單純性甲狀腺腫。南部較低平，氣候也稍暖，胃腸病、肝膽病、心腦血管病、婦科病較多。這些情況為我以後幾十年有效地防治本縣疾病，提供了第

一手研究資料。

　　上世紀 60 ～ 80 年代，因出診下鄉多，方山縣的男女老幼幾乎都知道王醫生會看病，有病也多找我。我做一些研究工作，就有很多病人信賴，自願配合做試驗。如氣管炎防治、青紫舌的研究、菌痢的防治、針刺治療眼球前半部炎症等等，都是群眾信任支援，自願做實驗對象，使我順利完成了研究課題。舌面青紫點的研究，獲兩項國際獎兩項國內獎。每想起這些，心情久久不能平靜。

　　上世紀 50 年代至 70 年代初，我的生活還很困難，家裏人口多工資低，（15 年沒調工資），除母親和妻子外，還有五個子女分別在高中、初中、完小、小學念書，我在 40 歲前沒穿過一雙皮鞋，42 歲時才戴手錶，第一件毛衣也是在 43 歲時買的。

　　為了增加收入，家裏養蜂，養豬，養雞。工作之餘還要種地，星期天早晨四點出發，自己拉上平車，到山裏砍柴，天黑才能回來，去時帶點窩頭餓了吃上幾口。夏天買不起瓜果，有人送一點全家分開嘗一嘗，還要留點招待來客，的確是省吃儉用、節衣縮食。

　　我的妻子很賢良，勤勞節儉，紡花織布，全家人的衣服鞋襪都由她針工來縫新補舊。我在外地學習期間，全家生活都由她艱難地維持著，家裏的很多事（包括種地）不用我管，使我能在外地安心學習。這也是精神上的一種鼓勵和安慰，使我受到了愛情的溫暖。

　　春節放假，因路費困難就不回家，給學校看門房增加點收入。四年學習時間沒有買過一件衣服，沒看過一次電影、一場戲。一者為節約經濟，二者可節省時間，多學點

知識。我每天吃的全是白菜、窩頭，那時每日只用 2-3 角錢就夠了。

在醫院實習時夜班飯每人一個窩頭（柿餅和玉米麵），一碗肉絲湯麵。窩頭沒人吃，我都收拾起來，到了白天買些捲心菜加點鹽，開水窩頭就算一頓飯。在全班同學中，我是吃的最差、穿的最舊、花錢最少、學習成績最好的人。這些苦比起童年時期還算是幸福的，因此常常覺得開心愉快，根本不覺苦。所以說精神是生命健康的靈魂；堅強是事業成功的支柱。

在長治學習的一年半時間裏，賣了四次血，共 1600 毫升，將錢全部買了醫學參考書。我告誡自己，書是用血換來的，一定要熟讀精讀，背誦好，理解好，應用好。同學們很同情我的情況，節假日給我買肉菜和蒸饅改善生活，經常被我謝絕。學校放假他們支付路費讓我回家團聚，有些朋友給我家裏寄錢、寄糧票，從精神上物質上支持和鼓勵我。

如原地區水利局長劉懷銀（方山縣人），原離石縣副縣長王尚清（方山縣人），原離石縣農業局長馬殿正（方山縣人），原臨縣醫院副院長王振奎（臨縣人），後來又有方山縣呂侯文、劉保祥、特別是中陽鋼廠的董事長袁玉珠用大筆款項資助我出書做科研。他們對我的幫助我永遠銘記在心，並告知後代都記住這些人。

在外地學習四年，生活雖然艱苦，學習負擔也重，除眼睛有點近視外，身體一直健康，精力也很充沛，幾年沒有請過一天病假，這與我的思想和情緒有很大關係。正如世界衛生組織號召的那樣，「健康的一半是心理健康」。那

時一心一意謀學習，其他苦呀累呀一切雜念都置之腦後，有點傷風感冒一頂就過去了。

這和前線打仗一樣，衝鋒號一吹，只想前進殺敵，其他雜念都沒有了。所以只要有堅定的意志，必勝的信心和頑強的毅力，什麼困難也能克服，什麼事情也能辦成，思想境界，身體健康狀況也有相應提高，這也可以說是一種良性循環。

20世紀70年代以後，找我看病的人越來越多，不僅本縣病人，周圍各縣的病人都來就診，有時日門診量達到四十多人，而且病種比較複雜，疑難病，危重病也比較多，診療難度越多越大，必須深入細緻，詳盡全面地詢診檢查，綜合分析，才能得出正確的結論。這對我提高技術，豐富臨床經驗，更深層次地研究一些危重疑難病症，提供了資料。

有個叫劉引蘭的病人，高熱、昏迷、抽搐、偏癱，靠鼻飼管餵養，在外地較大醫院，治療達半年之久無效，疑為B腦後遺症，腦實質損害，找我用中醫治療。當時體溫38.5℃，右半身癱瘓，四肢不時有抽動，大小便不能自理，脈細數，舌紅少津，紫暗。我認真分析其病因病況及脈舌特點。考慮患者係大病久熱氣陰兩傷，熱中心包而昏迷不醒，熱閉經絡，氣血瘀滯，肝經失養、肝風內動、抽搐癱瘓。據此制定了一個養陰清熱，大補氣血，活血通絡，醒腦開竅的中藥方劑。服藥十劑後，出人意料地退熱，蘇醒，抽搐停止，稍能走路，自理大小便，自己進食。以後隨症加減使這個失去治療希望的病人，奇蹟般地恢復了健康，打算盤、理賬目與常人一樣。

　　這個病人的痊癒，使我對中醫治療疑難危重病增強了信心，透過許多病例的臨時實踐，對甲亢，糖尿病，冠心病，慢性腎炎，子宮肌瘤，乳腺纖維瘤等三十多種疑難病，總結出一套有效的治療方法及養生防治措施。

　　除了繁重的臨床工作外，我還擔負著方山縣一中醫衛班講授中醫和針灸課程。所有這些都啟悟我應從理論上進一步提高、科研上進行探討。

　　1973 年，本地痢疾流行，一段時間病人多，藥品少，影響臨床治療。我組織學生到野地採集馬齒莧、敗醬草、車前草等鮮藥 500 餘斤，在一個 500 餘人的村中做防治實驗。經過五天服藥，患痢疾者基本痊癒了，而且再沒有新病人發生，證明這些藥有防治菌痢的良好效果。

　　我讓學生們分頭到流行較重的十二個村莊，宣傳講解，動員群眾在河邊路旁，田間地頭採集這幾味中藥，每人每天用鮮藥三兩，自煎自服，很快就控制住痢疾流行。以後防治菌痢，就用這個辦法效果滿意。實踐證明中醫不僅能治療常見病、多發病，而且對疑難疾病也有很好的療效，同時還能防病強身養生保健。

　　慢性氣管炎，肺心病是本地區的常見病和多發病，治療起來非常棘手。我帶領學生在 24 個村莊進行了十年的死亡病因調查，得知肺心病屬該地區死亡原因之首。又在 12000 人中（34 個村莊）進行了氣管炎摸底工作，發現氣管炎大部發生在年老體弱、大病未復、產後或感冒咳嗽未及時治療的人群中。

　　高寒山區的老年人中發病率為 20%，平原地帶發病率為 5% ～ 7%。我分析了這種情況從養生扶正入手，根據

中醫理論，腎為氣之根，肺為氣之主，脾虛生痰，腎虛咳喘。心主血，肺主氣，心肺相助，氣血相依等理論。結合消炎、平喘、止咳、祛痰方法等，擬定了一個補腎益肺，兼顧心脾，逐瘀活血，標本兼治的方劑。

先在 100 例慢性氣管炎病人中觀察一年，效果甚好。又在 331 例病人中進行了三年跟蹤防治，有效率達 92.3%，獲得呂梁地區科研成果二等獎，論文選送華北地區及全國氣管炎防治工作會議作交流。由於服藥時間較長、病人居住分散，不能集中觀察，困難很大。

我制定了觀察表格，於每年 9 月到次年 3 月為服藥觀察時間，每半月發藥一次並記錄每次的病情變化。能來門診者更好，不能來者上門發藥記錄。此項工作非常吃苦，每年冬季，數九寒天，凍手凍足，也要上門隨訪發藥，經過三年努力取得了很好的效果。也掌握了真正的第一手資料。以後幾十年時間裏治療慢性氣管炎多用此方加減，效果顯著從中也悟出了一些養生防護的辦法。

1975 年我開始整理針灸方面的一些體會，但白天很忙，根本沒時間，只有晚上抽空編寫，家裏沒寫字臺，就用木箱頂替，冬季夜寒天冷，我就坐在小板凳上，背靠做飯的鍋臺取暖，兩個膝蓋當桌子用，一寫就是深夜一兩點鐘。有時睡下了，記起一個問題來，恐怕第二天忘掉，又穿上衣服重新寫起來。

經過努力，我於 1977 年寫成《針灸心得淺說》一書，為 1978 年召開的呂梁科學大會獻禮。

20 世紀 70 年代後期我還先後編寫了《學中醫回憶錄》、《中醫治療 35 例高血壓體會》、《針灸治療 79 例眼

球前半部炎症》、《中醫防治菌痢的體會》等 10 多篇學術性文章，分別在報紙、雜誌、廣播電臺發表。1977 年 10 月，應邀出席了呂梁地區名老中醫座談會，獻出自己的一些經驗方藥，並參與整理呂梁地區名老中醫驗方選編。1978 年呂梁科學大會上被評為呂梁地區醫衛標兵，1979 年山西省科研成果獎勵會上被評為全省先進科學工作者，均受到物質和榮譽獎勵。

這段時間我還接受地區衛生局聘請，為呂梁地區西醫學習中醫班、中醫經典著作學習班、中醫班、呂梁地區醫院等單位講授中醫經典著作課。聽課的對象，特別是西學中班和中醫經典著作學習班的學員，大都是大學本科畢業，又是各醫院的院長、副院長、科主任、骨幹醫師等。說學歷、論文化，都比我強的多。

我又沒上過學校，亦非專業教師，給這些人講課實在是「班門弄斧」。有些知己朋友和學員也擔心我講不好。但我覺得只要努力，就能成功。

第一、我對中醫理論比較熟，經典著作大部分都背過，理解也較深刻；

第二、我還學過一點古文，雖不深知但還頂用；

第三、精神上有充分準備，有信心擔當此任，同時也是傳承中醫的好機會；

第四、一絲不苟，認真備課。

講稿自己編寫，除古籍外，不參考別人資料，這樣講起來得心應手。每節課的內容，都要看上手錶，像演員排戲一樣，認真排練一次。空打手勢，口說手寫，面向牆壁就是面向黑板，面向空間就是面向學員，一、二、三、四

層次分明，一切和課堂上真實講課一樣。講的或快或慢，內容或增或減，由時間來決定。總之要豐富動聽、印象深刻，正好是打鈴下課，不多不少。為講好第二天的課，當天晚上反覆排練，反覆思考，常到午夜一兩點入睡。

此外還要消除緊張情緒，臨危不懼，一進課堂先放鬆自己。或寫或說，從容不迫，落落大方，出口成章，文無虛言，滔滔不絕。有些典句與臨床知識結合解釋，入情合理。真是學員刷刷動筆，堂下靜靜無聲。

初次講課，一炮就打響，領導滿意，學員稱讚，也打消了自己和好心人的一些顧慮。講到臨床課時，每個病都結合自己的治驗病例，舉一反三，環環入扣，理、法、方、藥、層次分明，均受學員的歡迎。

透過講課使我和學員們的關係，也處得非常融洽，我認為他們都應該是我的老師，我總是不恥下問，躬身求教。正如孔子所說：「敬人者，人恒敬之；愛人者，人恒愛之。」只有自己尊敬和愛護別人，才能經常得到別人的愛護和尊敬。

這段時間的講課使我和全區大部分醫務人員結下了深厚的友誼。幾十年後的今天，仍然是一見如故，相敬如賓，回憶起來，甚感欣慰。

透過講課使我對「教學相長」的至理名言有了更深刻的體會。有人認為給別人講課是增加自己負擔，其實不然。給人講課就得自己充分準備，這對自己是一個很大的促進，由不知道變為知道，由不系統變為系統，從而讓自己的知識提高一個臺階。

我還擔任呂梁地區醫衛界中級職稱評委委員，多次參

加選題、閱卷、評分等工作，還要參與評定資格的最後決定，這是個非常細緻而公正的工作，必須認真負責，絲毫馬虎不得。既要為上級負責，又要為每個晉升人員負責。同時也是一個提高自己的機會。

20 世紀 70 年代後期，我先後擔任醫院的內科兼中醫科主任、副院長、院長、名譽院長、主治醫師、副主任醫師、主任醫師等。每天上門診看病，下病房查房，還要處理日常的業務工作。還被選為山西省第 1 ～ 4 屆中醫學會理事，呂梁地區中醫學會理事、副理事長及縣人大常委會委員、政協委員等，常是忙得不亦樂乎。還做一項地區撥款的科研專案《舌面青紫點的研究》，這個科目我已在臨床上觀察了十多年時間，積累了不少資料。

青紫舌為臨床所常見，特別是青紫斑點更多，國內研究者甚少也未見報道。我在 508 例青紫舌中隨機抽取 104 例舌面青紫點患者，對其邊界，顏色變化，以及青紫點出現的部位與臨床診治疾病的關係，用現代科學儀器，結合中醫理論進行了研究。

該項成果經地區科委組織省內專家，於 1983 年 4 月鑒定，認為設計合理，資料齊全，有新的發現和見解，被建議進一步研究上報，並在國內雜誌發表。曾被山西省科委 1984 年評為科研成果三等獎，1985 年山西省勞動競賽委員會評為二等功，中國中醫研究院評為「醫聖杯」國際醫藥論文二等獎，1995 年赴美國出席世界傳統醫藥大會作論文演講，並獲國際「超人杯」二等獎，2000 年世界衛生組織與中國衛生部合作在北京召開的國際傳統醫藥大會上應邀作專題演講。

　　1977 年以後國家對科學技術有新政策，對科技人員和知識份子，從政治上，經濟上，生活上非常關懷照顧。我是當時方山縣唯一晉升為中級職稱的人，後來相繼被晉升為副主任醫師和主任醫師（高級職稱）。我的工資多年未增加，原來基數較低，因此每次調資按國家政策規定，論職稱、論工齡、論職務、論貢獻我都在調資範圍內，從 1978 年到 1993 年，15 年間我的工資增加了 11 倍，生活有了大的改善，也還清了過去的外債，還新修了四孔窯洞，戴上了手錶，穿上了皮鞋。

　　國家對科技人員的政策大大鼓舞了全國每個知識份子的積極性，真是科學的春天來了。我們醫院也掀起了學科學、用科學的熱潮。大家都爭著學知識，寫論文，做科研，做貢獻。我的事例也起了一定的模範作用。對於蒸蒸日上的情景，我打心眼裏高興，也為同志們創造條件，鼓勵和支持他們大膽工作，努力實踐，並幫助修改論文，做科研設計，做些具體的技術性指導，從而使醫院出現了新的變化，有不少人獲得了獎勵。我們醫院也獲得了山西文明醫院稱號。

　　從 20 世紀 70 年代起，我妻子因長期生活艱苦，積勞成疾，病魔纏身。1983 年以後，已臥病在床。子女們多在外地工作，只有二兒子在方山還能照顧，減輕了我的一些負擔。我下班回來，免不了煎藥做飯，照顧安慰妻子。我家離醫院有幾里路，上下班費時費力。為了工作方便，經醫院黨委和院務會研究，同意我把老伴接到醫院居住，對工作和照護方便些。

　　我住的房子，既是辦公室又是宿舍同時也是病房，還

是家，只要醫院有事就可及時辦理。特別是病房的危重病人，不分晝夜，常叫去會診和搶救，我還得抽空料理家務和照顧老伴。當時正在建設文明醫院，任務較重，我還在寫一本書，準備出版，只能在晚上抽空寫，有時寫在深夜2～3點鐘。事情忙得不可開交，實在沒有辦法，把我堂弟的女兒找來照護我老伴。

我每天有五項任務必須完成：第一是上門診、查病房，第二是處理院長日常工作，第三是寫書，第四照顧老伴，第五抽空還要鍛鍊身體。

由於工作時間較長，說話也多，因此兩腿經常浮腫，聲音嘶啞。我這個人事業心很強，做不完一件事，總不甘休。我常常在想，人活著總要有一點精神，那就是對人類社會，有所發現，有所發明，有所創造，有所貢獻，這樣才是人生的價值。不能庸庸碌碌，虛度年華，一事無成。這種想法使我經常有使不完的力氣、用不完的勁。這也是我經常保持精力充沛和身心健康的動力和源泉。

1986年我的第二本書稿寫作完成，醫院也相繼被省衛生廳譽為文明醫院，我被評為全省先進衛生工作者。書稿送到山西科技出版社，有位編輯看了認為我的學歷低，又長期在山區小縣工作，寫書不是那麼簡單，書稿放下，以後再說。我覺得這是以貌取人，但也無可奈何。

後來有位新調到出版社姓郭的編輯，在整理積壓的稿件時發現我的書稿，他閱後覺得書中有不少獨到的成功經驗，而且是針藥並用，單秘方結合，很適合基層醫務人員參考。於是通知我去出版社協商出版事宜。這裏面還有位姓趙的老編輯也起了好作用。

　　最後決定 1987 年 3 月份出版，書名《三十種病治驗錄》。他們擔心銷量問題，讓我先出 5000 冊，如賣不出去還需我負擔一定的費用。沒料到該書出版後受到很多讀者歡迎，紛紛來信對本書提出較好的評價，一路暢銷，一年印刷兩次，銷售五萬餘冊，被山西日報、山西電視臺譽為全國發行量最大的科技書籍之一，曾三次獲國內獎，一次獲國際獎。

　　《三十種病治驗錄》一書的出版發行，進一步擴大了我在全國的影響，遠至新疆山口地區、廣州湛江、珠海、黑龍江等，近至山西周圍的省市以及廣大農村，來人來信、求醫治病、拜師學藝，絡繹不絕。每天除接待來人外，還要給全國各地覆信，最多時一天寫過十四封信。這種信非比一般之常信，必須動腦筋，開方用藥或答覆問題，甚至還得參考書籍，時間常常繃得很緊。

　　在此前後的八年時間，先後有光明日報、中央廣播電臺、山西廣播電臺、山西日報、山西電視臺、山西政協報、山西衛生報、科技報、科學之友等十多家報紙雜誌、電臺、電視臺，紛紛報導我的事蹟，我也多次出席了廣州、天津、北京等地召開的全國性學術會議，都有論文發表。我雖接近花甲之年，但身體健康，精力充沛，這與自己努力創業，平衡心態，無不有關。

　　1989 年開始老伴病情日漸增重，已經臥床不起，我的工作負擔仍然很重，而且已進入花甲之年。我向縣委請示我願退下來，讓年輕的同志工作。領導考慮我的年齡和家庭處境，同意了我的請求，讓我擔任了醫院的名譽院長。我把老伴也接回家裏，和我二兒子在一個院內照護，

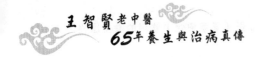
這樣我的負擔減輕了許多。

但門診看病和全國來信有增無減，為了能看上病，每天夜裏 1～2 點就有人在我住的大門上排隊等候，我只好把自己的房子整理出來作為門診和接待室。

1989 年 5 月老伴因肝硬化，上消化道出血，處於病危狀態，這已是得病後的第 20 個年頭了。子女、兒媳、女婿們，都請假回家（大部分在 100 里以外的離石工作）。他們一個個竭盡孝道，為母親端水餵飯，清理大小便，洗曬衣服，夜以繼日，輪流看護，不離身旁，達四月之久，得到了村鄰和社會上的好評和讚揚，都說這樣孝道的子女實在難得。醫院領導、醫生、護士，全力支援，每天有一個醫生一個護士輪流值班照應。這些同志幾個月如一日，像照顧自己的親人一樣，真是感人至深。

在這段時間裏，我雖心情沉重但每天還得接待從外地來看病的人。因為外地患者又不知道我的具體情況，既然來了，怎能推開，只有熱情接待，認真診治。

在老伴病故停喪期間，我雖然沉浸在極大的悲痛之中，也未能停診。因為來的病人都是幾百里甚至是幾千里以外的患者，叫人家白跑一趟，我良心上也過不去。在下葬的那天早晨，從山西省太谷縣來了六個病人，他們是半夜兩點起身，包車來求診。遇到這種場合，他們也很不好意思，但我想病人從幾百里外來一次很不容易，不幸是自己的事，外地人哪裏知道這種情況。因此我給他們看了病，吃了飯，打發他們回去。

新疆山口地區一位叫馬雙林的患者說：「王醫生真是天底下的好人」。回去為我寄來了葡萄乾。太谷的病人也

送來了特產—卷心白菜。

　　看病本來是很平常的事，但病人很受感動，真是精誠所至，金石為開。老伴在世時對病人很和氣，因此病故後很多人前來弔唁，也有信件和唁電，有不少人當時我也不認識，可人家有一片心意。

　　醫院的同志也像自己的事情一樣來幫助。他們對我說：「你勤勤懇懇，不遺餘力忘我工作了幾十年，傾心吐膽，毫無保留地培養人才，這都是有目共睹的，你有困難我們應該竭盡全力幫助。」這些肺腑之言，使我百感交集，深惶不安。子女們機關上的同志也來了不少，事前事後，照料始終，我們全家非常感激。

　　事後我和子女們也交談過，你母親病故有如此多的人弔唁和幫助，這與我們平常的所作所為，處事為人（包括你母親的行為）是分不開的，我們要銘記在心。人只有真誠地付出才有回報，今後為人，更應虛懷若谷，努力奉獻，才能對得起良心。

　　老伴病故引起全家極大的悲痛，我雖陷入孤獨之中，但尚能正確對待。生活上不僅有我侄女和二兒子照應，也有外地的子女，他們都非常關心我的身體。我告訴他們，人死不能復生，無論怎樣追悔，也無濟於事，而且活著的人應完成死者未完成的事業和遺願，才是真正的報答與懷念。我振作精神堅持門診看病，並仍然為全國各地的來信作解答。這樣轉移了一些注意力，也算是一種安慰。過了二年，孩子們緬懷母恩，又關愛父親，不願讓我孤獨生活。多方探討詢問，頗費周折，為我續弦。

　　婚後生活和諧，諸事順心，子女們為此才放下了心

事。侄女王四愛前後侍奉我夫妻 10 年如一日，猶如親生，從未離開過，尚屬難得。我過繼為養女，為她完成了婚事，教會她一路針灸技能，找下工作，現為縣醫院針灸醫生，也算了卻了一椿心事。

幾十年的醫學生涯，使我更加認識到人與自然、人與人的關係對養生保健的重要性。人是自然界的產物，只有依靠自然界才能生存發展，如陽光、空氣、水源、食物、生態環境等等。但自然界如果沒有了人也就沒有了生機，沒有了意義。

「天覆地載，萬物悉備，莫貴於人」，人和自然是一種相依相存的關係，這也就是「人與天地相應也」的理念。所以人要保護大自然，開發大自然，利用大自然，適應大自然。這樣才能得到大自然的恩賜，使人類更加充滿活力。因此要根據天地陰陽、四時消長，調節自身的生活起居、穿衣吃飯、勞作休息，避免四時賊風邪氣之傷害，保護身心，才能健康長壽。

人為萬物之靈，為感情動物。人與人的關係，也就是一種思想情感的交流。按儒家的觀點看，人與人的關係，就是仁、義、禮、智、信。實際生活中人與人之間是一種息息相關、相依為命的關係。世界上的人，無論貧富貴賤，誰也離不開誰，沒有一方，另一方也很難生存，只要你有情，他就會有義；你有恩，他就會有報。因此要互相幫助、互相愛護、扶弱濟貧、尊老愛幼、真誠相待、肝膽相照、休戚與共、溫厚和平，這樣不僅能營造一個良好的社會環境，也能使人人精神舒暢、心情愉悅、和諧相處。這樣的關係對養生保健，長壽健康是至關重要的，每個人

都應從自己做起。

第四節　老年——幸福中昇華健康

　　老年是人生見證輝煌，頤養天年，盡享天倫之樂的時期，健康成為一生最關注的問題。養生自然而然地被推向人生平臺的最高點。然而老驥伏櫪，志在千里，奉獻餘熱，將能換來第二個春天，成為長壽的重要組成部分。

　　我本為山野村醫，自幼讀書甚少，又未進過學校，小時隨父親學醫數載，也知之不深。參加工作後，經過黨的關懷培養，再加上自己奮發努力，才像小樹一樣，節節成長，不斷充實和提高。幾十年來曾在臨床、管理、科研、教學、醫論、醫著等方面，有小小成就，實不足掛齒。

　　進入 20 世紀 90 年代以後，我已是年近古稀之人，但仍然筆耕不輟，看病不止，尚在為社會做點微薄貢獻。

　　64 歲時寫的論文曾獲中醫研究院「醫聖杯」，國際醫藥論文二等獎，67 歲時應邀赴美國出席世界傳統醫學大會，論文獲二等「金獎盃」，及「民族醫藥之星」稱號；69 歲時出席香港召開的國際中西醫學術交流會，論文獲金盤獎；69 歲時獲國家發明專利權一項。71 歲時應邀出席北京召開的世界傳統醫學大會（WHO 與中國合作主辦，有 34 個國家的衛生部長參加），論文選為大會專題演講，並在人民大會堂宴會廳參加晚宴；75 歲時又出版了《王智賢五十年臨床針灸治驗》一書 20 餘萬字。78 歲時撰寫的《王智賢老中醫 60 年雜病治驗實錄》一書出版，（40 萬字）再版印行。82 歲時又寫成《王智賢老中醫 60 年養生與治

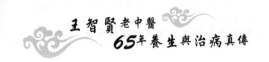

病真傳》一書 34 萬字。回憶一生，雖不屬虛度年華之人，但也無偉業可談。有區區業績，亦微不足道，只能小慰平生，自感幸福。這些對身心健康甚為有益。

❶ 50 歲以後參加全國性會議較多，結識了許多良師益友，醫界泰斗。其中有譽滿全國的老專家，也有學驗俱豐的老中醫，還有理論造詣很深的學者。北京中日友好醫院的印會河教授為我的《三十種病治驗錄》一書，題寫書名，中醫研究院謝海州為我寫書評，北京協和醫院祝諶予教授為《三十種病治驗錄》寫序言。山西省中醫研究所賈德道教授、山西省中醫學院王世民教授、山西省名老中醫劉紹武，為我的《舌面青紫點的研究》作科研項目鑒定。中國中西醫結合學會的副會長兼秘書長陳士奎教授在論文方面對我的幫助很大。其他山西名醫如朱進忠、袁明忠、邢維萱等教授，對我幫助也很大，受益匪淺，這些我都銘記在心。能與他們結交，建立友誼，開展學術研討，提高接觸層次，開闊眼界，目睹名家風範，也是一種幸福。

❷ 我的子女和孫輩們雖不是大才大智，也還算聰察聰慧，各有所長。我小時候正值抗戰之際，吃了未讀書大苦頭，因此讀書求知，我是念念不忘，而且想盡辦法讓孩子們讀書。欣逢盛世，政策好，學校好，設備好，老師好。只要努力學習，可以海闊憑魚躍，天高任鳥飛。以我的切身體會，告誡後輩，要勤奮學習，孜孜不倦。「少年不知勤學早，白頭方悔讀書遲」我對他們的學習不打罵，不責備，只是說理充分，態度嚴肅，啟發誘導。回憶起來，主要有以下三點：

第一是從娃娃抓起，讓他們懂事以後就知道學習的重

要性，好孩子的標準之一就是好好學習。學習可以知道好多東西，可以上知天文、下知地理以及人間的一切美好事物。還要懂得勞動創造世界，勞動最光榮，學習就是勞動。大人們的勞動是生產工作等等，孩子們的勞動主要是學習（當然也有其他體力活動），小孩子也可和大人開展勞動競賽，比成績，這樣可以培養興趣和信心。

第二是前途教育，孩子們稍大了點就著手教育，前途問題是每個人的現實問題，誰也避免不了，上大學，取學位，謀生計，求發展，創造發明，成為名家學者。應當告訴他們前途可以遠大，也可以渺小，但前途是否光明，全憑自己努力，不能紙上談兵，而應堅韌不拔，腳踏實地。學習如登山，登山必有難，世上無難事，只要肯攀登。

第三是社會責任教育，要知道學習不僅是為了自己，也是為了別人。人生在世，不能只享受別人的勞動果實，自己也應該有所貢獻，為社會創造財富，這樣大家貢獻，大家享受，社會才能進步，生活才能富裕，個人才能成為有用之人。

當然以上這幾種教育的方法，並不是像上課一樣，或作專題講座，或作專門訓練，而是在日常生活中言談舉止，有意無意，起到潛移默化的作用。前些年我們家中讀書的風氣很濃，星期天，節假日，琅琅讀書聲，常常不絕於耳。如今想起來，大有懷留之情。

我的五個子女中三人是大學生，兩人是中專生，其中兩個縣團級幹部，兩個主任醫師，兩個副主任醫師。四個孫輩中全是本科大學生，其中一人為碩士研究生。外甥中多為大專生。曾孫雖小學習成績也很優秀，晚輩們的成長

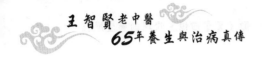

成材,也是老人的一種幸福。

❸ 我一生辛勞艱苦,但也鍛鍊了一個比較健康的體質,可謂苦中有甜。健康包括身體健康和心理健康。心理健康是身體健康之前提,包括情緒樂觀,精神飽滿,不急躁、不悲觀、不失望、不抱怨、淡泊名利、無欲為綱、不畏懼疾病,善對人生等等。我因從小沒能上學,起點較低,自己又不甘心落後,經常是奮力追趕,一心撲在事業上。因此常常精神飽滿,勁頭十足,凡事有必勝信念,情緒也比較樂觀,心平氣和,因此身體也比較健康。

我在 22 歲患過敏性紫癜,24 歲患膽道蛔蟲症,40 歲時患肝炎,50 歲患腎炎,58 歲患闌尾炎,但很快都痊癒了。我對疾病的態度是,戰略上蔑視、戰術上重視。心理上認為疾病是可以治好的,既來之、則安之,不必著急憂慮,不必緊張恐懼。但在用藥、休息、飲食等細節問題上,絕不任性馬虎、粗心大意,尊重科學,相信科學,一絲不苟,認真對待。

在日常生活中,我都以有利健康為準則,嚴格要求自己,每件事都付諸實踐。50 歲開始基本不吃鹽。三十年堅持早晨揉百會穴,晚上熱水泡腳,無論什麼美味佳餚或粗茶淡飯都是吃八分飽,穿衣服一定按天氣冷暖增減,不能苟且從事。

我把這些總結成幾句話:早晨百會穴,晚上一盆湯,衣著三分寒,吃飯八分飽;運動要適量,心態要平衡,知足心常樂,有恙早防治,十年如一日,貴在堅持中。

我幾十年持之以恆。如太極拳、腰椎運動、頸椎運動、揉胸腹、按湧泉、鳴金鼓、亮睛明、練氣功等等;這

些對身體健康起著由量變到質變的作用。

我認為老人注意健康，不但是自己的幸福，也是疼子女，愛子女，支持子女事業，使他們放心工作，安心事業的好方式，這要比給點錢強的多。相反老人體弱多病或臥床不起，子女憂心忡忡，甚至還得終日侍奉，耽誤事業、耽誤前途。

老年人自己健康，也可減少社會的麻煩，因此爭取心理自慰、生活自理、身體健康，從某種意義講也是對社會的一種奉獻。

我雖已 82 歲，但每日上午還在看病，下午寫作，精神尚覺充沛，思維還算清晰，行動也較敏捷，生活安然有序，勞逸結合。不少人說我的面貌形態要比實際年齡小，但主要的還是自感健康。這也算幸福吧。

❹ 子孫賢孝，四世同堂。孝敬老人是中華民族之美德。我是儒醫家庭出身，對孝悌忠信、禮義廉恥，特別是孝敬老人印象較深。我能獨立生活時，父母已老，和我一起生活，父親去世時，母親已經 66 歲，我們供養了母親 20 多年，無疾而終。

我認為孝敬父母是義不容辭的責任，也是道德品質之表現，還是一種社會公德。上一輩的行為可影響下一輩，因此要身體力行，言傳身教，一輩一輩傳下去。子孫賢孝，對老人們的健康很有裨益，也是一種良性循環。我進入老年以後，各方面都還能自立自強，自覺無需照護，但子女們總是念念不忘孝道，常留心懷。

首先是使我身心愉快，想方設法使之歡樂，偶有小恙即護送檢查，侍奉服藥。其次是安排旅遊觀光。平日裏常

與我說說家事、國事與外事。你送吃的，他送喝的，花樣很多，營養可口，衣被鞋襪，均按春夏秋冬，各備所需，經常替換。孫輩們也是買吃買穿，問寒問暖，端茶送水，事事多勞。兒孫孝敬，生活滿足，我當然很高興，但又覺得是否有些過分享受，心裏反覺不安起來，這可能是過來人的一種心態。

子女們認為現在生活水準普遍提高，非往昔能比。衣食住行，人人講究，非只一家兩家如此。孝敬老人，是分內之事，絕不是過多花錢，過於奢華，而是想到老人一生辛勞，享受一點舒適生活，才能了卻晚輩們的心願，給晚輩一點安慰，這也是人間真情所在。每逢過年過節期間，闔家團聚，四代同堂，歡聲笑語，康泰興旺，上至 80 多歲的老人，下至五六歲的曾孫、外甥，老小頑童，嬉戲庭前，享受著人間天倫之樂，也是一種幸福。

還有一件記憶中的事，我的一個堂孫叫乃順，小時候念書轉學遇到困難，我可能有過一點幫助。對孩子們的成長出點力本來是分內之事，已不在我的記憶中了。但這位堂孫卻牢記在心，念念不忘。待到大學畢業，成才致富，不惜重金，帶我出國旅遊，為我的寫作方便買了電腦，時時處處竭盡孝道。

這種滴水之恩湧泉相報的行為使我雖為長輩，亦覺受之有愧，也說明人只要有點付出，就會有回報，甚至是更大的回報。這些都是文明美德，高尚情操。應當提倡發揚，故錄於此。這也是我的一種幸福。

❺ 60 多年來，據不完全統計共診病人 46 萬餘人次。其中有危重病的搶救成功，疑難病的治癒，也有被大醫院

定為不治之症的個別喉癌、肺癌、直腸癌、腎功能衰竭、肝硬化大量腹水等病人。有的經我治療已經痊癒，有的延長生命達 10 年之久。這些病人感激之情，溢於言表，視我為恩人、親人。每年總要拿點山區稀罕的東西來看我，有些病人已和我成為摯友深交，這也是一種幸福。

❻ 上世紀 50 ～ 70 年代，我工資低，生活較困難，但常常遇到一些病人，比我困難的更多。真是少吃沒穿，貧病交加，有病無錢治療，輕病拖成重病，著實可憐。遇到這種情況，我或多或少，拿出自己的錢周濟他們，有個叫楊玉娥的病人，患腰椎結核，無錢看病，形成兩下肢截癱，我用自己的工資為她買了 46 劑中藥，治癒康復，健步行走，已如常人，還生了兩個小孩，幾十年來念念不忘我的恩情。

我樂於助人，和藹可親，平易近人的服務態度，認真細緻，嚴謹客觀的診療作風，在當地可以說是婦孺皆知。有的老人見了說，我的病不是你精心治療，早已不在陽世了。也有的年輕人告知，聽他媽說，小時有一次病得很重，要不是你真心實意救治，我也長不成這麼大。不少人常想為我做點小事，表達他們的感激之情。夏天有人送瓜送菜，冬天有人擔水掃雪，過河有人攙扶，下雨有人打傘，我站在公路上，汽車司機總要停車問我坐不坐。

在廣場、商店或是街上行走，不少人主動上前招呼問候。群眾對我的感情和行為，我都要回謝。這種醫患融洽的關係和人們對我的崇敬之情，實在感激不已，一個醫生能夠博得眾人的尊重和愛戴，也是一種莫大的人生幸福。

第二章　中國傳統養生概況

第一節　儒家、佛家、道家等養生簡述

人的生命只有一次，健康是人生最寶貴的財富，沒有了生命就失去了一切，因此幾千年來，古今中外對健康長壽進行了多方面深入細緻的探討和研究。中國是世界上最早提出養生長壽的國家，認為「宇宙在手，萬物由心」，我命在我不在天。透過修練，可以達到與「天地同體，日月同壽」而長生不老。不管能否達到這個目的，這種大膽設想和追求，實在是氣魄雄壯而偉大。

除了中國，世界上還沒有哪一個國家和民族有過這樣的養生豪邁想法和行為，這也就是中國古代傳統文化的特殊氣質和偉大之處。

養生學是中國古代文化寶庫中的一朵奇葩。幾千年來養生學不斷容納了儒、釋、道等各學派，還有一些思想家、醫學家、文人乃至普通民間老百姓的養生學說、理論、經驗、方法技術等，逐漸形成了一個博大精深，具有獨特風格的知識體系。為中華民族的繁衍昌盛，貢獻巨大，也是一項具有深遠意義和影響的民族文化遺產。

養生就是保養生命，又稱攝生、保生、養性、道生、

衛生等，中國的養生學，內容豐富，論述甚廣，涉及到人類生活的方方面面，如天人相應，形神合一，養生保精，通暢氣血，動靜適宜，起居有時，以及氣候、飲食、運動、精神、睡眠、房事、環境、氣功療養等等，養生的著作也不絕於書。

因此，養生學說是我國傳統文化寶庫中異彩斑斕的一顆耀眼明珠，受到了世界人民的重視。每一個炎黃子孫都可以引以為自豪，而且應身體力行，努力學習、探索和研究，使之發揚光大，不僅自己能健康長壽，也為人類養生長壽做出貢獻。在中國，儒家、釋家、道家，對養生長壽都有研究，各有自己的認識和修養特點。

道家的養生最早，影響也最大，他主張順應自然，清靜無為，內煉精氣神，外煉丹藥形，並認為「天地與我共生，萬物與我為一」，只要透過心身修練，可以達到長生目的。

儒家的著眼點是修身治國平天下，做出一番事業，有功於世，名垂千古。認為只有修身養性，強身健體，才可治國平天下，故把修身放在第一位。儒家還崇尚忠孝，重視醫道。醫聖張仲景（曾為長沙太守）在他所著《傷寒論》序言中說：「上以療君親之疾，下以救貧賤之厄，中以保身長生。」後世儒家中出了不少醫藥名家，故有「醫儒一家」之說。

釋家（佛家）的教義是與世無爭，認為人生處處是痛苦，主張解脫出世，回歸西天極樂世界。但也講究調身、調息、調心、坐禪、瑜伽等養生方法，還認為醫方可以防治疾苦，應適時服用。總之儒、釋、道三家，都有養生方

法，各有不同，但有一點相同處就是注意與醫藥結合，俗語有「醫道通仙道」之說。因此，醫藥養生也是本書後文要說的重點內容。

我們的祖先，在長期的生活生產實踐中，經常有外傷病痛損害身體甚至喪生。為了生存和預防自然災害，進行了頑強的抗爭，並研究和創造了一些有效的辦法。

從鑽木取火，到熟食取暖；從洞穴巢居到茅屋窯洞，怎樣飲食、如何順四時變遷。並學習怎樣防治疾病的方法，如砭石按蹻、嘗藥治病。從簡便有效開始，而且在不斷地改進和提高，並增添新的內容。這也就是民間養生的淵源和雛形。

隨著人類的進步，經過歷代人民不斷的實踐、不斷的創造發明、不斷的改進提高，逐漸形成了理論知識較完善，實踐經驗較豐富，方法眾多、效果佳良的中醫養生學。也是世界上提出最早，內容最豐富的養生學。養生學雖源於民間卻反過來又豐富和指導著民間養生，但時至今日，民間養生仍有不可替代的民俗氣息，值得重視和研究。

第二節　儒家養生

儒家是影響後世的重要學派，其主要代表是孔子。孔子主張「禮樂」「仁義」「忠孝」，無太過和不及、不偏不倚的「中庸」之道，並重視道德倫理教育及修身養性。儒家很注意養生之道，特色是強調道德修養在養生長壽中的位置，如：「大德必得其壽」、「以義養其心」、「仁者壽」。把養生與精神生活結合起來，如：「樂而忘憂」「君子自強

不息」。還注意飲食衛生，居處環境，性慾、體育等。

儒家養生自孔子宣導以來，後世又有不少儒士論述頗多，如孟子、董仲舒、程頤、朱熹、嚴子推、蘇軾等文人都有論述流傳後世。但多是對孔子的觀點加以發揮。現從以下幾個方面對儒家養生之道作一簡介。

一、精神情志修養

主要是加強心性的修養，這對後世有較大影響。孔子是一個樂天派，他生活在戰亂頻繁，社會生產力低下，人民群眾生活困難的戰國時期。雖胸懷濟世之志，卻從未遂願，大半生周遊列國，顛沛流離。有時飲食居住都很困難，但他樂觀堅定，從不被現狀所難倒。他說：「天行健，君子自強不息。」「至成不息」，「飯疏食，飲水，曲肱而枕之，樂亦在其中矣」。

他還主張健康長壽，必須有仁德之心，如「仁者愛人」，「知者樂、仁者壽，大德必得其壽」，這已被現代養生學家所公認。他還認為快樂對養生有益，但不道德的樂趣反而對人有害。他說：「益者三樂，損者三樂」。樂禮節樂，樂道人之善，樂多賢友，益矣。樂驕樂、樂佚遊，樂宴樂，損矣」。

前三樂一是禮儀得到合理調節；二是能夠宣揚別人的好處；三是結交了不少有益的朋友，此三樂者對身心健康都有好處。後三樂一是驕傲奢侈而不節；二是遊蕩墮落而無知；三是宴飲溺淫而放縱，此三者若當成樂趣，對身心只能是有損無益。

孟子也說：「吾善養吾浩然之氣」，就是說人應該在平

時注意培養善良之本性，與道義相結合，不做有愧於心的事，修行正義，從而能使人體真元之氣得到增強。

西漢董仲舒主張「能以中和養其身者其壽極命」，「和者天之正也，陰陽之平也，其氣最為良物之所生也」。就是說中和是既不太過也非不及，養中和必須調情志，修行為，動靜順其自然，喜怒適於中，剛柔適其度，只有這樣才能形成良好的精神情緒，中和之氣長存于身，方可健康長壽。後世儒者如顏子推、蘇軾、沈括、朱熹、朱柏廬等對情志養生的論述均有發揮。

二、節飲食，慎起居

早在孔孟時期，儒家對飲食起居就有較全面的論述。《論語・鄉黨第十》說：「食不厭精、膾不厭細」並提出十個方面的不食：

(1) 食饐而餲，魚食餒而肉敗者不食；（變味、腐爛之魚及肉不吃）；

(2)「色惡不食」（食物改變了顏色不吃）；

(3)「臭惡不食」（食物氣味難聞不吃）；

(4)「失飪不食」（烹調不好不吃）；

(5)「不時不食」（不到吃飯時間不吃）；

(6)「割不正不食」（不是正規方法宰割之肉不食）；

(7)「不得醬不食」（沒有醬醋等調味品不食）；

(8)「沽酒市脯不食」（市場上買來的酒肉不乾淨或烹調不佳不吃）；

(9)「食不語」（說話交談時不食，既不衛生也不文明還影響消化）；

⑽「祭於公、不宿肉,祭肉不出三,出三日不食矣」
(參與祭奠的肉,存放超過三天不吃。)還說:「肉雖多,
不使勝食氣」告誡人們肉食美味之品雖多,但要量腹而
行,吃得過多會傷正氣。

三、對財富與勞逸的論述

孔子把榮華富貴看得很淡,不追求不義的錢財和豪華
享受。他說:「不義而富且貴者於我如浮雲」,是說得了不
義之財即便成為富貴,對我來說如同過眼雲煙。孔子還
說:「君子食無求飽,居無求安」,「夫寢處不時,飲食不
節,勞逸過度者疾共殺之。」就是說飯不能吃的太好、太
飽,否則會傷脾胃;起居活動不要勞逸失度,過勞則傷
氣,四體不勤則得病。

董仲舒主張:「居處就其和,勞逸居其中,寒暖無失
適,饑飽無過平……」南宋朱熹說:「毋求飽,毋貪味,
食必以時,毋恥惡食」。主張飲食要素淡,吃飯定時適
量,不求量饞惡味,不求居住華麗。

四、性生活問題

男女兩性,傳統觀念是忌諱莫深,多避而不談。其實
儒家認為,性的要求是先天帶來之本能,也是健康人的生
理需要。孟子曾說:「食色,性也,人之大欲存焉。」大
欲就是除先天生理之外,還有後天的心理欲求。故適當的
性生活,對人的身心健康是有益的。

孔子也說:「男三十而娶,女二十而嫁……不若上無
以孝于翁姑,下無以侍夫養子。」總之適度的性生活,有

益於健康長壽，如激情縱欲，斫伐過度，有損健康而短壽。故「欲不可絕，欲不可縱」。

五、娛樂與體育

儒家對詩情畫意，音樂體育也較重視。孔子說「仁者樂山，智者樂水」，「志於道，據於德，依於仁，遊於藝，興於詩，立於禮，成於樂。」就是說除道德禮儀之外，還應加強體育鍛鍊、旅遊娛樂、詩詞歌賦、文學欣賞，這樣才能精神愉快，心態平衡，對健康長壽也有一定好處，後世儒學也多有倡導。

第三節　佛（釋）家養生

一、佛教淵源

佛家的創始人釋迦牟尼，是一個思想家、哲學家、氣功家。釋迦是種族名稱，牟尼是仁、忍、寂寞的意思，釋迦牟尼就是釋迦族的「聖人」，也是佛教對他的尊稱。

根據推算，釋迦牟尼生在西元前 480 到 560 年間（與中國孔子的時間基本相同）。相傳他是一個印度的王太子，可以當上君王。在他 29 歲的時候，感悟到人世間生、老、病、死都是一種痛苦。故決定出家修道，脫離苦海。在村中修苦行道六年，終至坐於菩提樹下，禪定思索 49 日，成為大覺大悟者，以後開始說法傳教，有弟子 8500 餘人，奠定了原始佛教的基本教義，創造了佛系統的禪定學說。

釋迦考慮，君王統治印度，英雄可以征服天下，但不

能征服自己。君王也不能保持一個千秋萬代不變的王權。他想建立一種文化思想「離情去欲」永修良善，成為萬世準繩，永遠讓人遵循。

在這種思想指導下，他決心出家求道研究佛學，贏得千秋萬代的敬仰，這也是他創立師道尊嚴的光輝一頁。相當於我國的孔子學說。這樣比他終生數十年稱王當權，創就業績，其價值要大得多。

釋迦成道以後，極力宣揚一切眾生都應平等，不應該用自己的思念侵害他人，也不應該為自己的私利而殘害一切眾生。認為人人為善去惡，可以成佛。無論出生貴賤，一律平等，以德為重。而且身體力行、以身作則，這也是他的莫大功勞。

他還對因果關係提出看法，認為過去的因積累而成為現在的果，由現在的因積累而成未來的果。故，過去、現在、未來循環無盡，周旋轉動。這就是「三世因果、六道輪迴」學說。把著眼點放在跳出六道輪迴，歸宿極樂世界。有些觀點基本上與我國《易經》提倡「積善之家，必有餘慶，積惡之家，必有餘殃」的道德理念相差不多，實際就是善有善報，惡有惡報，不是不報，時機不到，時間一到，一定要報。

二、佛家的基本教義

佛家也稱「佛教」「釋教」。其基本教義，是把現實的人生認定為「無常」「無我」和「苦」。由於每個人都有自身的「惑」（日常的煩惱）和「業」（生活中的事業），故認為人生的善惡行為會造成輪迴報應，生死不息的痛苦。

要徹底切斷和超過生死輪迴範圍的痛苦，其方法就是解脫，這樣才能到達西方極樂世界的至高目標（想像中的自我安慰目標）。佛家雖然認為人不能長生不死，但覺得人生中處處都是痛苦，主張解脫出世，消除人們對於現實的貪婪執著，也就是斷欲去愛。

這些觀點看來有些是消極因素。可是佛家還要求佛教徒注重調養自身，增強健康，認為「身為道本」「身安則道隆」「身體為道之根本」。因此在思想上修練禪定，靜養斂心；生活上勵行戒律，節慾去愛。宣導不飲酒，不惡語，不偷盜，不淫邪，不殺生；勤勞動，吃素食，禪定坐功，飲茶，節食，揩齒等。儘管他們不是以修練長生不老為宗旨，但佛家宣導的這些方法和行為均具有養生保健的積極意義，且形成了佛家的養生流派。自古以來享有長壽天年的高僧為數甚多，比比皆是，值得我們借鑒。

三、禪定

禪定，是佛家坐氣功的一種術語。禪是指將散亂的心念集中於一處；定是修練中所達到的深淺不同的寂定心境。禪定合稱，是漢代佛教傳入中國後，各種瑜伽的通稱。禪定是一種調身、調息、調心的靜坐方法，有強身健體，祛病延年的作用。坐功時要求頭正背直，不動不搖，不靠不倚，雙目微閉，氣息調到很微細而均勻。集中思想，排除雜念，斂心入定，久而久之會產生一種能忘了自己身軀的樂境。

禪定要真正做到「降伏其心」，當然這不是一兩天的事，而是要持久修練才能成果。中唐以後，擴大了禪定的

觀念，注重「修心」「養性」，認為本性不亂即為禪，不一定只限制在靜坐形式上，行、坐、臥皆為禪定。只要本性不亂，內息雜念，外屏攀緣，也是一種禪定。

因而也就出現了詩、書、畫、茶等僧人和教徒，如詩人白居易，念佛清心，成為唐朝三大詩人中（杜甫，李白，白居易）壽命最長者，這裏摘錄他在《淨土要言》中的一部分五言詩。如下：

> 予年七十一，不復事吟哦。
> 看經費眼力，作福畏奔波。
> 何以度心眼，一聲啊彌陀。
> 行也啊彌陀，坐也啊彌陀。
> 縱然忙似箭，不廢啊彌陀。
> 旦夕清淨心，但念啊彌陀。

這些僧人和詩人，置心於一處，物我兩忘，是一種心理禪修的方法，從而可以排除一切不良的干擾，始終保持一種良好的心態，登達仁壽之域。

四、素食與節食

我國的佛教戒肉食是從梁武帝開始，至此即以遵行素食為尚。一般素食多為米、麵、薯類、豆類等穀物，蛋白質、維生素很豐富，配以蔬菜水果等。營養豐富全面，具有肉食所不含的物質，細菌污染少，有毒物質少，且又清淡而易於消化。可以預防高血壓、高血脂、動脈硬化等疾病，從而保護了心腦血管。在某種情況下還能抑制或延緩

一些疾病的發生。

素食比起肉食來，確有一定的優點，是養生的重要物質。前人曾有一首戒肉吃素的《西江月》寫道：

> 穀氣足以資神，肉食不宜多食。
> 萬病原是從口入，此理貪夫不識。
> 但顧舌根三寸，不念身軀七尺。
> 真是堪憐不堪惜，累及妻孥哭泣。

關於節食：佛家認為「每食知節量，完消而保壽」，「智知必食所宜」。也就是每次吃飯不過飽，可以避免加重胃腸負擔，有利於消化吸收，自然可以健康長壽。有養生知識的人很注意不該吃或不能吃的東西絕對不吃。佛家還有一種「過中不食」之說，也就是過了中午以後就不吃飯了，饑渴時只喝些茶水。史載，東晉高僧佛圖澄一生酒不逾齒，過中不食，壽至 117 歲。傳說古印度和日本僧人一週不食，只喝柿葉茶和開水認為可以排出血便，清潔血液，一周完了才進食。

戒酒色：是佛家重要內容。戒色絕慾，能保腎精，使人清心守志，精力充沛。據記載：中國歷史上信奉佛教的梁武帝因遠離房室，享年八十多歲，是歷代帝王中的高者。但是男女情慾，不可絕對禁止，須講究一個「節」字，否則也是違背人體生理需要，反而於健康不利。

酒是一把雙刃劍，既可傷身亦可健體，關鍵在於如何飲用。古人有「酒不醉人人自醉，色不迷人人自迷」之說。但世上能抑制酒量之人甚少，過量飲用者較多。佛教

認為酒能亂性，酒能助色，飲酒易致疾病，圭怒暴生，智慧日損。少量飲酒能通經活絡，有益健康。長期過量飲酒，可得肝硬化、胃病、潰瘍病、大出血、甚至很快置於死地。因此，佛家戒酒也是種很好的養生方法。

五、飲茶與揩齒

中國的佛教飲茶，從北魏時開始，當時有印度高僧達摩來華，在少林寺面壁坐禪，使禪學大興。但坐禪時久易疲勞，借助茶葉之功，提神醒腦，從此飲茶之風逐漸盛行，有些僧人專門研究茶葉，故有茶僧之稱。宋代日本僧人來華慣用飲茶，將茶帶回日本，還寫成《吃茶養生論》。飲茶方法主要是開水沏泡，這樣可減少胃腸道的感染機會，也能「醒胃浴脾」。飲茶還可清熱明目，消食利尿，醒腦提神。茶可常飲，不可過量，不能過濃，否則反對健康不利。

關於揩齒，佛家也比較注意，要求僧侶疏齒刮舌，飯後揩齒漱口，令人「口齒好香，方白齊平」。

六、佛教流傳

古代印度的醫業比較發達，因此古印度佛教與醫業關係也較密切。漢朝佛教傳入中國時，也帶來了一些醫業的經驗和方術。相傳漢明帝時，曾派人到印度尋求佛像和佛經。印度僧人攝摩、竺法蘭等人隨同來到我國，在洛陽翻譯佛經。佛經中有關醫業方面的知識也隨之在我國有所流傳，因此後來才有了「四大」（地水風火）及「醫方名」等名詞內容。漢朝及其以後，我國的醫藥也傳到東南亞及

歐洲等地區。

　　唐朝鑒真和尚東渡日本，以後宋、元、明、清等朝都有僧人前往日本。如蘭溪道隆、戴立、泮一等，他們既是佛道僧人，也是廣見博識的中醫藥學者。除傳經說教外，還帶去了中醫藥、針灸、氣功、武術及飲食療法，在日本流傳甚廣，受到日本人民的歡迎，也為日本同仁所折服。以後相繼也有日本僧人來華學習，如「留學僧人」和「請學僧」（定期學習和臨時學習），他們既修禪學道，也學中醫藥知識。如日本僧人榮西、圓爾辨圓來到中國學習茶道，並把茶種帶回日本，以後整理成書，他回國時還帶去了數千卷醫藥圖書。

　　以上這些情況都說明佛教也非常重視醫藥養生，保健治病，為人類養生長壽做出了貢獻。

第四節　道家養生

一、道家修養宗旨

　　道家養生的核心，就是嚮往長生不老，從而形成了道家對養生學的研究和養生長壽術的追求。道家養生是中國養生學的主要淵源，在中華民族幾千年的歷史長河中，起到了奠基作用。道家的養生理念與養生方術，至今仍起著主導作用，閃爍著奪目的光芒。

　　道家追求長生不老的理想，雖說難以實現，但在長期艱苦修練的過程中，確實也探索到了不少延年益壽，而且行之有效的途徑、方法、技能。無論精神修練，飲食調理，氣功按摩等，都有一套較為完整的內容，也有高深的

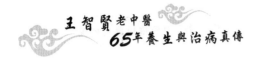

理論著作《道德經》對後世影響甚大。

　　道家提倡修性養命，性命雙修。性是先天賦予的，它包括精神、心理、意志、情趣以及人性方面的一些本能。命是滋於先天所生而賴於後天所養，表現在生與死、強與弱、智與愚、貧與富、興與衰，以及時運等等。性命是先天滋生後天，後天濡養先天，渾然一體，存在於一個人身上。二者是互依相關，相互為用的關係。性依命而彰顯其神，命依性而發揮其用。性之造化繫於心，命之造化繫於身。修性重在煉心、煉意、煉性；修命重在煉精、煉氣、煉神，這就需要內功與外功協調配合，達到調和陰陽，養育臟腑，從而形神強健，益壽長生。

二、調氣息

　　調氣息是道家養生之重要方法。什麼是氣，氣是一個概括性很強的名詞，氣有幾種寫法，也各有其字義。古文中氣同「炁」，道家認為炁是無火的意思，心屬火，心無火，就能清靜。另一種寫法是気，古時気多為寫篆字所用，有人認為気可代表大自然之氣，也就是空氣。還有一種寫法是氣，就是濡養生命的水穀之氣（氣中有米字）。

　　中醫學是以氣的運動變化，來闡釋人體生命活動，是生命活動的根本，也是生命活動的功能表現。中醫把氣分為，生來便有的先天之氣和後天滋生的水穀之氣，還有陰氣、陽氣、元氣、宗氣、營氣、衛氣、中氣等等，由這些氣的作用來推動人體的生長發育，精血輸布，經絡運行。氣還是身體溫煦、薰蒸、濡潤、升舉、固攝的維持者；是充實肌膚、防禦外邪侵襲的保衛者；也是機體精微物質、

氣血津液、臟腑功能、代謝產物的化生和轉送者。

正因為氣如此重要，故道家非常重視氣息的修練，它把大自然的氣（天氣、空氣）和人體之氣（內氣、周身之氣）透過呼吸吐納、協調和合，達到養生目的。也就是莊子所說：「吹呴呼吸，吐故納新」。經過歷代道家學習、研究、修練和傳承者的努力實踐，調息方法名目繁多，各有千秋，如服氣法、胎息法、太清調氣法等等。比較具體又易做到的有納一吐六法、自然調息法等。所謂納一，就是用鼻吸氣，所謂吐六，就是用口呼氣，即吹、呼、唏、呵、噓、呬。

陶弘景在其《養生延命錄》中說：「凡行氣以鼻納氣，以口吐氣，微而引氣，名曰長息，納氣有一，吐氣有六。納氣一者謂之吸氣，吐氣六者謂吹、呼、唏、呵、噓、呬，此出氣也。凡人之息，一呼一吸，元有此數。欲為長吸吐氣之法時，寒可吹，溫可呼。委曲治病，吹以去熱，呼以去風，唏可去煩，呵可下氣，噓可散滯，呬可解極」。這些都說明古人對吐氣很重視，有些病可以通過各種吐氣來治療，並對健身也有好處。

自然呼吸法主要是以意領氣，鼻吸口呼，吸氣時閉口鼻吸，呼氣時上唇稍開，使氣從口中呼出。呼吸要柔和、緩慢、均勻、深長，以兩耳不能聞之為度。

調息時應意守丹田，心神入靜。無論哪一種調息法，都要結合調身調心。調身就是要擺正姿勢，或坐，或臥，或立，均要自然放鬆，沒有正確的姿勢，達不到調息目的。調心就是入靜守神，這是調息之基本功夫，也是調息之成敗關鍵。調身與調心，互為因果，故有「心息相依，

息調則心定，心定則息越調」之說。

三、養心神與養性

心是人體生命活動的主要臟器，主血脈運行，是五臟六腑之大主和精神意識的活動統領。《內經》說：「心者君主之官，神明出焉，主明則下安，主不明則十二官危。」一語雙關說出了心臟的生理功能和神志活動的奧妙。神是人體生命活動的總體表現，是生命活動和精神意識的高度概括，也是生命的象徵，所以說：「失神者亡，得神者昌」。中醫認為，神包括神、魂、魄、志、思、意、慮、智等，它們雖各有別，但主宰者是神。

道家主張的養心神，主要是指虛靜無為，清心寡慾。老子說：「致虛極，守靜篤。」也就是心神修練的境界，要達到思想上的絕對虛靜。莊子在《南華經》中寫道：「心靜必清，無勞汝形，無搖汝精，乃可長生。」就是要清其心，靜其神，避免勞形，無損於精，方可長壽。莊子《天道》中還說：「虛則靜，靜則動，動則得矣。靜則無為，無為也，則任事者責矣，無為則俞俞，俞俞者憂患不能處，年壽長矣。」這就是說虛靜無為可達到心神安然、完美，不被憂患所困擾，年壽更可長久。他還說：「解心釋神，默然無魂。」是說：要去掉心靈上的牽掛，解脫精神上的束縛和糾紛，拋棄世俗塵物，才能有益健康。總之，「養生莫若養性」，煉氣不如平心。

養性就是要修練正確的理想、情操、道法、精神。平心就是要排除私心雜念，不虛榮，不羨慕，樂觀知足，心靜如水，像大海一樣雖處低位，但能容納百川，從不紛

爭。司馬承禎《坐忘論》中說：「衣食虛幻，實不足營，雖有營求之事，莫生得失之心。」事實上一個人在社會上生活，要完全脫離需求的事，是不符合實際的，否則就不能生存，但是也不能因為一失一得之事，擾動心神。凡事要泰然處之，水靜才可看到月圓，這樣才能延年益壽。

四、導引按摩

　　導引按摩是道家養生內容之一，歷史悠久，影響最深，源於莊子《南華經》。它是養生強身，防病抗老的重要方法。「導引」就是「守氣令和，引體令柔」的意思，是透過肢體各種形態的活動，達到修練目的。「按摩」是由推拿柔按身體的各個部位，如頭、面、耳、目、胸腹、四肢，以及一些穴位等，達到強身治病的目的。

　　導引最早見於莊子《南華經・刻意篇》：「熊頸鳥伸。」後來《淮南子》又提出「鳧浴、猿躍、鴟視、虎顧」。以後華佗又創立了「五禽戲」（虎、鹿、熊、猿、鳥，將在後文介紹），華佗還提出：「人體欲得勞動，但不當使極耳，動搖則穀氣易消，血脈流通，病不得生，臂猶戶樞終不朽也。」歷代修練者又有改動和創建，形式也多樣化。

　　中醫學家還認為虎戲能擴張肺氣，猿戲能固納腎氣，鹿戲能增強胃氣，熊戲能疏鬱肝氣，鳥戲能增強心氣。五戲合力能強身健體，預防和治療疾病。

　　按摩是既古老而又現代的強身健體、防病治病方法，有主動和被動之分，被動是接受他人在自己身體的某部位或某一穴位進行推拿揉按，主動按摩是自己在身體某一部位或某一穴位進行按摩，前者多為治病防病所用，後者則

是用來強身健體、預防疾病。

按摩的功用主要是調和陰陽，調節機體功能，增強體質，扶正祛邪，疏導經絡，滑利關節，流暢血脈，解痙止痛，強筋壯骨，整骨復位。

道家以精、氣、神為內三寶，耳、目、口為外三寶。內三寶多用氣功調息等方法修練。外三寶用按摩法保健防病，如頭面部按摩：兩手掌互相摩擦使掌心發熱（勞宮穴），然後按摩面部，能使精神振奮，頭腦清醒，也可以揉按雙目、耳廓、鼻翼兩側。還可揉按胸部、腹部、膝蓋、腰腿、上下肢、關節以及相應的穴位。

醫家深受道家的影響，歷代先哲也很推崇按摩。從黃帝《內經》到後世著作，多有記載按摩之方法及功效。根據病情或保健目的揉按推拿相應的部位。對骨折和關節脫位也可以整骨復位。根據經絡穴位特點進行按摩，如揉按腎俞穴、湧泉穴通腎氣，揉按足三里、天樞穴治療胃腸病，揉按太衝穴、三陰交穴治療高血壓等等。

五、叩齒咽津

中醫認為齒為骨之餘，腎之標，骨之本，腎與生命相關，八歲腎氣旺，齒更髮長；到六十四歲腎氣衰，齒易脫落。牙齒健全可助脾胃運化，牙齒也是生命健康標誌之一，耄耋之年牙齒堅固者多為健康表現。

晉朝時期，道教信仰者葛洪，在其所著《抱朴子・內篇》中提出：「早晨叩齒三百過者，永不動搖。」北齊顏子推在其家訓中談到他的體會時說：「吾嘗患齒，動搖欲落，飲食寒熱，皆苦疼痛。」用《抱朴子》牢齒之法「早

晨叩齒三百下，行之數日而癒」，確是經驗之談。

歷代著作記載叩齒法甚多，通常多用者，早晨起床先叩臼齒三十六次，再叩門齒三十六次，亦有叩一百次者，並與咽津結合進行。

關於咽津《黃帝內經》說：「脾歸涎，腎歸唾。」故二者與脾腎關係密切，歷來養生者把唾液稱之為金津玉液，《千金方》稱為玉泉，與精血一樣重視。李時珍認為「唾液能灌溉五臟六腑，滋陰降火，生津補腎，潤澤皮膚，滑利關節、孔竅。」道家對叩齒咽津極為重視（古時稱舌為「赤龍」），所謂赤龍攪津，就是以舌在口中攪動，上下、內外各數十次，使口中玉泉（唾液）泌出，然後鼓嗽片刻，緩緩咽下。

六、煉丹

❶ 煉外丹：

道家認為，煉丹是長生不老或成仙的方法之一。有煉內丹、煉外丹之分，即所謂內煉精氣神，外煉丹藥形。煉外丹是用金石類物質，透過爐火燒煉，經化學反應凝聚成物。

煉外丹的方法大約是從漢武帝時期開始，以後逐漸推行。到晉唐時期更為推崇。晉葛洪在其所著《抱朴子·金丹篇》中說：「丹之為物（丹指朱砂），燒之愈久，變之愈妙，黃金入火，百煉不消，埋之畢天不朽，服此二物，煉人身體，故能令人不死不老。」

中國之煉外丹，歷史悠久，可謂是現代化學之根，對化學藥物的研究生產有先導作用，對中藥的炮製也有很大

啟悟，但服丹藥能成仙，是唯心荒謬之說，歷史上因服金丹而夭命者不知有多少。唐太宗李世民以及唐憲宗、唐敬宗等皇帝之死都與服食金丹有關。

❷煉內丹：

也是道家為羽化成仙而修練的一種方法，它比煉外丹實際有效而安全。這種方法雖不能幻想成仙，但經過修練，確實可以健康長壽。煉內丹主要是用人體之內三寶（精、氣、神）為主，結合外三寶（耳、目、口），透過調息、服氣、胎息、導引、大周天、小周天等氣功修練方法，達到養生目的。

煉內丹先要做到耳不聞、眼不視、口不言，這樣才能排除外界干擾，然後靜下心來，內煉精、氣、神。使內氣川流不息，循環往復，通化幽冥，如入仙境，才可精神舒暢，容光煥發。

道家還有一種叫服三丹的修練方法，即天元丹、地元丹、人元丹。所謂天元丹是用五金八石（礦物質），燒煉成丹藥，供人服用（和煉外丹相同亦可中毒）。地元丹是用植物類藥材，提煉炮製成丹藥，服之較為安全，中國藥物的炮製進化與道家地元丹的研究有不可分離的關係。人元丹主要是涵養身心，清靜無為，虛極靜篤，練功調息、引發生命潛力。此外，道家也注意陰陽交配，不妄不絕，升化精神，延緩衰老。

第五節　民間養生

民間是一個非常廣闊的養生天地，其範圍寬廣、內容

豐富、形式多樣、人群眾多。嚴格地說，從古到今，無論何種養生方法，都來源於民間，只不過有些方式方法是經過歷代許多賢哲們細心研究、自身實踐、精心謀劃，逐漸發明和創造出有理論、有實踐的系統知識和技能，整理成文，遺傳後世。

由於不斷地創新、不斷地發明，適用於人體健康的養生方法也越來越多，理論知識也越來越精細，各有其特點和特色。雖然如此，直到今天，民間仍有很多養生精華為現代城市所不及，如：獨特的自然風光，不同形式的勞動和運動鍛鍊，悠閒自得的生活情趣，多種天然食物的自然搭配，簡便易行的活動方式，仍然是非常豐富和有益。

根據資料記載，世界上活過百歲的長壽老人大都生活在民間，這就是一個很好的證明。現將民間養生的一些內容簡介如下：

一、農村的優美環境有利養生

農村是一個山川秀美、景色迷人、空氣清新、風和日麗的好天地。大自然賜給了人們天、地、陰、陽、金、木、水、火、土等樣樣俱全的生活要素，只要會欣賞、會利用，就能對健康有益。

春天萬物復蘇，春風和煦，天晴地朗，桃杏果梨之花爭相開放。耳聽鳥鳴，鼻聞花香，眼觀景色，春風浴面。農夫在田裏下種，行人在路上遊蕩，一片陽春煙景，使人情緒激昂、心曠神怡。

夏天樹木濃郁，花草遍地，莊稼層層密密，猶如碧波蕩漾，一片綠色世界。河裏魚兒游竄，空中鳥兒飛鳴，農

夫在田裏種耕鋤草，牛羊在山坡上漫蕩。在這種環境中，當然是心情愉悅、精神倍增。

秋季天高氣爽，一片金色世界，在湛藍的天穹之下，襯托著一望無際的成熟莊稼。山川田園紅黃多彩，美景如畫。人們在田野中收割勞動成果，沉浸在豐收的喜悅中，這也是一種享受，對身體大有好處。

冬季白雪皚皚，大千世界一片銀裝素裹，山巒重疊，銀蛇舞動，分外妖嬈。人們在火爐熱炕的家中，享受著一年的勞動果實，日午當天暖和時，三五成群在避風的陽坡處，天南海北談論著今年豐收的經驗，研究著明年的生產計畫，給人一種生機盎然的感覺，無形中增添了生命活力。

二、飲食清淡　品類眾多

民間飲食非常豐富，多種多樣，新鮮方便。春夏秋冬各有特色，確是五穀為養、五果為助、五畜為益、五菜為充。在民間，每家院子裏都有一點小菜園，愛吃甚就種甚，都是農家自然肥料，適時下種，耕作細緻，隨吃隨採。比如飯熟了要吃黃瓜菜，院內摘上兩條，加上鹽醋等調料，香脆可口，真可謂是新鮮蔬菜。其實如菠菜、水蘿蔔、番茄、茄子、青椒等都是如此。即便是種在村外地裏，也不過一二里路，半個鐘頭就摘回來了。

山藥蛋、胡蘿蔔、大白菜、南瓜，除隨時可食用外，冬天可以放在自家的地窖裏，溫度適宜，不凍不爛，經常保持新鮮。民間也習慣養豬、羊、牛、雞、兔等，大部分是為經濟收入，自己也吃一些。除雞蛋外，其他多為調節口味，多在過時過節吃一些肉食。此外每家還種梨樹、蘋

果樹、杏樹、桃樹等，水果也可以經常吃。

民間的飲食習慣，不像城市人或大款富戶，吃大魚大蝦、山珍海味，高營養品，天天如此，非常講究。人們也不計算蛋白質是多少、脂肪是多少、維生素是多少。也不像在餐桌上七碟八碗那樣要求精細。而是想吃甚就吃甚，隨意搭配。糧菜互參，食物多樣，經常調換，常覺稀奇，常覺好吃。

現舉個例子，就說吃豆麵抿尖，豆麵是用豌豆、紅豆、綠豆、豇豆、小麥，再放少量玉米磨成的。另外還用山藥蛋、南瓜、大白菜、粉條、豆角，有時也加點蘑菇、金針菇等，放在一塊，加些植物油，一塊熬成大燴菜。抿尖做好後放些大燴菜，可口好吃，又易消化，而且營養全面，絕不亞於一頓宴席。其營養成分也不亞於那些講究精細者的飲食結構。因此民間長壽者甚多。當然長壽還有其他因素，但飲食是一個很重要的條件。所以說：「民以食為天」。

民間還有一個節食和不暴飲暴食的好習俗，這是從老祖宗那裏留下來的。千百年來，民間生活主要靠體力勞動，擔背負重是經常的事，吃完飯還要擔上一擔糞捎地送往地裏，有時還要上山，如果吃得太飽，會喘不過氣來。因此一般是不吃的過飽，少吃一點勞動起來感覺舒服，輩輩相傳成為習慣。

民間飲酒者本來就不多，醉酒的人更少。至於暴飲暴食者也不多見。傳統說法認為，醉酒誤事，損傷身體，又不能勞動養家，即「飯飽傷心，醉酒傷人」。

總之，民間的飲食看起來素淡平常，實際上是花樣齊

全、營養豐富，無論是蛋白質、脂肪、碳水化合物、維生素、礦物質等都應有盡有，只是不精細計算罷了。另外，愛好和隨意搭配，實際上也是身體生理需要的一種自我調節反映，而且可能是很科學的一種飲食結構。

三、勞動強身

勞動既可增強身體又可創造財富。民間生活大部分是以勞動為主，日出而作，日落而歸。春天耕耘下種，間谷留苗，播種下全年生活希望；夏季種耕鋤草，澆水施肥，勤勞操作，務弄的莊稼長勢良好，一片綠色喜人景象；秋季收割莊稼，曬打入倉，辛苦勞動，得到了豐收的果實；冬季是修身藏精之季，但還是閑中有忙，養牛、養羊，操勞家務，準備明年生產。

民間一年四季的勞動，並不像人們所想的那樣艱苦，對他們來說還是一種樂趣。在家裏做雜活、餵牛羊，哼著小調，與家人同樂。上地種耕鋤草，山風吹過，陣陣涼爽，邊勞動邊唱山歌，累了就躺在樹蔭下休息一會，喝點水，幾個人談笑一陣，豈不快哉。所以一生勤勞，一生健康。勞動是生活的來源，勞動是健康的良藥，勞動創造世界，勞動創造一切，勞動是養生長壽的主要措施。

2008 年 10 月評出首屆「中國十大壽星」之一，湖南省第一壽星 115 歲的田龍玉，她一生勤勞好動，忙忙碌碌。年輕時就每天早起，做好家人的早飯，給小孩哺乳後，跟上丈夫上山，開荒種地，傍晚跑步回家，先哺乳，再做飯，料理家務。一年四季忙個不停，從不偷閑。在集體大生產時期，她已六七十歲，不顧家人勸阻，堅持出勤

幹活，不亞於中年人。後來，分田到戶，她勞動的積極性更高了，除了耕作自己分到的土地外，還承包了一些土地，勤勞苦幹，成了遠近聞名的女強人。

田龍玉百歲後仍閒不住，勤勞好動，手足不停，給後輩們拾遺補缺，幹家務活。做飯動作嫻熟自如，乾淨俐落，炒的菜肴色香俱全，實在讓人驚歎。老人意志堅定、性格倔強，雖年過百歲，拄著拐杖還要在街上散步，和人聊天。她生活規律，按時作息，每天吃七八分飽，受到人們的敬仰。這就是勞動使人健康長壽的實例，當然這種例子在民間是很多很多的。

四、多種活動，健康身心

民間活動多種多樣。既鍛鍊了身體，又增加了樂趣。

❶ 扭秧歌、打鼓則：

每年正月或在過節喜慶時，民間都要鬧紅火、扭秧歌、打鼓則，是一種很好的運動鍛鍊方式。扭秧歌是跟著音樂鼓點，有節奏地搖擺舞動，既要有扭轉的技巧和優美身段，還要有輕靈的表演姿態，舞姿美觀動人，並能逗人樂趣。無論是跑場則，還是過街扭，都有一定的路線，一個跟一個，不能亂套。一般都由傘頭領隊，其他人跟著扭，所以也叫傘頭秧歌。扭秧歌男女老少皆可，上至七八十歲的老人，下至八九歲的小孩都可以扭。因此活動的普及性很強。有這樣兩首秧歌記載：

(1) 鐵炮三聲響如雷，紅旗兩面把路開。嗩吶吹起過街牌，各路神仙扭起來。

(2) 嗩吶吹、鑼鼓敲，花傘一轉勁頭高。扭秧歌的準備

好，現在要把場子跑。

打鼓則一般是和扭秧歌一起進行，但它的動作自有特點，要求腰腿協調，手足相配，頭搖擺、眼轉動，身姿威武雄壯，氣勢高昂激揚，真是威風凜凜，激動人心。打鼓則較費力氣，多為青少年表演。無論是扭秧歌還是打鼓則，既能達到全神貫注、心不兩意，也能達到生龍活虎、精神愉悅的身心健康目的。這裏也介紹兩首秧歌：

(1) 鼓則打得響連天，威武雄壯過街前。又是扭來又是跳，紅紅火火鬧元宵。

(2) 鼓則打得咚咚響，三步一跳雙手揚。有節奏來有弛張，威武雄壯兩相當。

❷ 蕩秋千：

蕩秋千也是一種全身運動，要求腰腿手臂同時運動，能促進血液循環，增大肺活量，活動筋骨關節，激發生命活力，鍛鍊身體平衡，增強空間意識。蕩秋千有三種形式。

第一是站著蕩，雙腳站在秋千板上，可以蕩得很高，但較費力，多是青壯年男人，需要一定的基礎和較強的體力。

第二是跪著蕩，也可以蕩高，但比站著蕩省點力氣，多為青壯年女性。

第三種是坐著蕩，比較自由，也不費力，可以遊來遊去，多為老年人和小孩或體弱者。

過去在北方地區從每年寒食節開始，每一個村裏，很多人家埋起了秋千架，男男女女每天上下午三五成群，都去蕩秋千，還要看看誰蕩得最高、姿勢最好。有時候蕩秋千的人很多，還得排隊等候。其間朋友可以閒談聊天，小

孩們互相嬉戲，老太太們也坐下拉家常，姑娘們更是熱衷
於秋千，有詩寫道：「滿街楊柳綠絲煙，畫出清明二月
天。好似隔簾花樹動，女郎撩衣送秋千。」還有人這樣唱
到：「無風一上秋千架，小妹身材比燕輕。」也有人坐上
去，你送我，我送你，遊蕩一會，好不痛快。現在城市平
時也設秋千架，隨時可以去蕩，供人們鍛鍊娛樂。

❸ 踢毽子：

也叫踢毽毽，是民間鍛鍊最安全的一種方法。不論大
人小孩，都有踢毽的習慣。

踢毽主要是腰腿腳和眼睛的運動，但手臂和軀幹也必
須跟著動作維持身體平衡，才可踢好，否則踢的過程就站
不穩。踢毽對青少年近視眼也有很好的調節作用，因為踢
起來眼球必須跟著毽子而轉動。

踢毽子的形式也多種多樣，有單人踢（單腳、雙腳
踢）、雙人踢、三人踢（環形轉踢、交叉踢）等。踢的姿
勢也有多種多樣。各地都有特點：如二郎擔山、孔雀開
屏、佛頂珠、轉身飛仙等等。

❹ 跳繩：

跳繩也是民間多年的一種鍛鍊方式。它有單人跳繩
（包括單腿跳、雙腿跳）。繩向前或者向後繞過足底。還有
一種是多人跳，用一根長繩，兩人站在兩頭各拿繩的一
頭，同時向上舉繞成弧形，然後繞過地面，在繩索繞過地
面的一 那，無論是雙腿跳還是單腿跳就得跳起來，讓繩
索再從地上升起，下來後再從地面上起跳。

這種運動既要求思想集中，又要跳躍靈活。可以一個
人跳，也可以幾個人跳。跳時可以前後自由轉動。

❺ 民間還流傳著練習拳術的習慣：

如鞭幹刀、圪節鋼鞭、流星錘、小紅拳、棍棒對打等等，都是一些運動鍛鍊內容，既能健康，又有樂趣，現在不少人也學習打太極拳及跳舞等多種城市中的運動。

五、談笑風生，知足常樂

在民間大部分人不謀坐高官，不求發大財，不花天酒地，不貪得無厭，只求豐衣足食、安居樂業。因此很少有爾虞我詐、鉤心鬥角的不良心態。都是過著恪守本分、勤勞持家、全家團聚、睦鄰友好、無憂無慮的生活。如果你在民間隨便問上幾個人，他們都會談國泰民安、生活富裕、心滿意足。這種知足常樂，平心靜氣的境界，加上素雜飲食習慣和勞動、運動鍛鍊，當然會使人健康長壽。

聊天閒談也是民間調節情緒的一種方式。人們在街頭巷尾、吃飯場所，或地頭勞動休息時，幾個人坐在一起，談天論地，說東道西，古今中外，國事家事，不拘一格。他一言，你一語，談笑風生，有融洽、有爭論。說的人津津樂道、活靈活現，聽的人全神貫注，沉浸在往事和現實中。有時說得興高采烈、開懷大笑。農閒時更是如此，著實使人快樂有加。

婦女們在農閒時，做完了家務活，三三兩兩坐在一起，拉家常、憶往事。從夫妻關係到日常生活；從公婆妯娌到姊妹兄弟；從親戚朋友到子女教育；從穿衣吃飯到美容打扮，無所不談。七嘴八舌，無所顧忌，氣氛熱烈，聲音高昂，談到高興時笑得東倒西歪。你一句她一句，有時幾個人同時開口，旁人根本聽不懂他們在說什麼。民間諺

語說「三個婆姨一面鑼，七個婦女一台戲」形容得甚為恰當。這種場合使人樂而忘憂，身心愉悅，一定會健康。

民間人多數是樸實敦厚，良善和諧，助人為樂，盡心盡力，與之往來，忠恕懇慈，少有邪心雜念和欺人騙人之舉。每一戶或一村的村鄰院舍，和睦相處，互相幫助，互相諒解，在這種環境中生活，能使人心情舒暢，健康長壽。總之，民間養生內容豐富多彩，形式多種多樣，這裏只能掛一漏萬，磚引玉，粗談概括地介紹一些。

第六節　集歷代養生之大成者——中醫養生學

一、博採百家，源遠流長

中醫養生學是人類文化的瑰寶，它有著悠久的歷史、廣博的理論體系、豐富的實踐經驗和眾多的技能方法。這些知識也流傳在儒家、佛家、道家等的著作和廣大的民間生活中，成為我國人民養生的根本宗旨。中醫養生學不僅與醫療保健有關，還影響到家庭倫理、社會教育、道德修養、精神文明等方面的廣泛聯繫。因此，中醫養生學是中國養生之集大成者。

中醫養生學在當代已涉及到很多學科，如預防醫學（治未病），心理醫學、行為醫學、天文氣象、地理環境學、社會醫學等。實際上它是多學科知識技能與環境手段的有機綜合，成為有中國特色的養生防病科學體系，也是21世紀最具魅力的學科。

中醫養生學的具體內容極其豐富，方法多種多樣，

如：藥物保健、膳食調養、推拿按摩、針灸拔罐、氣功療養、運動鍛鍊、心理平衡、情志疏導、房事宜忌、茶酒注意、順應天時、和諧人際等，總之生命健康所涉及到的一切，均有研究。

中醫養生學主張「天人相應，形神合一；動靜互涵、平衡協調」；生命與自然界應融為一體；健康與長壽，應寓於和諧之中；生理與心理養護辨證地調攝；這些觀點，很符合現代人越來越想要順應自然，追求自然的想法，真可謂博大精深，偉乎哉是也。

歷史上記載活到百歲或百歲以上的人有許多。據《中國醫學人名志》記載有 149 人（秦代的崔文 300 歲，漢代的葛越 280 歲未計在內）。其中 80 歲以下者 42 人，80 歲以上者 70 人，90 歲以上者 27 人，100 歲以上者 10 人。最小者 28 歲，最大者 103 歲，平均壽命超過 80 歲。

明謝肇淛《五雜俎》羅列正史載錄「漢竇公，年 180。晉趙逸，年 200 歲。元魏羅結 170 歲，總 36 曹事，精爽不衰，至 120 乃死。洛陽李文爽年百 36 歲。鍾離人顧願思遠，年 120 歲，食兼於人，頭有肉角。穰成有 240 歲，不復食穀，維飲曾孫婦乳。荊州上荊鄉人張元始，116 歲，膂力過人，進食不異。范明友鮮碑奴，250 歲。梁鄱陽忠烈王友僧惠照，至唐元和中猶存，年 290 歲。日本紀武內，年 370 歲。金完顏氏醫姥，年 200 許歲。」

以上這些記載，雖說是歷史長河中的芸芸眾生，為極少數者，另難考其究盡，但也可以說明，只要重視養生保健，年過百歲或更多一點，還是可以達到的。隨著未來生命科學的發展，人的壽命會更長。

　　中醫養生學有悠久的研究歷史、豐富的實踐經驗，有諸多理論知識和養生方法，被世界很多國家和人民所採納，收到了很好的效果，且正成為世界醫學和養生學的重要部分及寶貴財富。

　　中醫養生學是探索、研究生命長壽規律及防病延年的學科，它是儒、釋、道三教養生與千百年來民間防病養生實踐和創造發明的集大成者。歷朝歷代既有論述養生的專著，也有散存於各種中醫書籍中的零散篇章，百花異彩，各有風騷。它們的特點是全面、實用、有無窮的感染力。

二、中醫養生學的發展

　　中醫養生學是經過漫長的時間。而逐漸成熟的可以說從人類開始用火，到熟食取暖，砭石熨灸，針刺服藥，以及服裝的改進，飲食烹調的提高，都是養生的進步。到了先秦諸子時期，百家爭鳴，百花齊放，養生學的內容也更加豐富與發展。

　　如老子、莊子的「歸真返樸，清靜無為，導引吐納，熊頸鳥伸」。管子的「靜則得之，燥則失之，心能執靜，道將自定」。也就是頭腦要冷靜思考，心情要安定平和，才能得到養生益處。子華子主張運動養生，他認為「水流不腐，以其遊故也。戶樞不蠹，以其運故也」。道理就是舒展筋骨，疏通經絡。孔子主張「動靜結合，喜怒有時」，「仁者壽」、「大德必得其壽」，凡是行仁義、講道德者必能長壽。對飲食宜忌也提出了「十不食」。

　　諸子們還認識到自然界與人體的和諧關係，提出「天人相應」就是人要適應自然。荀子還提出「制天命而用之」

的主張，就是人不僅要適應自然，而且還應該適當地改造自然，使之為人類健康服務。到了《內經》時期中醫養生學又更加全面而系統化。

❶ 先秦時期：

《內經》是秦漢以前一部綜合性的醫學經典巨著，對我國人民在生產生活中與疾病作抗爭和防病保健的實踐經驗做出了一個綜合性的大總結。中醫養生學更加進步，更加全面而學說化。《內經》核心的問題就是對大千世界的複雜事物進行了整合，使人們對萬事萬物變化規律的認識比較規範化、程式化，以此來觀察生命的活動規律，研究防病治病、養生保健的方法。在以人為本的思想指導下，研究生命，關愛生命，維護生命。它論述了天、地、人之間相互關係和生命過程中的各種變化，並創造了相應的理論，為中醫學奠定了基礎，一直受到了歷代醫學界的重視和保護。綿延兩千多年，至今仍有科學的實用價值，不僅在中國，在世界古醫書中也是難與相比的。

《內經》對生老病死的變化有精細的觀察和深刻的認識。其治未病的觀點對預防疾病、保健養生有極重要的意義。調攝精神，保護形體，天人和諧、形神合一等理念，始終貫穿於整個著作中，對後人預防疾病、增進健康、延年益壽，均有現實的指導作用。

現將《內經》的部分養生論述，如何活過百歲，怎樣生活不易得病，摘錄一段供讀者一閱。

帝曰：「余聞上古之人，春秋皆度百歲而動作不衰，今時之人，年半百而動作皆衰者，時世異耶？人將失之耶？」

　　岐伯對曰：「上古之人，知其道者，法於陰陽，和於術數，飲食有節，起居有常，不妄勞作，故能形與神俱，而盡終其天年，度百歲乃去。今時之人不然也，以酒為漿，以妄為常，醉以入房，以欲竭其精，以耗散其真。不知持滿，不知禦神，務快其心，逆于生樂，起居無節，故半百而衰也。」

　　用現代語說就是皇帝問：「我聽說上古時候的很多人能活到一百多歲，行動尚不衰退，現今的人，到五十歲行動上就衰老多了，是時代不同呢？還是人們的養生不適當呢？」

　　岐伯回答說：「上古時代，懂養生道理的人，能適應氣候寒熱和陰陽變化的規律，調和養生的各種方法。飲食有節制，起居也規律，勞逸適度，故形體壯實，精神充沛健康，所以能活到他們的自然年齡，度百歲才去世。現今的一些人，不是這樣，而是把酒當成飲料來喝，生活無規律，不按時作息。酒醉後又行房事，縱情姿慾，耗竭精液，損傷真氣，不知道充實真元之氣的重要性，也不隨時調養精神，貪圖一時的心中歡快，違背生理樂趣，生活起居也不正常，所以五十多歲就衰老了」。

　　「上古聖人之教下也，皆謂之虛邪賊風，避之有時，恬淡虛無，真氣存之，精神內守，病安從來。是以志閑而少欲，心安而不懼，形勞而不倦，氣從以順，各從其欲，皆所得願。故美其食，任其服，樂其俗，高下不相慕，其民故曰樸。是以嗜欲不能勞其目淫邪不能惑其心，愚智賢不肖，不懼於物，故合於道，所以能年皆度百歲而動作不衰，以其德全無危也。」

是說：「古時候，道德品質高尚，且懂養生之道的人，教育人們說，回避和預防寒來暑往的四時不正之邪氣，調節養生方法，就是要淡泊虛無，清心寡慾，使真元之氣充實，精神不向外耗散，邪氣就不能侵入人體，這樣怎麼能得了病呢？心神安定，無憂慮，無恐懼，適當勞作而不疲倦。保持氣機通暢和順，各種正常的慾望也都覺得能達到自己的心願，對各種飲食都覺得甘美好吃。衣服不求華麗只求舒適，樂於接受一般的世俗民情。不高攀、不鄙下，不正常的嗜好也迷惑不住他的眼睛，淫邪色慾，搖不了他的心志。認為聰明智慧雖有差別，但不屑一顧。也不貪圖物質享受，從心理上符合養生之道。所以能活到百歲也動作不衰，有這樣高尚道德品質，又有養生之道的人，一定不會受到疾病的危害。」

❷ 漢唐時期的中醫養生學：

張仲景是漢朝時期名醫，後人稱之為醫聖。他所著的《金匱要略》是我國最早治療雜病的臨床醫書，張仲景也很注意養生防病。在《金匱要略》第一篇中記載「若人能養慎，不讓邪風乾忤經絡，適中經絡，未流傳臟腑，即醫治之，四肢才覺重滯，即導行吐納，針灸膏摩，勿令九竅閉塞。更能無犯王法，禽獸災傷，房室勿令竭乏，服食節其冷熱苦酸辛甘，不遺形體有衰，病則無由入其腠理。」

就是說人能內養正氣外慎風寒，不要使邪氣侵入經絡，就可以不病，偶爾邪中經絡，未入臟腑，或四肢不舒服，即速導引按摩，不要使病情加重入內。另外還要避免蟲獸災害損傷。不能房事過度，耗損精氣。起居飲食要冷暖適宜，酸、苦、甘、辛、鹹五味也要適當調製，然不要

使身體發生衰弱就不容易得病。他還提出治未病的一些辦法，①「未病先防」就是要調精神，節飲食，順四時，慎房事。②「既病早治」就是突出早期治療，防微杜漸。③「已病防變」病了以後防止病情發展加重，侵入其他臟腑。④「已變防逆」就是病情已轉入危重階段，要及早防止惡化而危及生命。⑤「初瘥防復」病情初癒，要調攝精神，和順陰陽，防病復發。

華佗是三國時期著名的外科醫學家，他不僅醫術高超，救人於危命，而且對養生學也有重要貢獻。他認為鍛鍊身體，是延年益壽的重要途徑。「人體欲得勞動，但當不使過極爾，動搖則穀氣消，血脈流通，病不得生，譬如戶樞不朽是也。」他創造的「五禽戲」對後世養生影響甚大，「一曰虎、二曰鹿、三曰熊、四曰猿、五曰鳥，亦以除疾，皆利蹄足，以當導引」。他堅持「五禽戲」鍛鍊多年，壽至百歲，還很健壯。他的弟子吳普遵此法幾十年，活到九十多歲，牙齒完堅，耳聰目明。

孫思邈，唐朝人，是我國歷史上偉大的醫學家。他的著作《千金方》《千金翼方》等，不僅反映了他幾十年的醫療實踐和養生經驗，還收載了唐以前的醫藥文獻資料，博覽群書，彙集各家之長，刪繁就簡，中肯實用。他雖受佛、道二教影響，但他能選擇二教養生之長處，對養生做了詳盡論述，易學易懂，一看就會，這在古醫籍中是很可貴的。

他主張養生要靜，但又要動，提倡既膳食養生，又藥物治病。生活要簡樸，而又要乾淨衛生。他對男女房事，既主張節慾，又反對絕慾。他說：「男不可無女，女不可

無男。無女則意動，意動則勞神，勞神則損壽。」這種對男女生理和心理上的論述，還是有一定的科學道理。

他還認為，道德高尚，心懷慈善者可以長壽。主張居處「不得綺靡華麗」，而要「雅素淨潔」，否則使人「貪婪無厭」。

總之他對衣食住行的養生，有比較全面具體的論述。在日常生活中他身體力行，處處實踐，因而活了一百零三歲（有的考據活了一百二十歲），這也是很好的說明。

❸ 宋元明清時期：

宋、元、明、清等朝，養生學發展較快，不僅有大量的專著，也有夾雜在各種醫書中的篇章和專題論述。而且一些文人學士，也越來越多地重視養生學，如蘇東坡的《養生論》，陸游的《養生詩》。金元時期醫界出現流派爭鳴，這也促進了養生學的發展。如劉河間在《道源論》中主張養生要調氣、定氣、守氣，從而使元氣灌溉五臟。李東垣提出，養生必須調理脾胃，因為脾胃是真氣來源之根本。朱丹溪則認為，養生應以養陰為主，隨著年齡增長，陰精漸衰，飲食也要以清淡為主，並提倡節欲與晚婚。李皋在《保養說》中提出避風寒、戒色欲，適勞逸，正思慮、慎語言、薄滋味、慎起居等，甚為有益。

明張景岳在《景嶽全書》治形論中，辨證地闡述了神與形的關係，他認為形是神的物質基礎，人之建業，行動、交往、怯勇等皆賴於形之所為。提出「養生者可先養此形，以為神明之宅」。這是他首創養形之重要性（以前人多重視養神）。

明朝還有一個御醫叫龔廷賢，在他所著的《壽世保

元》一書中，不但有前人的許多論述，還搜集了大量的養生長壽秘方，他還把一些養生知識編成歌訣，讓人上口而讀，如在攝養篇中，有：

> 惜氣存精更養神，少思寡慾勿勞心。
> 食唯半飽無兼味，酒至三分莫過頻。
> 每把戲言當取笑，常含樂意莫生嗔。
> 炎熱變詐都休問，保我逍遙百壽春。

這裏再摘錄延年良語中的部分口訣供一讀：

> 四時順逆，晨昏護持，可以延年。
> 物來順應，事過心寧，可以延年。
> 謙和辭讓、損己利人，可以延年。
> 口勿妄言，意勿妄想，可以延年。
> 行住量力，勿為勞形，可以延年。
> 悲哀喜樂，勿令過情，可以延年。
> 寒溫適體，勿奢華豔，可以延年。
> 動止有常，言談有節，可以延年。
> 救苦度厄，濟困扶危，可以延年。
> 愛憎得失，揆之以義，可以延年。

清代的養生著作資料更為豐富，約有六十多種。曹慈山（廷棟）所著的《老老恒言》甚受推崇，他參考了以前的 300 多家養生著述，從衣、食、住、行，日常生活等瑣事中，總結了一套簡便易行又切合實際的養生方法，使人

讀後為之一新。他還創造了百十種既能平日保健，又能防疾治病的食粥，為超別人之粥大成者。

其他如《勿藥須知》，《養生編》，《大生要旨》等也較重要，還有在醫著中摘要的養生論述亦為數不少。

如徐靈胎在養生長壽中就有獨到見解，他認為壽命之長短與元氣之盛衰有關，強調無論養生和治病，都要「謹護元氣」。

葉天士在臨床指南醫案中，記載了 300 多例老年病的防治經驗，總結出了人到中年，胃腸漸衰，花甲以後腎虛為主。「頤養功夫，寒暄保攝，尤多加意予藥餌之先」，這些也是一種治未病的方法。

第三章　淺談養生保健中
最緊要的十個問題

第一節　養生要有本錢，知識第一

養生保健是人類幾千年來一直重視和研究探討的重要課題。養生保健是手段，健康長壽是目的，它的研究範圍很廣，如生理奧秘，病理變化，生活習慣，飲食調節，精神情緒，社會環境，體育鍛鍊、疾病防治，先天因素與後天調養等等。大至宏觀世界，小至微觀粒子，內容豐富，無奇不有，確是一個龐大而複雜的系統工程。按生物規律，人可以長壽，但不能不死。

人的生老病死是永恆不變的自然規律，是無限的，生命存在卻是短暫的，有限的。這個短暫和有限，能維持多久，十年，幾十年還是一百年或更長？不管能維持多久，它只是永恆中的一段，是無限中的有限，所以，人們只有從有限的生命中爭取長壽（有限中的無限）。縱觀歷史發展，人類的壽命是越來越長，由此證明健康長壽是完全可能的。

　　我國早在兩千年前就有養生保健的記載。《內經》這本醫學巨著中有很多篇幅都提到養生長壽，如人與自然的關係；人與社會環境的關係；先天與後天的關係；精神與物質的關係；生命與運動的關係；形與神的關係；人究竟應該有多少壽命等等，都有精闢論述。

　　並把人體三寶精、氣、神的盛衰作為衡量人體健康的標誌，確立了順應自然，平衡陰陽，益氣養形，積精全神的養生原則。很多內容與現代研究相吻合，有些甚至是超前的觀點，這是很可貴的。因此，我們應該把這些觀點與現代科學相結合，掌握較全面的養生知識，為人類健康長壽做貢獻。

一、什麼是健康

　　健康是人一生中最關切的問題，是人生最重要最寶貴的財富，也是人生最美好生活的源泉。由於人們的物質財富和精神境界不斷改善，科學意識逐漸提高，對健康的定義也在不斷豐富和改進。

　　世界衛生組織對人體健康的標誌有明確的規定：「健康乃是人在軀體上，精神上和社會上的完備狀態，而不僅僅是沒有疾病或虛弱狀態」。健康應包括身體健康，心理健康，並且有適應複雜的社會環境和家庭環境的能力。世界衛生組織還提出十條健康準則：

　　① 精力充沛能從容不迫地應付正常工作和生活壓力，而不感到過分的緊張和疲勞；

　　② 樂觀積極，樂於承擔責任，工作效率高；

　　③ 善於休息，睡眠良好；

④ 應變能力強，能適應環境的各種變化；

⑤ 抗疾病能力強，能抵抗一般性的感冒和傳染病；

⑥ 體重適當，身體均勻，站立時頭肩臂位置協調；

⑦ 眼睛明亮，反應敏銳；

⑧ 牙齒清潔，無空洞，無齲齒，齒齦顏色正常，無出血現象；

⑨ 頭髮有光澤，無頭痛；

⑩ 肌肉豐滿，皮膚有彈性，走路活動感到輕鬆。這樣的人當然就應該健康長壽。

中華醫學會發表的健康長壽老年人標準是：

① 軀體無明顯畸形，無明顯駝背等不良體形；

② 神經系統無偏癱、老年性癡呆及其他神經系統疾病；

③ 心臟基本正常，無高血壓，冠心病、心絞痛、冠狀動脈供血不足、陳舊性心肌梗塞等及其他器質性心臟病；

④ 無慢性肺部疾病，無明顯肺功能不全，

⑤ 無肝腎疾病、內分泌及代謝性疾病、惡性腫瘤及影響生活功能的嚴重器質性疾病；

⑥ 有一定的視聽功能；

⑦ 無精神障礙，性格開朗，情緒穩定；

⑧ 能適當地對待家庭和社會人際關係；

⑨ 能適應環境，具有一定的社會交往能力；

⑩ 具有一定的學習記憶能力。

中國心理學家經過研究，制定出老年人心理健康的標準有如下 12 個方面：

① 感覺和知覺尚好，判斷事物不常發生錯誤，稍有衰退者可通過適當手段進行彌補，如使用助聽器等；

② 記憶力良好，不總是需要人提醒自己該記住的重要事情，能輕易地記住一讀而過的七位數字；

③ 邏輯思維健全，說話不顛三倒四，考慮問題，回答問題時條理清楚明瞭；

④ 想像力豐富不拘於現存的框框，做的夢常常新奇有趣；

⑤ 感情反應適度，積極的情緒多於消極的情緒，不會事事感到緊張；

⑥ 意志堅強，辦事有始有終，不輕易衝動，不常抑鬱，能經受得起悲痛和歡喜；

⑦ 態度和藹可親，能長樂能制怒；

⑧ 人際關係良好，樂意幫助別人，也受到他人歡迎；

⑨ 學習能力基本不變，始終堅持學習某一方面或幾個方面的知識和技能；

⑩ 有正當的業餘愛好；

⑪與大多數人的心理活動基本保持一致，遵守社會公認的道德觀念及倫理觀念；

⑫保持正常的行為，能堅持正常的生活、學習、工作和活動，能有效適應社會環境的變化。

以上所舉的一些健康標準，不能教條地去認識，也不能對號入座，如果有一兩條不完全符合上述標準，也不能說就是不健康，每個人的具體情況各有不同，但大體相差不多，也算是健康，因此，健康標準是一種參考，不能機械看待。

有資料表明，中國百萬人口以上的城市亞健康狀態的比率還很高，根據調查，有幾個大城市，其亞健康狀態達70%。另一調查表明，慢性疲勞綜合徵在某些行業中，如新聞廣告、公務人員、演藝人員、計程車司機高達50%。還有資料表明，中國高收入人群有過速老化趨勢。

筆者在農村調查，高血壓、高血脂、糖尿病患者正在逐年增長，而且發病年齡也越來越小，50歲左右甚至更年輕者。猝死的越來越多，這些人的保健意識非常淡薄。因此，對中國人群的健康狀況絕不能樂觀，特別是健康知識，要加強教育，大力宣傳，迅速提高，要使人人都知道養生的知識是第一位的。

二、人究竟能活多少歲

如何才能爭取長壽，這是每個人都關注的核心問題。隨著人們生活水準不斷提高，人類的壽命在不斷增加，現代科學從理論和實踐兩個方面證實，人的壽命可活到115～120歲甚至更高。

人類的壽命與哺乳動物壽命的規律有相似之處，在動物中凡哺乳期長的其壽命一般也長。哺乳動物的壽命為生長期的5～7倍，人的生長期是25歲，故應活到100～175歲。

透過人們觀察，普遍認為動物的最高壽命約為性成熟期的8～10倍，人類的性成熟期一般是14～15歲，按此推算，人可以活到110～140歲。但在實際生活中活到100歲以上的人還是很稀少，就是世界上有名的長壽地區如中國的新疆和廣西巴馬區，雖然長壽老人多，而且百歲

老人有增多趨勢，但大多數人還是未盡終其天年。

從現在的情況看，未能活到百年以上的原因主要是疾病和過早衰老所致。真正無病而衰老死亡的人很少。疾病促進了衰老，衰老又導致了疾病的發生，二者互為因果。

人類要長壽就需要與生理性衰老和病理性衰老作抗爭，只有克服了這兩種因素，人類才能達到真正的長壽。現代人正在向高層次全方位研究，如何延長生理衰老，醫治病理衰老而達到長壽。

為什麼大多數人活不到百歲，而有的人則可以活到百歲或更多呢？當然因素很多，如遺傳因素、社會因素（政治、經濟、文化、科技）、心理因素、地理環境、醫學因素等。但主要的還是缺乏自我養生、自我保健的知識。兩千年前《內經》對養生長壽的記載頗有啟迪。

這裏摘錄一段，「上古之人，知其道者，法於陰陽，和於術數，飲食有節，起居有常，不妄勞作，故能神與形俱，而盡終其天年，度百歲乃去。今時之人，不然也，以酒為漿，以妄為常，醉以入房，以欲竭其精，耗散其真，不知持滿，不知禦神，務快其心，逆于生樂，起居無節，故半百而衰也。」

這就是說懂得養生道理的人其生活方式能適應自然界陰陽變化的規律，活動的方法也很符合人體生理需要。注意飲食，注意起居作息，不過於疲勞，所以才能形體壯實，精神飽滿，形神皆俱。可以活到自然年齡，度過百歲才去世。現今有些人把酒當成一般飲品，把不正常的生活當成正常，酒後入房，恣情縱慾，不調養身體，任意耗散精氣，也不注意保存和充實元氣，不按時調養神氣，貪圖

一時之樂，違背了正常人的生理和生活規律，因此活到 50 歲左右就衰老了。

三、怎樣才能長命百歲

我們的祖先在兩千多年前，對養生長壽活過百歲，頗有認識和見解。並提出幾種養生長壽的方法，有些字句雖然玄了一點，但對我們現代人來說還是很有啟迪。這裏摘錄一段《素問‧上古天真論》的記載，供讀者參考。

黃帝曰：余聞上古有真人者，提挈天地，把握陰陽，呼吸精氣，得立守神，肌肉若一，故能壽敝天地，無有終時，此其道生。中古之時，有至人者，醇厚全道，和於陰陽，調於四時，去世離俗，積精全神，遊行天地之間，視聽八達之外，此蓋益其壽命而強者也，亦歸於真人。其次有聖人者，處天地之和，從八風之理，適嗜欲與世俗之間，無恚嗔之心，行不欲離世世，被服章，舉不欲觀於俗，外不勞形與事，內無思想之患，以恬愉為務，以自得為功，形體不敝，精神不散，亦可以百數。其次有賢人者，法則天地，象似日月，辨列星辰，逆從陰陽，分別四時，將從上古合同於道，亦可使益壽而有極時。

皇帝說：我聽說上古時代有一種真人，能掌握天地大自然的變化規律，也能根據陰陽消長，吐故納新，呼吸天精地氣，使精神內守，不受外界干擾，形體肌肉與精神之間，也能統一協調，所以能與天地齊壽，生命永存。就是由於這種人懂的養生之道的緣故。

中古時代有一種至人，有醇厚的道德品質，掌握著高深而全面的養生知識，根據陰陽的變化規律，適應春夏秋

冬氣候變遷而調節自己的身體。能夠擺脫社會環境和人事世俗的不良紛擾，集中精神，內守專一，保全真元之氣，自由自在地活動於自然界。耳目靈敏、四通八達。這種人既能健壯身體又能延長壽命，也和真人一樣。

其次有聖人者，他們能適應自然界的變化規律，平平安安生活。在自然環境中也能順從四時八風的變化特點。還能適應一般的世俗習慣和生活方式，沒有煩惱與怨恨。衣著穿戴、外表行動也不脫離現實的生活環境，並能與常人一樣。這種人外不因忙碌勞累而損害形體，內心裏又無思想雜念和憂患顧慮。以恬淡和知足為自得。這樣形體就不易衰老，精氣也不易耗散，壽命就可達到百歲。

再有一種是賢人，以天地變化為準則，效仿日月盈虧和星辰方位的出入運轉規律，適應大自然陰陽升降的變化情況，按四時氣候，寒熱溫涼來調養自己的身體，以求符合真人的養生之道。這種人也可以使壽命活的更長。

以上提到真人、至人、聖人、賢人之名稱，是《內經》作者理想的養生人物。我們可以理解為古人在養生長壽中取得不同成就的幾種人物類型。也就是不同程度養生家的例子。「真」人、「至」人，多為道家所提，認為是神仙一流，這與古時道家學說的影響分不開。其實與天地同壽只是一種理想。但這幾段經文談及的養生之道，有些還是很有哲理，應當認真體悟。

第一要認識自然界陰陽變化的規律，瞭解一年四季氣候變化的特點，順應四時寒溫更替，從而調養好身體，避免外邪不正之氣侵襲，保持形體健壯；

第二要做好品行道德方面的修養，應該是淡泊名利、

樂觀開達、自滿自足、隨和世俗、與人為善、真誠待人、排除雜念、精神專一，這樣才能「正氣存內，邪不可幹」，達到神形並茂、身心健康。自然能長命百歲。

古人還對五臟六腑，精液氣血的功能運化，是否正常協調；肌肉百骸是否緻密壯實來分析判斷人是否能活到百歲。《靈樞‧天年第五十四》記載：

黃帝曰：人之壽夭各不相同，或夭壽，或卒死，或病久，願聞其道。

岐伯曰：五臟堅固，血脈和調，肌肉解利，皮膚緊密，營衛之行，不失其常，呼吸微徐，氣以度行，六腑化穀，津液布揚，各如其常，故能長久。

黃帝說：「人的壽命長短，各有不同，有的壽命長，有的壽命短，有的人突然死亡，還有的人長期患病。我想聽一聽，其中的一些道理。」

岐伯說：「人的五臟六腑健全充實，功能正常協調；氣血運行也通暢和順；肌肉皮膚潤滑緻密、堅固結實；一天二十四小時，營衛之氣運行內外，周流不息；呼吸均勻和緩有度；六腑能正常消化穀物，吸收轉運營養，供給全身。從而使形體壯實，精力充沛。所有這些都能維持正常的生命活動，而且互相協調統一，人就可以長命百歲。」

每個人的健康衰老和長壽，與先天和後天因素有關。先天因素主要是遺傳，它雖然是一個長壽的因素，但不是唯一因素。優美的環境，良好的生活習慣，順應生物鐘的保健鍛鍊等，後天因素才是更重要的。即便先天條件不好，經過後天努力，同樣也可以長壽，也就是中醫所說的，補後天以養先天之不足。

　　唐代著名的醫學家孫思邈，先天條件並不好，而且自幼多病，屢造醫門。他非常注意養生，後來不但體質健壯，醫術精湛，養生經驗也最為豐富，成為我國醫學史上罕見的一位百歲壽星。

　　世界衛生組織曾宣佈，每個人的健康與長壽，60%取決於自己，15%取決於遺傳因素，10%取決於社會因素，8%取決於氣候影響等，因此，長壽問題主要靠後天的養生之道。先天條件優越的人，如不注意後天養生，也可早衰夭亡。

　　筆者鄰居中有一家人四代長壽，其曾祖父、祖父、父親每人都活到 75 ～ 85 歲，在 20 世紀 40 年代以前也算長壽了，先天因素也算是優越吧，這些人大都性格良善，生活謹慎，一生勞動，很少有病。但他們後輩的各兄弟姐妹中，一人因肺結核 19 歲去世，一人因特別愛飲酒後得黃疸（可能是肝炎或肝硬化）45 歲病故，一人因早產失血 30 歲死亡，一人因患天花 4 歲死亡。

　　這也說明，先天條件不是唯一因素，健康的生活方式，適當的運動鍛鍊，合理的營養調配，良好的心理狀態，先進的醫療條件和完善的衛生設施，才是健康長壽，盡終天年的重要條件。

　　據一些資料的調查統計，國人的健康長壽狀況以及長壽的絕對百分率並不樂觀，現在中國人民的平均壽命比鄰國日本還低。國人對健康知識，非但知之甚少，而且也不重視。尤其是小城鎮和廣大農村，人們的養生保健觀念更淡薄，健康長壽的慾望並不迫切，其原因雖然很多，但最主要的還是缺乏科學養生知識。有些人認為壽命乃命中所

定，不能強求。有些人也想健康長壽，但在實際行動和生活細節上並不注意。

聯合國提出的口號是「千萬不能死於無知」。但很多人就是死於無知。有些中青年人，每日兩包菸，一瓶酒，如有朋友聚會，菸酒無度，嗜慾無窮，肥胖、高血壓、高血脂、糖尿病接踵而至。自認為是強者，無所畏懼，結果突然暴病身亡。還有些人包括知識份子，他們也懂得養生道理，但並不重視，年復一年，日復一日，最後英年早逝，多可惜啊！因此，要大聲疾呼，不能湊合著活，應該老死，不能病死。

如果長期疾病纏身，即使多活幾年，也是很痛苦的，這種長壽也就意義不大了。因此，只有掌握科學的保健知識，才能既健康又長壽。

關於祛病延年方面這裏摘錄了《壽世青編》一書中的一些內容，讀之頗有啟迪

❶「靜坐觀空，萬緣放下。當知四大原為假合，勿認此身為久住之所，戰戰以為憂也。」

即是說：冷靜地坐下來觀察大千世界的一切，把萬事萬物的因緣由來都能放下，不耿耿於懷，斤斤計較。四大（地、火、風、水）是佛家對人體生成的認識。他們認為人之生命體是由四種物質所組成，即地、火、風、水。其實人生原來就是由很複雜的因素組成，是各種物質之巧合。生老病死是自然規律，不必害怕、擔憂、悲觀，而是要正確認識駕馭生命過程，達到長壽目的。

❷「煩惱現前，以死喻之，勿以說長論短。」

遇到不愉快，或較嚴重的事，切不可勞神憂慮，苦悶

不堪，無論什麼問題，應與死亡相比。人連死都不怕，何患其他煩惱，要拋開一切，處之泰然。

❸「常將不如我者巧作寬解，勿以不適生瞋。」

人的生活環境，經濟地位，各有自己的特點，不可與比自己強或高於自己的人作比較，貪得無厭。而是要和不如我者作比較，才能寬以自慰，知足常樂。

❹「造物勞我以生，遇病卻閒，反生慶幸。」

人類生活在造化萬物的天地間，一生以辛勞而維持生計。偶有小疾乃常有之事，還能休閒幾日，可謂是一種幸事，不要為有了病背包袱。

❺「家室和睦，無交謫之言。」

古代男以女為室，女以男為家，家室和睦，就是夫妻恩愛和睦，誠心相待，決不出口粗野，惡語傷人，無端譴責對方。這樣上有父母歡心，下有子孫效仿，人倫之樂，盡情享受，定能袪病延年。

❻「起居有常，飲食有節，自利於防病。」

生活有規律，按時作息，勞逸結合，不饑飽失度，勿過勞傷神，勿過逸懶體，才能有利健康。

❼「常自觀察，先治病之根本處。」

要經常注意觀察自己的身體，定期做健康檢查，並學習一些防病治病知識，從根本上保證身體健康。

❽「覓高朋良友，講開懷出世之言，對竹木魚鳥相親。怡然自得，皆袪病法也」。

要尋覓知識淵博，仁德賢慧之友，開懷暢談人生快事，探討養生之道。或到深山密林之中，或在林蔭溪流之畔，與花鳥草木青竹相近，悠然自得，心曠神怡，樂乎終

日，袪病延年。

作者從 30 歲就注意養生與保健，打太極拳，注意情緒調節，飲食調理等等。由於工作、生活、環境等因素，總是斷斷續續，難於持之以恆。隨著時間的推移，養生意識和重視程度也在增加，養生內容也不斷修改、補充、完善。到 50 歲左右基本達到全面鍛鍊，持之以恆，把養生保健融入工作、學習及日常生活中，得益頗多。

現在精神清爽，情緒樂觀，思維尚可，記憶猶存，飲食正常，睡眠良好，堅持鍛鍊，按時作息，上午看 20 多個病人，下午閱讀寫作，至晚不覺疲倦。這也算與健康有緣吧，但要登長壽大雅之堂，還需不懈努力。

第二節　民以食為天，合理第一

一、合理飲食健康長壽

中國在周王朝時期，宮廷中就有專門研究和管理帝王、皇家飲食結構的醫生，叫食醫。可見古時候人們就很注意飲食與健康的關係了。距今已有兩千多年歷史的《內經》一書中，對飲食種類、飲食宜忌、飲食調配就有很多較全面的記載：《素問・臟器發時論》指出「五穀為養、五果為助、五畜為益、五菜為充、氣味合而服之，以補益精氣。」是說：多種食物，協調配合，可以補益精氣，增強身體。五穀、五果、五畜、五菜，泛指一切食物。如五穀雜糧、禽肉蛋魚、蔬菜瓜果等等。如果把多種多樣的食物經過合理調配，將對身體很有裨益。

有報導，人每天能夠吃進去 27 種食物（油、鹽、

醬、醋、蔥、蒜、調料、米、麵、蛋、肉等），營養成分就比較全面了。我們只要留心一點，就可以做到。

儘管人們知道合理的膳食是健康的根本保證，但還有人認為人生能有幾何，為什麼自討苦吃，少滋沒味生活呢？也有人到了餐桌上，往往不能自控，吃精細的、吃動物的、吃好的、吃貴的、喝涼的。貪圖一時快活，暴飲暴食，酒肉無度，甚至還要吃夜宵。加之少走路，不運動，迷電視，懶睡覺，濫用補品等不良習慣，結果身體發胖，毛病百出，悔之晚矣。

當前人類有 10 種容易導致死亡的病，其中六種與飲食有關，如冠心病、癌症、中風、動脈粥樣硬化、糖尿病、慢性肝炎。因此吃什麼，怎樣吃是非常重要的問題。

中國預防醫學院營養專家建議，每天的食物應按四層組成：第一層米、麵、玉米等穀類食物，應吃得最多；第二層是各種蔬菜水果，應吃的多些；第三層肉、蛋、奶、家禽等要定量攝入；第四層是油和糖類，應該是吃的最少。這樣第一層最多，二、三、四層逐漸減少，成為下寬上尖之金字塔。這樣的膳食結構才比較合理。

在日常生活中，每天吃的東西都應注意以下幾點：宜溫熱不宜寒冷；宜清淡不宜過甜過鹹；宜吃軟而不宜硬；進食宜少而不宜多（七八分飽）；食物宜新鮮而不宜陳舊；宜素多而葷少；宜熟吃而不宜生吃（除果菜）；宜廣食而不宜偏食。

此外，由於人們所處的地理環境，居住條件，生活習慣，經濟情況，個人嗜好，以及接受教育程度的不同，而飲食也有差異。特別是小城鎮和廣大農村，與大中城市的

差別就大一些。無論哪裏，要達到理論上的要求就比較難一些，只能是相對平衡。

隨著經濟情況的好轉和知識的逐步提高，逐步樹立科學的膳食觀念，做到粗細搭配，食物多樣，饑飽適度，三餐合理，一定能達到健康長壽的目的。

二、粗細搭配

在食物調配上，中國人傳統習慣是以素食為主，但也適量吃些葷的。素食的營養成分主要是糖、維生素、無機物、纖維素和植物脂肪、植物蛋白等。葷食以蛋白及脂肪為主。所以合理的葷素搭配，甚為重要。

我國人民長期以來所吃的米、麵、豆類、薯類、香菇、木耳、竹筍以及各種蔬菜水果、雞、魚、肉、蛋等，從身體健康來講，此種配合，還是比較科學的。

如豆腐、豆漿等大豆製品，有降低膽固醇，預防動脈硬化，延緩衰老，消除骨質疏鬆，預防性功能衰退，增強記憶，防止癡呆等功能。香菇類食物，除有上述作用外，還可增強免疫功能，並有防癌作用。木耳補腎壯體、滋潤五臟、延緩衰老。動物食品，雖能強身壯體，但多食會使血脂升高，所以少食為好，特別是動物內臟。

據現代研究，米麵雜糧進入人體後多呈酸性反應。魚、肉、禽、蛋，經過體內消化分解也呈酸性反應。而蔬菜及一些水果，進入人體經過消化分解，卻為鹼性反應。這樣就可使酸鹼平衡，有利於健康。同時還能清除腸道的一些有害物質。古人所謂的「五果為助，五菜為充」有一定的科學性。

在素食雜食方面，孫中山先生在《中國人應保守中國飲食法》一文中說：「中國不獨食品發明之多，烹調方法之美，為各國所不及。而中國人之飲食習尚，暗合于科學衛生，尤為各國一般人所望塵莫及也。而中國人常所飲者為清茶，所食者為淡飯，加以蔬菜豆腐。此等食料，今日衛生家所考，為最有益於養生食物。故中國窮鄉僻壤之人，飲食不及酒肉者也，常多長壽。」還說：「豆腐者，實植物中之肉料也。此物有肉料之功，而無肉料之毒，故為全國老少皆喜歡之素食，並習以為常，而不待學者之提倡矣。」「歐美之人所飲者為濁酒，所食者腥味，亦相成風……單就飲食一道論之，中國之習尚，當超乎各國之上，此人生最重要之事。而中國無待於利誘勢迫，學之成自然，實為一大幸事。吾人當保守之勿失，以為世界人類之導師也。」素食不僅在中國如此，外國人也對素食很青睞，中國素食譜已風靡全球了。

三、飯吃八分飽，身體疾病少

「飲食有節」是《內經》時期就認識到能活百歲的經驗之一。唐朝名醫孫思邈說：「安全之本，必資於食，不知食之宜忌者，不足以生存也。」

就是說生命活動的根本，來源於食物，不知道怎樣吃的人，就不能健康地生存，多會折壽損命。故節制飲食是人生非常重要的一件事。

誠然，人的先天稟賦、後天體質、地理環境、生活習慣以及所患各種疾病等，對於飲食之需求雖各有特點，但節制的原則基本相同，人人都應注意。節食是適度和控制

的意思，就是進食要定時定量，不暴飲暴食，不過饑過飽，不過冷過熱。絕不是不吃或過少地吃。

節食少食，自古以來就是我國廣大養生學家和醫學家推崇和宣導的養生大題。吃喝與健康的關係很密切。很多病都因飲食不節而發生，影響工作，增加痛苦，甚至可縮短壽命或暴死。有位俄國作家曾說：「從未因沒吃飽而患病，每次生病都是因過食而引起。」「生於食，病於食，死也於食。」說明科學合理的飲食，是健康長壽的重要條件。所謂飲食有節，就是不該吃的絕對不吃，適宜吃的也不能過量多食，更不能暴飲暴食。

有資料記載，英國有個 156 歲的農民叫湯瑪斯‧佩普，被召到倫敦後，由於飲食過度而猝死，經過解剖屍體，發現肢體及各臟腑均無衰老現象，只因過量飲食而死，否則還能繼續活下去。

筆者也遇到一例農村 90 歲的老婦劉氏，平日健康，能上地摘豆角，很少打針吃藥，生活也較清苦。過生日時，子女孫輩、親朋鄰居買了些好吃東西為她慶壽。因老太太吃得太多了，當晚半夜就病故了。有人說她是沒福氣的人，慶壽會折殺。

這是一種迷信，其實老太太平日生活儉樸，素淡少食，見到這樣多的東西，禁不住多吃而造成。我們平時也見到一些中青年人，暴飲暴食引起急性膽囊炎、胃擴張、急性胰腺炎等危及生命的病症，不可不戒。

飲食過量，使血液集中在胃腸道，致心腦血流減少，冠心病人可因缺血危及生命。

筆者曾遇兩例過量飲食致死者，那是一九六〇年，我

國遭受自然災害，一春天吃不飽肚子，好容易等到了六月，收割新小麥。當地把六月初六稱為白麵節，有句諺語說：「六月六新麥白麵炒豬肉。」意思是勞累了一個春天，吃頓白麵表示慶賀。有個叫李來生的人，由於長期饑餓，六月初六中午一頓吃了兩斤白麵，下午三時許，腹脹肚痛，抬到醫院時肚脹得把衣服上的三個紐釦都崩開了，未來得及搶救已休克死亡。

還有位幹部八月十五酒足飯飽，又吃月餅，又吃瓜果，突然腹痛肚脹到醫院開腹發現胃破裂，搶救無效病故。這也是過飽和暴飲暴食的結果，不可不戒。

長期過量飲食，會損傷腸胃，造成消化不良、急慢性胃炎，還可得膽囊炎、高血壓、糖尿病、癌症等，而且經常疲勞乏力、精神不振、工作能力低下、未老先衰，都是飽食引起，也可引起肥胖症。

有個 10 歲的男孩，母親帶著來看病，胖得像肉墩一樣，體重 108 斤，引起脂肪肝、轉氨酶 68，膽固醇 8.6，肝油三酯 4.8，這幾項都不正常。不願念書、不願多動，動則氣喘吁吁。因食量較大，想甚吃甚，又有偏食習慣，又是獨生子，捨不得嚴加管教，結果造成病態。

怎樣判斷體重增加身體發胖呢？方法較簡單，身高（公分）－ 105＝體重，如超過這個標準的 10%為偏重，超過30%～50%為過重或肥胖，會引起許多疾病和早衰，死亡率也相對增加。

那麼，怎樣才是不過飽飲食？吃多少才是適量呢？由於年齡大小、身體強弱、有無疾病以及食物種類等因素，實踐中很難確定一個數量。人常說：吃飯八分飽，長壽活

到老。究竟怎樣是八分飽呢？對每個人來說是很難測量出來的。筆者體會，每頓飯吃到肚子有些飽感，但看到餐桌上的東西還很想再吃些，這基本就是八分飽，不可再吃了。如能長期堅持定有好處。

四、三大營養合理，五味各歸所喜

按人體每天的生理需要量來說，碳水化合物應占 55% ～ 70%、蛋白質占 10% ～ 15%、脂肪占 10% ～ 25%，一日三餐，合理配量。早飯應該是全天食量的 30% ～ 35%左右，午飯應為 45% ～ 50%，晚飯應為 20%。這樣也符合早吃飽、午吃好、晚吃少的飲食原則，也有利於人體健康。

中年人晚餐也不要吃得過飽，更要避免吃夜宵。食物不要過精過細，粗糧和纖維性食物可預防便秘，並能降低膽固醇的吸收。不要貪求口福，少吃含脂的食物，可減少癌症發生和過早衰老。不吃過甜、過鹹的食物，以防糖尿病、高血壓等疾病的發生。

據衛生部統計，中國慢性病死亡率占死亡人數的 70%，每年達 300 ～ 400 萬人，中年人占了不少。中年人健康欠佳，造成英年早逝和早衰的原因是多方面的，除過度疲勞、運動量少等外，不良的飲食習慣、不合理的膳食結構，與之有極大關係，萬不可輕視。

老年人每天應吃進去的蛋白質為每公斤體重 1 ～ 1.5 克，一個 60 公斤重的老年人應進 60 ～ 90 克蛋白質食物。脂肪每日應進 30 ～ 40 克，其中要少吃動物內臟、腦髓、骨髓、蛋黃、魚子等。碳水化合物每日應進 300 ～ 350

克。此外還應吃些蔬菜、水果、番茄、薯類、海帶、茶、湯、乳等含維生素、無機鹽及水分的東西。老年人的晚飯最好吃得早一點、少一點、軟一點、熱一點。

關於酸、苦、甘、辛、鹹五味調和問題：早在兩千年前《素問•至真要大論》中就已提出：「夫五味入胃各歸所喜，故酸先入肝，苦先入心，甘先入脾，辛先入肺，鹹先入腎。久而氣生，物化之常也。氣增而久，夭之由也。」

就是說：五味進入人體，各歸其所喜的從屬臟腑。如酸入肝；苦入心；甘入脾；辛入肺；鹹入腎。適當吃些五味，可增強相應的臟腑功能，是氣化作用的正常現象。如果長久偏食或過食五味之品，反使五味所歸之臟腑功能發生異常變化，成為致病和夭折壽命的因素。

《素問•五臟生成論》也說：「故謹和五味，骨正筋柔，氣血以流，腠理緻密，如是骨氣以精。謹道此法，長有天命。」

就是說：如果能注意五味的調和作用，就能使骨骼健壯、筋脈柔和、氣血流暢、腠理緻密、筋骨強健。若能遵守這種調和之法就可以享受天年之壽命。

在日常生活中人們偏多食用的就是甜味和鹹味，尤以食鹽為最。中國自古以來的養生家一直提倡少食鹹味，如《素問•生氣通天論》說：「味過於鹹，大骨氣勞，短肌，心氣抑。」是說：鹹味過多會傷腎氣，肌肉也會萎軟。腎主水，鹽多則水氣上凌於心，使心氣受抑，會得水腫病。

《五臟生成篇》也說：「故多食鹹則脈凝泣而變色。」意思是鹹味吃得太多，血液就會流通不暢，面部顏色也發生變異。

現代研究，食鹽過多與高血壓的關係很密切，而且發生腦出血的比率會增高。吃鹽多可引起水腫，也能加重心臟負擔。有人觀察，每天吃 10 克者，高血壓的發生率增加 10%。如果有高血壓家族史者，每日吃 2～3 克為宜。有資料記載，愛斯基摩、肯雅、新基內亞等國的人吃鹽很少，就沒有高血壓發生。

而日本北部居民一天吃鹽 20 多克，高血壓的發生率為 40%，故應當重視。筆者認為在飲食五味方面應當是口味服從健康，不能健康服從口味。如不顧宜忌，想甚吃甚，必定對身體健康造成危害。

五、筆者的飲食譜介紹

筆者根據自己的飲食習慣和身體狀況，擬定了一個自以為是的食譜，經過多年實踐，體會到收益頗多。現以一週時間的飲食安排為例，不揣疏陋，做一介紹，可能很不適合大中城市人群的需求，也不一定適應小城鎮或廣大農村的實際情況，或許皆而有之。這個食譜並沒有精確計算各種食物的營養成分及其熱量資料，只是粗略的概括，想磚引玉，供讀者作為參考。

❶ 每週七天的早飯：

兩天早晨是喝牛奶，每頓半斤，加點小菜如黃瓜、蘿蔔等。兩天早晨是番茄蛋湯（放些木耳、蝦皮、紫菜）。一天早晨是掛麵湯，放些白菜、豆腐、山藥蛋、胡蘿蔔絲、海帶絲。兩天早晨是豆麵拌湯加豆腐、山藥蛋、白菜、海帶、紅蘿蔔或白蘿蔔絲。早飯還吃 1～2 兩烤饃或發糕、玉米窩則頭等。

❷ 每週七天午飯：

主食方面，週一是玉米麵擦尖（三份玉米麵、一份白麵、一份澱粉混合）。週二是蕎麵（蕎麵三份、白麵一份混合）。週三是莜麵（燕麥麵），做成貓耳朵蒸 8 ～ 10 分鐘即可食用，時間不能過長，否則難消化。週四是白麵，可做成拉麵、刀削麵等多種樣式。週五是豆麵擦尖或抿尖（豆麵三份、白麵一份混合）。週六是大米飯。週七是根據愛好靈活調劑。早點、滷豆腐或其他食物，中午也可以進飯館吃餃子等，也可以做些愛吃的東西。

❸ 每週七天的晚飯：

大都是喝稀粥。小米半兩，要加黃豆錢錢，燕麥片，薏苡仁，山藥蛋，南瓜或紅薯等。夏天加點綠豆，冬天加點紅豆。晚飯還吃 1 ～ 2 兩蒸饃或豆麵煎餅，還有一兩個小菜，哪一頓飯都是吃八分飽，晚飯更是如此。這樣睡覺好，工作舒服，不得胃病，易消化吸收。

每週早午晚的飲食也不是刻板一塊，而是在大的框架內，花樣可以調整，既有原則性又有靈活性，不想吃調換一下，既可口又營養。

❹ 關於蔬菜副食：

早晚飯已足夠，中午有時也吃點魚、蝦、牛肉或雞肉、番茄炒雞蛋等（不是天天），但每日中午必須吃大燴菜。就是把白菜、西葫蘆（南瓜）、山藥蛋、海帶絲、豆腐、粉條、番茄等放在一起加點麻油和調料，不是炒而是煮熟與其他主食共吃，既吃香又有多種營養，避免油炒。這樣每天可以吃到一斤左右蔬菜。也可吃些其他肉製品。每天每頓飯要吃的數量，基本上按前文比例調配（八分飽

為度）。

　　總之靈活多樣，富有營養，但不過剩，還要吃些水果。我一輩子不吸菸，酒量不大，每次能喝 10 毫升白酒，也不常喝。紅葡萄酒每次喝 30 ～ 50 毫升，偶爾也喝點啤酒。這就是我一週的飲食，全年基本如此。

　　我計算，每日吃進的東西有 26 ～ 27 種之多，有時達 30 餘種，夠雜食的了。這種食譜基本上滿足了一個人的營養需求，不會有營養過剩，招致肥胖及三高（高血壓、高血脂、高血糖）之憂，也可避免飲食單調而口膩，到時又不知道該吃什麼好。做法上應該是粗糧細做，粗細搭配，糧菜天天有，花樣日日變，魚蝦肉蛋，適當調節服用，酒類應少喝，水果兩餐之間吃，零食儘量不吃。只要持之以恆，對健康長壽大有裨益。

　　世界上的食物多種多樣，但從營養學角度看，不外乎蛋白質、脂肪、糖、維生素、無機物和水六種。每種食物所含的營養成分各有不同，或多或少、或有或無。因此在生活中要全面兼顧，廣擷博收，有無互補，多少互補，才能為我所用。

第三節　人為萬物之靈　情志第一

一、心理健康的重要性

　　世界衛生組織提出這樣的口號「健康的一半是心理健康」。如果心理狀態不好，運動鍛鍊，飲食調節，藥物治療都發揮不了很好的作用。一個人能學會調節自己的心理狀態，那他就是找到了一把健康的鑰匙。

情志是人類特有的一種精神表現。在日常生活中，喜悅、樂觀、好感、順利、和諧、悠閒等，能使人心情愉快、精神煥發、身體健康、延年益壽。煩惱、憤怒、焦慮、悲傷、恐懼、委屈、沮喪、不滿、失落等，能使人情志低落、精神不振、身體衰退、無病得病、有病加重、甚至夭折損壽。

人非草木，孰能無情。平時人們對於喜、怒、哀、樂所引起的一些反映多不細緻分析，實際上經常在影響著人的心態活動，也影響著人體健康。

有位 54 歲的高血壓病人，平素吃藥，很注意運動，身體尚好，一次因工作和人爭吵，怒火中燒，怒則氣上，蹬了一足，腦出血死了。

一位腎炎患者尿化驗，蛋白有一個「十」號，很快就感到病情加重，精神疲憊。第二次化驗呈「陰性」，精神頓覺爽快，猶如病癒。第三次化驗仍有一個「十」號；但未告知，他仍覺良好。有個肝癌患者已病 4 個月，除肝區痛，別無他覺，精神吃飯尚好，自己走十里路到醫院檢查，得知患了肝癌，馬上就走不動了，用平車拉回家中，很快就病故了。

還有一位老太太得了肺癌，醫院檢查未告知本人，只說氣管炎，只是給她服了八十餘劑抗癌中藥。她在家仍然忙得不亦樂乎，每年餵兩口肥豬，還活了 13 年，70 多歲時因腦出血死亡。

服藥治療當然是重要的措施，但心理狀態對疾病、對健康、對生命也起著非常重要的作用。悲傷、惱怒、驚恐，可使血壓升高、疼痛加劇，病情惡化；樂觀堅強，大

無畏精神，能減輕痛苦，戰勝疾病，增強抗病能力。

二、心理健康的幾點注意事項

一個人有了良好的心態，他的體內就會產生強大的抗病能力，也能承受一些不良的刺激，只要心態平衡，一般是不易得病，即使得了病，也很快就可以痊癒。現在就如何使心態平衡（情緒變化）談幾點個人的認識和體會。

❶ 樂觀開朗：

要對事物的發展充滿信心，而且有興趣。無論對過去，現在和未來都有積極向上的看法。對自己的身體和健康持樂觀態度，要清心寡慾，達觀開脫，悅己愛人，樂群敬業，節制慾望，安慰自己。要三位一體，知足常樂，助人為樂，自得其樂。人家騎馬咱騎驢，後面還有推車漢，比前差，比後強，知足常樂能健康。人生豐富多彩，高興事很多，快樂事也很多，但是最有益的表達方法是笑。

笑是養生良方；笑是祛病妙藥；笑能對人體各臟腑起平衡協調作用；笑能通筋活絡，和暢氣血，調節呼吸，促進循環；笑能消食導滯，增強新陳代謝；笑能改善神經內分泌功能；笑能起到藥物所起不到的作用。笑一笑十年少，笑口常開，活得愉快。笑從知足來，知足才能常樂，常樂才能健康長壽。

❷ 恬淡平和：

有一分恬淡就有一分舒心；有一分隨和就寬一分天地。人有一個恬淡平和的心態，精神情緒和生理活動就可以處在最佳狀態，才能氣血通暢，身心健康。要有博大胸懷，過人氣度，自慰自控，恭謙德行。《易經》中有句名

言說：「知崇禮卑，崇效天，卑法地。」就是說有智慧的
人要高瞻遠矚，理想要遠大，但做起事來，要腳踏實地，
從平凡起步。

崇效天就是要有崇高的理想境界，卑法地就是要有和
大地一樣實實在在承受萬物，容納一切，無怨無悔。

世界就是如此，沒有絕對的滿意，幸福也是相對的，
無有止境，但難活是絕對的，各人有各人的具體困難。人
生一世，無論貧窮富貴，都是夜臥八尺，日食三餐，生不
帶來，死不帶去。這些話不是悲觀消極，是修身的格言。
人只有恬淡平和才能有高尚的精神境界，健康長壽的體質。

❸ 堅強進取：

堅強是一個人懷有必勝信念的表現，堅強可以克服一
切消極和困難。人應該胸懷坦蕩，寬宏大度。堅強者站得
高、看得遠。雖然也有悲憤、哀苦，也遭謾罵、非議、失
敗、打擊集於一身，但他們信念依舊，主意不改，發憤圖
強，心態良好，日理萬機，從容不迫。在政壇風雲人物中
就有人活了八九十歲，甚至 100 歲者。因此堅強也是健康
長壽的一種因素。

進取是一個人制定和實現目標所追求的心理活動總
和，是有所作為，努力前進的精神表現。有進取心的人往
往是樂於工作，善於科學地安排運動、休息和娛樂。其內
臟器官經常處於良好的生理狀態，不斷產生免疫能力。古
今中外，有進取心的人多為長壽者。孫思邈、巴金、齊白
石以及一些詩人、音樂家、書法家、創造者等，他們對工
作樂此不疲，對知識學而不厭，發明創造，滿腔熱情，這
些都可陶冶性情，延緩衰老。進取心可以防病，可以健

身，心態不老春常在，進取常助健康人。

我已年逾八旬，一是很知足，現在收入可觀，生活愉快，四代同堂，子孫賢孝，雖無大的成就，也有小績，一切感覺滿意。比好的我不如，比差的還不錯，心理上得到安慰，身體上就能健康。

二是我性格隨和，心地良善，一輩子不發脾氣，也沒和人爭長論短。我認為凡事應該自己做的多一點，說的少一點，付出多一點，享受少一點，人在一生中吃不盡的虧，享不盡的便宜。誰是誰非不必嘴上要強，不必爭論不休，生前、死後，群眾自有公斷。現在老了更應該淡泊名利，與世無爭，才是幸事。

三是生命有限，事業無窮，想做的事情很多，都想做好，但不能急躁，不能全面開花，要盡力而為，量力而行。把看病、學習、寫作等活動，當做愛好和樂趣，才能完成事業，又不影響健康。

四是要一身正氣，有慈愛心，樂於助人，為社會做點貢獻，仁慈者長壽。

五是對疾病也要正確認識，戰略上蔑視，要認識到疾病是可以預防，可以治癒，可以逆轉，精神上不能敗下陣來，應持樂觀態度。戰術上不能麻痺大意，如生活方式，服藥治療，飲食輔助，運動鍛鍊，都要認真對待，一絲不苟。

三、情志變異對五臟功能的影響

中醫認為，人體的情志變異會損傷相應的五臟功能。《素問·陰陽應象大論》說：「怒傷肝」、「喜傷心」、「思

傷脾」、「憂傷肺」、「恐傷腎」。《舉痛論》還說：「百病生於氣也，怒則氣上，喜則氣緩，悲則氣消，恐則氣下，思則氣結。」

在實際生活中，往往是幾種情志互相摻雜，只是主次不同罷了。一個人在千里之外工作，有說有笑，突然接到母親病故的消息，頓時悲痛欲絕，茶飯不思。

三國時期名將周瑜，雖足智多謀，但性情暴烈，經不住孔明三氣而死。曹操的謀士王朗，在兩軍陣前與孔明舌辯。孔明義正辭嚴，指責王朗不忠不義，助紂為虐，輔佐曹操，王朗氣惱交加，一怒之下墜馬身亡。

紅樓夢中，林黛玉思慮傷脾、悲憂傷肺，久而飲食減少，不時咯血，終因肺癆而夭命。伍員出昭關，一夜白了頭，雖說有些誇張，但悲哀父母冤死，憤怒楚平王無道，恐懼過關被擒，確實懷有悲、憂、怒、恐等複雜心情。

筆者曾遇一高姓患者，素有高血壓，能上班，身體尚可。因工作與屬下爭吵，對方出言不遜，使其暴怒，突然暈倒在地，經搶救診斷為腦出血。這也是《內經》所說的「怒則氣上」。

還有一位李姓病人，性格孤傲，素不容人。從領導崗位退下來後，總覺得沒人抬舉，今不如昔，精神抑鬱，思慮氣結，致使長期不能解脫，後患賁門癌病故。

抗日戰爭時期，我國有很多婦女發生流產停經，中老年人出現脫肛、腹瀉、胃脘痛。蘇聯有一項調查，在衛國戰爭中40%的婦女沒有了月經。這些情況，雖然與當時生活環境和醫療條件困難有關，但與憤怒、恐懼、憂思、鬱結致使精神緊張、情志變異也有重要關係。

　　「文革」武鬥期間，一天夜裏，在筆者所住院牆外，突然響起了槍聲和手榴彈聲，頓時心中恐懼，覺得想大便、又想小便，但又不敢出去解手，最後還是便在家裏。直到槍聲停止，方覺得二陰部有些舒適。人常說嚇得尿了一褲子，一點也不假。這也印證了中醫「怒則氣上、恐則氣下、思則氣結」等情志與五臟相關理論的正確性。

　　中醫對人體情志偏激的調理，也是從五臟、五志、五行相生相剋的關係來認識的。如肝屬木在志為怒，心屬火在志為喜，脾屬土在志為思，肺屬金在志為憂（悲），腎屬水在志為恐（驚）。「怒傷肝，悲勝怒」，肺金能克制肝木。「喜傷心，恐勝喜」，腎水能勝心火。「思傷脾，怒勝思」，肝木能剋脾土。「憂傷肺，喜勝憂」，心火能克制肺金，「恐傷腎，思勝恐」，脾土能抑制腎水。在《內經》理論指導下，後人引申發展，以心理治療為養生服務，對人類保健事業作出了巨大的貢獻。

　　金元時期名醫朱丹溪提出「怒傷肝，以憂勝之，以恐解之」就是說肺金能剋肝木為金剋木，而腎水又能生肝木，水生木而增強肝的功能，故而為解。「喜傷心，以恐勝之，以怒解之」。即腎水能克制心火，肝木又能生心火。「憂傷肺，以喜勝之，以恐解之」，即心火能克制肺金，腎水又能生肺金。「恐傷腎，以思勝之，以憂解之」，脾土能克制腎水，而肺金又能生腎水。「思傷脾，以怒勝之，以喜解之」即肝木能剋脾土，心火又能生脾土。

　　他認為這種方法必須要高明的醫生才能正確使用。這就是用五臟，五志與五行（金、木、水、火、土）相生相剋的關係來調節情緒變化，使之達到平衡，下面舉一些事

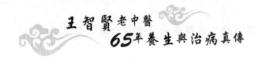

例幫助理解：

四、情志變異及其病案舉例

《儒林外史》曾記載著大家熟悉的范進中舉一事。說的是秀才范進苦讀詩書，累次不能中舉，憂思不解。最後一次喜報臨門，說他中了舉人，他聽後心中過度高興頃刻間發起瘋來（喜傷心）。因為平日范進就畏懼岳丈幾分，這次生病，岳丈無奈打了他一巴掌，他暈倒在地，鄰居為他按胸捶背，漸漸醒了過來，頓覺心明眼亮，精神正常，這就是過喜傷心，神不守舍而發狂，以恐治之病就好了。

清代名醫葉天士以怒治盲，見效神速。有位藩憲官（朝廷派到各省的大官）剛剛上任，第一次升堂之後，突然雙目失明。立刻派人請葉天士治療，葉天士問來人，藩憲官曾在何處為官？回答說：京城做過官。又問：有無在外地做過官，答道從來沒有。葉天士便說：你馬上回去告訴憲官，這樣請我絕對不去，必須全副儀仗來接。

來人回去如實回報，憲官聽了很生氣，但隨從勸說：葉天士治病如神，不這樣子不行！憲官說：好吧姑且照辦，如果治不好病，再治他罪。

於是派儀仗隊前去迎接。來到葉氏門前，天士又說：這樣請我還是不行，回去告訴憲官，必須要其夫人親自來接。並囑咐來人，定要一字不差告知憲官，如有怪罪，由我負責。來人只好如實稟告，憲官聽後，勃然大怒，嚇得隨從雙腿打戰。

正當憲官怒氣正盛時，雙目突然明亮。這時葉天士也來到門前請罪，並說：我本不敢如此無禮，只是為了給你

治病。心藏神，在志為喜、喜樂大過，致心神飄蕩，不能回歸。目者心之使也，心者神之舍也，你因新官上任，大喜過度，心神散而目失明，唯有激怒才可制之，我不無禮，你焉能大怒，此乃不得已而為之。（摘自《欣賞中醫、名醫軼事》）

五、如何預防情志變異

20 世紀 40 年代筆者在一個村莊看病，見到兩人爭吵打架，越吵越怒、越罵越凶，多人勸解、無濟於事，最後拳打腳踢、棍棒相加，眼看就會傷殘或致命。正在這時，一位老者上前對其中的一個打架人說：你母親病得快要命了，你還在此打架，再遲了就見不到她的活面了。那人一聽頓時怒消氣散，立即跑回看母親去了。就這兩句話，把一場打架平息了。

有人問老者如何想出這種辦法。老人說為人子女者最怕父母親要命，這樣一說，他一悲急，火氣就消了。這也是以恐解怒的一種辦法。

明末清初，名醫傅山先生，遇一李姓掌櫃，因勞心過度、身患重病，頭昏腦脹，目光呆滯，食慾不振，倦怠無力，多方醫治無效。病情漸重，形瘦骨露。訪得名醫傅山求治，經望、聞、問、切之後，認為此乃久病肝鬱，思慮傷脾。病情雖重，尚有一線生機。處方容易，只是兩味藥引難找。一是人腦一百個、二是盤龍草一百條。病人一聽，露出驚訝神色。

傅先生說：人的腦油是人腦之精，都滲在 帽上，故滲透了頭油的帽就是人腦。盤龍草是戴過數年的舊草帽，

由於他飽受汗精滋養，故能治病。這兩位藥引，需要你親自去尋。從此病人每天早晨到城門口在挑擔推車的人堆裏尋找藥引。一天又一天過去了。藥引也越來越多，心情也越來越好。一年之後病人帶著藥引來到傅山住處求方。傅山笑著說：君能排除雜念，一心尋找藥引，如今身體已健，無需再開藥方了。

此時李掌櫃才恍然大悟，尋找這奇怪的藥引是為了轉移情志、活動筋骨、治療勞心之病。

按：前賢認為，「情志之鬱──主在病者能移情易性，醫者構思靈巧」。後世將其歸納為治療心病的「移情易性」大法，給人無限啟迪。傅山深通此理，用此法排除雜念，活動筋骨，獲得良效，確屬構思靈巧。（摘自《欣賞中醫、名醫軼事》一書）

有一女子得病，茶飯不思，面壁而望，已半年。家人為其請多位醫生治療，均未見效。為此將邀來金元四大名醫之一朱丹溪診治。問及家人，方知她許嫁的丈夫，前往兩廣地區已經五年，心情自然鬱悶，氣結鬱脾。丹溪對病女父親說：治了此病只有激怒一法，因怒氣屬木，故能剋化脾土之憂思鬱結。今應觸其心靈，使她怒氣暴發，憂結方能解除。於是丹溪再次進入房中，指責她不該有外心。女子大哭，怒不可遏，隨後也能進食了。

丹溪又暗囑其父說：憂思鬱結之氣雖已解除，但必須使其歡喜，才能使脾氣不再鬱結。因而家人騙她說：「你的丈夫寄來書信，早晚將要回家」，女子十分高興。三個月後丈夫果然回家，女子病也再未復發。此乃以情治病之範例。思則脾結，故而不食。怒勝思，掌臉激怒而後進食

為治標之法。喜勝憂，以喜解之，為治本之道。（摘自《欣賞中醫、名醫軼事》一書）

　　上文所說這些情況，就是五志不和，七情失調所引起，它可造成人的極大痛苦，還可發生許多疾病，甚至危及生命，可致死亡。所以人應該氣和而達，意靜神寧，輕鬆舒適，把情緒穩定在自然平和的最佳狀態。

　　日常生活中要涵養中和之性。性格中和是心平氣和的關鍵。要恬靜溫和，從容處事，剛柔相濟，厚道待人，心胸開闊，滿面春風，呈現出樂觀開朗，豁達大度的為人風采；對生活，對工作充滿信心，充滿希望，樂觀知足；正確對待自己，正確對待別人，正確對待一切事物；不猜疑、不嫉妒、不羨慕、不自卑、不驕傲、不苛求、不記往事、不懷傷感；做到自慰自控，對比知足，知足常樂。

　　遇到自覺不平的事。一要保持平靜，控制感情，不能衝動；二要寬恕忍讓，用恕己之心恕人，寬宏大量，不計小節，讓人一步海闊天空，忍讓一時風平浪靜；三要回避解脫，氣頭上的事，爭不出真理，需要冷靜等待，只有心平氣靜時，才能弄清誰是誰非，這樣大家都會高興，對於糾纏不清的事，不要放在心上，要理智對待，要把自己解脫出來；四要修身養性，心要正、心要好，以德報怨，誠實正義，光明磊落，尊重別人，樂於助人；五要不做缺德事、不做虧心事、不做壞事、不做損人利己的事。只要心誠，一定能享受厚德載福的甜頭。

　　總之，人生道路是坎坷不平的，不如意的事也是十有八九，各種困難和挫折，以及不幸的事都會發生。要沉著冷靜地思考和處理，切忌操之過急。根據自己愛好，自找

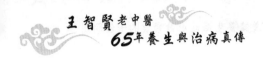

樂趣和精神寄託，要對社會做些有益的事，多做貢獻。

　　科學家認為思維活動，不僅能延緩大腦細胞的衰老，而且能增強體質活力。生活中多接觸些賢良之人，多和他們聊天談心，融情取樂。不要深居簡出、性格孤僻，避免精神憂鬱，損害自己的健康。古人說：「心正意誠思慮消，順理修身除煩惱。」筆者感到在情志方面的養生，也有世界觀和人生觀的問題，也就是你如何看待自己的人生，如何看待客觀世界，需要用心理解。

　　養生保健是一個龐大而複雜的系統工程，方法也很多。每人都有自己的一套辦法，各有千秋，各有效益，我說的是個人的認識和一些體會，只是滄海一粟，或許有點用處，希望大家都來參加養生保健，調節情志達到全民健康長壽，富國強民目的。附一首打油詩：

　　　人活七十（八十）本來少，除去幼時除去老。
　　　　中年苦短風華茂，諸多奉獻慎逸勞。
　　　　勸君淡泊名和利，凡事平和寬天地。
　　　　知足常樂修仁義，大德言行達期頤。

第四節　生命在於運動，堅持第一

一、運動是健康的良方

　　中國人民很早就注意勞動（運動）與養生，針對養生創造了許多運動方法。《內經》指出要「盡終天年，和於術數」就是說要長壽，要懂得各種養生之道，其中包括多種鍛鍊方法和技術。

《內經・異法方宜論》還記載「導引按蹺」。導引是指搖筋骨、動肢節，按是指揉按皮肉，蹺是說舉手，勞動、行走和肌肉關節運動。《呂氏春秋》指出「民氣鬱閼而滯著」（人的氣機淤滯不通）「……午以宣導之」（午為舞蹈），就是運動來疏導。

華佗說：「人欲得勞動，但不當使極耳」，「動搖則穀氣消，血脈流通，病不得生」。他還創造了「五禽戲」為後世發展各種運動開創了先河。孫思邈也說：「養生之道，常欲小勞，但莫大疲及強所不能堪耳」。古人早已強調既要運動鍛鍊，又不能使之過度。

運動是健康的源泉，是人生永恆的話題，生命在於運動，這已是人們所公認的。當今時代，機械化、自動化的發展極大地減少了人們的體力勞動，家用電器的廣泛應用，也節省了不少日常生活的忙碌，如坐著不動看電視，既可遊山玩景，又能消磨時間。出門坐車代替了步行，一個電話通各地，減少了跑腿。電腦上網更加方便，真可謂秀才不出門，便知天下事。如此高科技發展，從多方面提高和方便了生活，使人們更加幸福，但「福兮禍之所倚」，隨著人們的勞動和體育活動越來越少，適當體力勞動也減少了，很多人未老先衰，變得容易生病。

根據世界衛生組織的統計，全球有 60% ～ 80%的成年人因缺乏運動，使健康受到極大損害，運動已經成了生命健康的重要措施。

大量研究資料證明，運動能旺盛人體的新陳代謝，增強各類器官功能，使各臟腑充滿活力，免疫能力得到提高，降低了疾病發生，推遲了衰老的到來，可以起到延年

益壽的功效。

運動能供給大腦細胞氧氣和營養物質，使大腦血流通暢，血管彈性增強，使人思維敏捷，智慧提高，緩解精神緊張，改善不良情緒，提高生活品質，提高工作效率。

運動可以降低膽固醇、甘油三酯，防止動脈硬化。能預防和減少高血壓、中風、冠心病、高血脂等心腦血管病的發生，並能糾正和改善這些疾病的症狀，提高身體各臟器的功能品質。

運動可以促進胃腸蠕動，增加胃腸道分泌，增進飲食，改善消化和吸收功能，從而更好地輸布精微、營養四肢百骸。還能防止胃腸功能紊亂，維持大便通暢，減少胃腸癌症發生。

運動可以吸氧排碳、增強呼吸功能，提高肺通氣量和攝氧量。使人精神飽滿，改善老年性肺氣腫所致的肺活量減低，從而使全身含氧量增加，也可防止和改善氣管炎等肺部疾病。

運動能促進泌尿系統的功能，更好地排除代謝廢物。也能促進許多內分泌激素，增強免疫功能，使生命更具活力。

運動可疏通筋骨，增強關節運動，防止增生肥大或肌肉萎縮，提高肌肉張力或耐受力，保證身體輕巧靈活，動作敏捷、協調一致。總之，運動是健康的良方，運動是防病強身的武器。

二、有氧運動與無氧運動

運動內容非常豐富，形式多種多樣。大體上分為有氧

運動與無氧運動兩種。有氧運動屬耐久性運動，能全面保持身心健康，是最有效最科學的運動方式，它在整個運動過程中所吸入的氧氣大體上與所需氧氣基本相等。這種運動強度較低，規律而有節奏，能維持較長時間，容易使人接受，而且方便易行。

多數運動可以持之以恆，如：散步、慢跑、打羽毛球、乒乓球、太極拳、太極劍、體操、門球、棒球、保齡球等，甚至還有一些養生家自編自練了許多較成功的運動方式。我國古時候有許多養生家，流傳下來的一些有價值的強身方式，如太極拳、各種武術等都應包括在內。

無氧運動屬於力量性運動，是直接使用貯存在肌肉裏的能量。這種能量只能維持較短的時間。無氧運動強度大、爆發力強、持續時間也短，如：舉重、短距離賽跑，因此不適應普通人的健康鍛鍊，筆者在這方面知識甚少，只能嘗試性簡單介紹，難免有不妥之處。

三、如何選擇適合自己的運動方式？

每一個運動項目都有其特點和優點，對身體健康有一定的適應性。由於年齡大小，性別差異，居住環境與地理氣候的不同，體質胖與瘦，強和弱，有病或無病，以及自己對每項運動的愛好不一樣，所以，選擇項目也就有一定的區別，但其原則，應遵循既安全易行，又對各種年齡均較適應，且易被接受。

筆者認為走路（慢走、快走、大步走、散步、慢跑、快跑）、打太極拳、練氣功、靜坐等運動方式對多數人都能夠適宜。

❶ 關於走路

走路看起來是個很簡單的動作，是最容易做到的運動方式，其實它是全身運動的典型代表。走路可使健康人更加健康，體弱者可增強體質，無病者可預防疾病，有病者可改善症狀，所以走路被稱為有氧運動的「代謝之王」。有句諺語說：「人老先老腿，兩條腿等於兩個醫生」，因此走路是健康長壽最基本最重要的方式。唐朝名醫孫思邈提出：「行二三里，走三百二百步為佳」。

走路可以增強血管彈性，減少血管破裂。走路可緩解精神緊張，使心情開朗舒暢，不易心慌心跳。走路還可減少血脂，降低血壓、減輕肥胖，防止心腦血管病，甚至還可提高防癌抗癌能力。

(1) 走路要抖起精神，下巴內收，眼睛平視，收起肚子，挺起腰杆，採取有意識的走路形式，就是要走出精神來。一般的走路每分鐘 60 ～ 80 步，時間是 20 ～ 30 分鐘。快步、大步走、每分鐘 80 ～ 100 步，時間根據自己的體力而定，最好也是 20 ～ 30 分鐘。如果要減肥，時間就延長至 1 小時左右。關於散步應根據自己的身體可快可慢，不拘形式。

(2) 慢跑的姿勢也有講究，如，挺胸、收腹、直背、抬頭、抱拳曲肘，前後擺動但全身要自然放鬆，不能僵化肌肉筋骨，要舒適輕鬆。跑的速度每分鐘 80 ～ 100 次，青壯年可以快一點，但要注意心率變化。計算的方法是 180 減去自己的年齡（如 50 歲者是 180 － 50＝130 次），60 歲以上的可以維持到 110 次上下。呼吸以不喘大氣為宜，在慢跑中呼吸深長細緩，可以是兩步一吸，兩步一呼，或

三步一吸，三步一呼，吸氣時鼓肚，很自然地形成腹式呼吸，有節奏地進行吐納。

這種呼吸方法不必刻意追求，時間長了自然就能成功，運動以每週 5～6 次為好，也可隔日一次，但要常年鍛鍊，持之以恆。

還有一種大步走法，也就是人常說的大步流星，主要是步子拉長，兩臂擺動幅度較大，每分鐘可走 80～100 步，但比慢跑省力一些，而效果相同，因為步子拉長雙臂擺動加大，所以走的速度就快了些，基本上與慢跑差不多，筆者體會這樣的走法很有一種輕鬆舒適的感覺。

❷ 走路的幾點注意事項：

(1)有毅力，持之以恆，講究方法，掌握要領。

(2)跑步不能心急，要循序漸進，由慢到快，由近到遠。

(3)濃霧大風，嚴寒酷暑之日，可暫停走跑。

(4)有嚴重高血壓、心臟病不能跑步，慢走的強度或運動時間也要根據自己的體質適當調整。

(5)空腹和飯後不宜快走或跑步，運動時間可選擇在下午和傍晚，選擇的場地應該是安靜、安全、環境優美。

(6)要穿舒適的衣服和鞋襪。

(7)要瞭解自己的身體情況，選擇最為合適的方式。

四、二十四式簡化太極拳簡介

太極拳是來源於民間流行的一些拳勢和古代呼吸導引相結合的產物，是經過多代人的努力完成的，源遠流長，博大精深，科學合理，可懂易學。

　　太極拳的命名是受我國古代哲學著作《易經》的啟發而成名。並以太極圖形成其拳勢。所謂「太極」是指陰陽互相環抱的太極圖來表示。

　　從陰引陽、從陽引陰循環無端、川流不息。宇宙萬物都是由對立統一的陰陽兩個方面組成。人體的陰陽二氣也在不斷地運轉形成動態平衡。

　　太極拳是動中有靜，虛實相間，剛柔相濟，內外相合，以意致動，形神合一，科學系統，深入淺出，且全面詳盡。

　　太極拳流行廣泛，在我國可以說是家喻戶曉，婦孺皆知，而且在世界上也流傳甚廣，深受各國人民的青睞。

　　太極拳屬於氣功中的動功之一，是內外兼顧，動靜結合的運動方式。

　　大量事實和科學實驗證明，太極拳是一種對身心健康十分有益的運動，他透過心理活動引導生理改變，起到身心兼修的作用，對神經系統、消化系統、心血管系統、呼吸系統、肌肉關節都有良好的保健效果，能旺盛新陳代謝，延年益壽。

　　太極拳是一項既古老又現代的運動項目，淺顯，易學，人人喜歡，但太極功夫又出神入化，高深莫測，要在練功中逐漸摸索，運動中逐步探討，達到昇華提高。《十三勢歌》說：「詳推用意終何在，延年益壽不老春。」

　　太極拳是用意識支配動作，集中思想排除雜念。拳術上眼隨手動，步隨身換，上下兼顧，左右逢源，既有靈活性，又有均衡性，既靜心又用意，因此能極大地改善中樞神經的功能，起到強身健體的作用。

太極拳輕鬆自然，氣如車輪，使關節肌肉全部放鬆，胸廓自然擴張，循環往復，綿綿不斷，若江河流水，使全身經脈通暢，血液循環旺盛，從而改善心腦和全身血管的功能。

太極拳是意識、呼吸、動作三者結合的和諧統一運動。它採用腹式呼吸、深長而均勻和緩，使氣沉丹田，腹實而胸寬，提高兩肺的換氣功能，即所謂的「氣行深長，調氣益肺」，從而改善了肺的含氧量。

太極拳含胸拔背，沉肩垂肘，斂臂守髖，邁步如貓行，運勁如抽絲。又以腰為中軸，轉動靈活，姿勢自然，使肌肉筋骨，得到極大鍛鍊，起到強筋壯骨作用。

太極拳是植根於古代太極陰陽，五行八卦等眾多文化的基礎上發展起來。認為「天地是一大太極，人生是一小太極」，無為而治，動作中正，無太過不及，從容和緩，剛柔相濟，引進落空，捨己從人，四兩撥千斤。

只要在鍛鍊中深刻體會其內涵，對人的性格和身心修養、處事為人、有很好的作用，並能養成胸懷廣闊，堅韌不拔，自強不息，厚德載物的良好品質，形成一種健康的心理狀態。

太極拳吸取了中醫學的經絡、俞穴、吐納、導引、藏象、氣血等理論，「行與神俱，不可分離，獨立守神，肌肉若一」，內外兼修，以意導動，從而達到良好的健身效果。

以下為二十四式簡化太極拳圖式

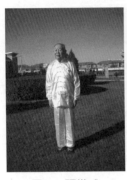

圖1　預備式

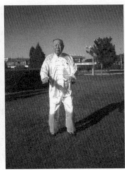

圖2　起式

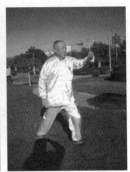

圖3　左野馬分鬃

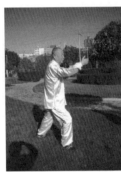

圖4　右野馬分鬃

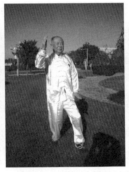

圖5　白鶴亮翅

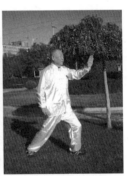

圖6　左摟膝拗步

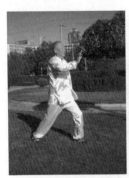

圖7　右摟膝拗步

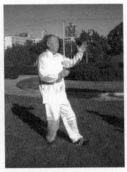

圖8　手揮琵琶

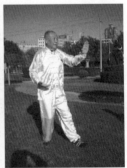

圖9　左倒捲肱

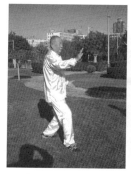

圖 10 左倒捲肱

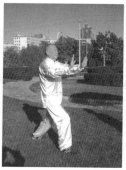

圖 11 左攬雀尾

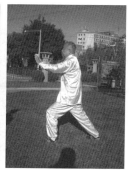

圖 12 右攬雀尾

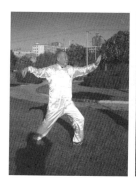

圖 13 單鞭

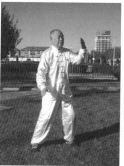

圖 14 雲手

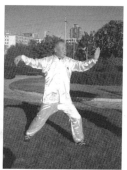

圖 15 單鞭

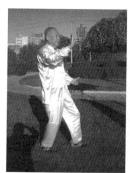

圖 16 高探馬

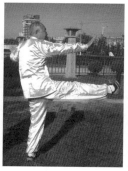

圖 17 右蹬腳

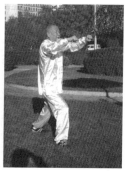

圖 18 雙峰貫耳

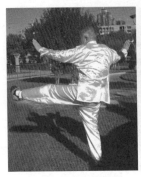

圖19　轉身左蹬腳

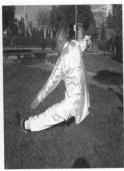

圖20　左下勢

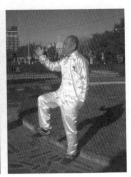

圖21　獨立

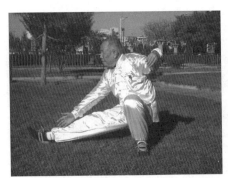

圖22　右下勢

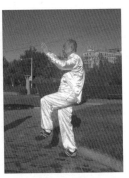

圖23　獨立

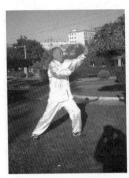

圖24　左穿梭

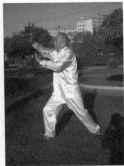

圖25　右穿梭

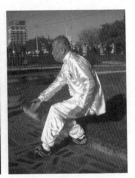

圖26　海底針

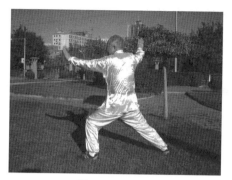

圖 27　閃通臂

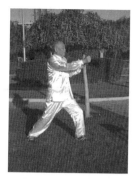

圖 28　轉身搬攔捶

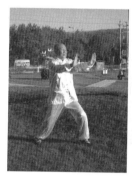

圖 29　如封似閉

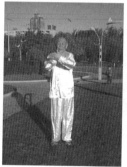

圖 30　十字手

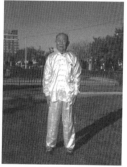

圖 31　收勢

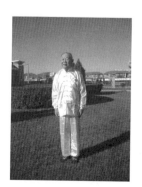

圖 32

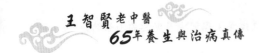

五、作者自編自練的運動項目

古人云:「戶樞不蠹、流水不腐、以其常動故也。」養心在靜、養身在動。運動是健康的源泉,長壽的保證。運動對生命來說,有如陽光、空氣和水一樣重要。用進廢退是生物特性,在現實生活中人們的運動方式是多種多樣的,如散步、打太極拳、跑步等等,但無論哪一種運動方式,只要持之以恆,幾十年如一日,對人體健康就非常有益。一個農民在農村勞動一輩子,天天如此,從不間斷,把勞動當成謀生手段和生活樂趣,陽光、空氣、大自然、心靜身動樂安然。

有很多人活至八九十甚至一百多歲,還是勞作不息。有些家庭婦女,一輩子持理家務,生育子女,有時比男人付出的還多。家庭瑣事都要她們去做,但這也是一種很好的運動鍛鍊,例如吃馬鈴薯絲,既要切得細而均勻,又要炒得香嫩可口,這個過程既動腦,又動手,既有勞動技巧,又有生活樂趣,身心同時得到健康。

有很多女性到耄耋之年,身體健壯,勞作不停,這也是女性比男性長壽的原因之一吧!如果小城鎮、廣大農村人人都有這個信念,利用各種方式鍛鍊,人人都重視運動,中國人的平均壽命,就可大大提高。勞動創造世界,運動增強體質,誰不重視,誰就會丟掉健康。現將筆者的一些鍛鍊情況作些介紹,僅供參考。

早上 5～6 點鐘醒來,晚上 9～10 點入睡,有時也稍遲一點,午睡一小時左右,除吃飯外其餘時間多為看病、寫作、看書報、看電視、自由活動,按時適當運動(見後文),

（一）**床上按摩：**早上醒來不起床，先做穴位揉按。

❶ **百會穴：**（兩耳尖直上，頭頂正中）用左手或右手中指頭，揉按 100 次，有健腦寧神，清熱開竅，增強記憶，養身壯體作用。

❷ **太陽穴：**（眉梢外下方凹陷處），兩手中指頭同時揉按兩太陽穴各 100 次。能清熱明目，散風止痛，防治頭面部的疾病，如頭痛、感冒、面癱等。

❸ **膻中穴、中脘穴：**（膻中在兩乳間正中，胸骨體中部。中脘在劍突下與臍窩之中點處）右手中指頭揉按膻中，左手中指頭揉按中脘穴各 100 次，兩穴同時進行。能理氣、止痛、健脾和胃，寬胸止咳，防治胸腹部疾病。

❹ **上脘、神闕：**（上脘穴在中脘穴上一寸處。神闕穴在臍窩正中）左手中指頭按上脘，右手中指按神闕，同時各揉按 100 次。能防治腹脹、嘔吐，脾胃不健、消化不良，腹中冷痛及諸虛百損。

❺ **揉按關元、曲骨穴：**（關元在腹部正中線，臍下三寸處，即臍至恥骨聯合中點上緣的下 2/5 處。曲骨在恥骨聯合上緣中點處），右手中指頭按關元，左手中指頭按曲骨，同時各揉按 100 次。可防治陽痿、遺精、前列腺炎、月經不調、白帶多等泌尿生殖系統疾病。

❻ **湧泉穴：**（足心正中前 1/3 凹陷處），一手搬住足大拇趾，前後屈伸，一手拇指揉按湧泉穴左右足各 100 次，能鎮靜安神，補腎健腦，強壯身體。

❼ **提肛運動：**以上動作結束後，平臥床上，做提肛運動 100 次，可防治脫肛、痔瘡、腹瀉、遺精、陽痿、白帶、月經過多、子宮下垂等。

❽ **叩齒**：先叩臼齒 100 次，再叩門齒 100 次。可防止牙齒鬆動、疼痛、牙齦萎縮、牙齦炎等。

❾ 以上動作做完，大約需 10 ～ 15 分鐘，然後穿衣服下床，大小便、刷牙、洗臉。喝白開水 200 毫升，吃兩個胡桃仁，5 克枸杞和一些預防性藥物。到六點半，去活動場所運動鍛鍊（大約還需 30 分鐘左右）。根據天氣情況這個動作可推至 8 ～ 9 時左右。

（二）**脊柱運動**：（包括腰椎、頸椎運動）打完太極接著做以下運動項目

脊柱在全身骨骼中占主要位置。人的頭顱、四肢直接或間接地連接在脊柱上，全身任何部位的負重、衝擊、壓迫、損傷都可以影響到脊柱。人體胸腔、腹腔內的許多臟器，都附著和懸掛在脊柱上，因此脊柱也是人體許多臟腑的保護器。脊柱內有整個脊髓神經，脊柱的損傷、脫位、骨折以及骨質增生、椎間盤突出，脊柱結核，椎關節炎等，可以引起截癱、麻木、疼痛、活動受限、腦供血不足等，也可以引起過早駝背。因此保護脊柱就是增強健康，鍛鍊脊柱就是養生保健、防病強身的重要措施，可以說脊柱健康是全身健康的前提。

筆者年逾八旬，但是腰腿靈活柔軟、彎曲自如也無骨質增生、腰腿疼痛等毛病，都得益於脊柱鍛鍊。現將脊柱的鍛鍊方法介紹如下：

❶ **腰椎運動**

(1) **前彎與後彎**：身體直立、兩腿分開，足尖相距 60 公分左右。兩手自然下垂，目視前方。🅐兩手上舉過頭，

向後外方伸展；**B**頭向後仰，脊柱儘量向後彎，見圖 33、
34、35；**C**身體向前伸直；**D**頭和脊柱向前彎下；**E**雙手
向下垂；**F**手指觸到足背部為止；**G**手指抬起再次觸到足
背部；**H**身體起立，準備下一次動作。見圖 36、37、38、
每次動作為八個數，共做四個八數（32 次）。

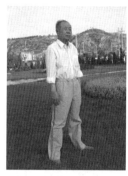 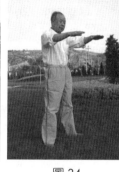 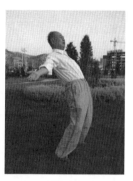

圖 33　　　　　　　　圖 34　　　　　　　　圖 35

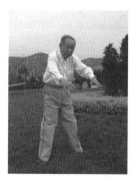 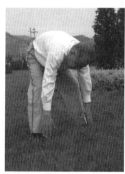 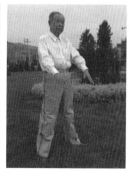

圖 36　　　　　　　　圖 37　　　　　　　　圖 38

　　(2) **左側彎、右側彎**：起勢如前，**A**右手屈肘上舉至頭
頂正中，掌心向下，左手叉在左髖骨上軟腰部，左腿登
直、右膝曲成弓步狀，腰儘量向左彎；**B**右手從頭頂返

回，向下至右大腿外側，掌心向前，同時脊柱向右側彎曲，如此再重複🅐、🅑動作兩次，即1、2、3、4、5、6、7、8，2、3、4、5、6、7、8……共16次（2個8數）。🅒與上法相同，左手上舉至頭頂正中，掌心向下，右手叉腰，脊柱向左彎，右腿伸直，左膝成弓步狀；🅓左手退回向下至左大腿外側，掌心向前，同時脊柱儘量向左彎，共做16次（兩個8數）。見圖39、40、41、42、43、44。左右彎曲共做32次（4個8數）。

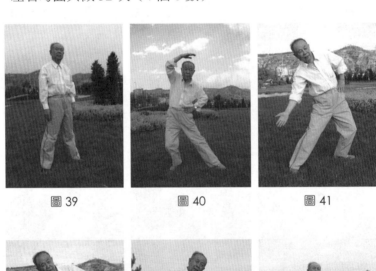

圖 39　　　　　　圖 40　　　　　　圖 41

圖 42　　　　　　圖 43　　　　　　圖 44

❷ 頸椎運動

(1)**前屈後仰**：身體直立，兩腿分開，足尖相距 30 ～ 40 公分，兩眼平視，左手在上，右手在下；按壓住少腹部（丹田）。頭儘量向前屈，然後儘量向後仰，前屈後仰為一個動作，共做 32 次（4 個 8 數）見圖 45、46、47。

(2)**左右擺動**：姿勢同前，頭儘量向左側屈曲，然後再儘量向右側屈曲一次為一個動作，共做 4 個 8 個數（32 次）見圖 48、49、50。

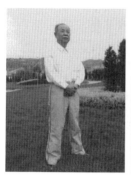
圖 45

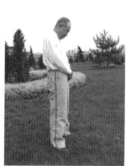
圖 46

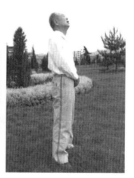
圖 47

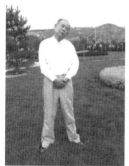
圖 48

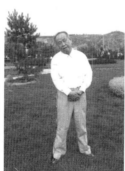
圖 49

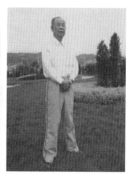
圖 50

（三）頭面按摩

頭為諸陽之會，清陽之府，五臟精華，六腑清氣，皆留注於頭。腦為髓之海，元神所居，也就是高級神經中樞所在之處。有耳、目、口、鼻器官存在，是一個很重要的部位，故冠之為頭、首腦等名稱。頭頸部有手三陽經（大腸經、小腸經、三焦經）和足三陽經（胃經、膽經、膀胱經）循行。有很多穴位與五臟六腑密切聯繫，維持著經脈氣血運行和臟腑的調節功能。頭面按摩可旺盛血液循環，潤澤和增強皮膚彈性，減少皺紋預防老年斑。對近視眼，耳鳴耳聾以及鼻病、頭痛、頭暈、感冒等多種疾病，都有預防和治療作用。還可以醒神清腦，增強記憶。

❶浴面：

(1) 身體直立，兩足分開與肩同寬，雙掌互相摩擦至掌心發熱。雙手掌橫紋對準下頜下緣，手指覆蓋全部面頰，見圖 51、52、53。

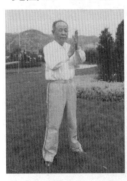 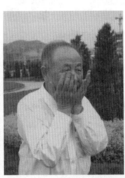 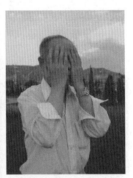

圖 51　　　　　　圖 52　　　　　　圖 53

(2) 雙手繼續向上搓按面部至前額部，再過頭頂至後頭及頸部，然後再回到開始浴面的部位，見圖 54、55、56，以上為一次動作，共按摩 32 次（4 個 8 數）。

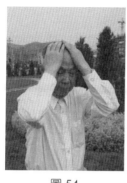
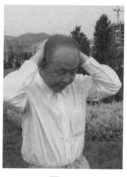
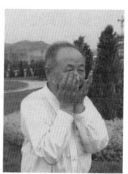

圖 54　　　　　　　圖 55　　　　　　　圖 56

❷ 揉睛明：

　起勢如浴面。兩手食指和中指頭，分別按壓兩眼眶下緣與眼球間隙柔軟部分，由內眼角（睛明）向外推至外眼角（泵泣穴球後穴），如此往來揉按 100 次。見圖 57、58、59。

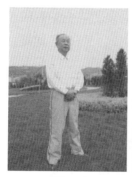
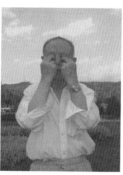
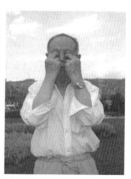

圖 57　　　　　　　圖 58　　　　　　　圖 59

❸ 鳴天鼓：

　兩手掌按壓兩耳孔（以聽不到外界聲音為度），然後中指、食指輪番叩擊項後兩大筋處，即天柱穴，（項後兩大筋入髮際處），共叩 100 次。見圖 60、61。

❹ 揉風池：

兩手伸至頸部，中指、食指頭，揉按風池穴（項後大筋外側與耳後乳突之間凹陷處），揉按 100 次，見圖 62。

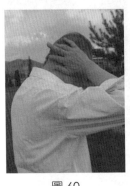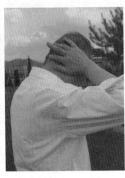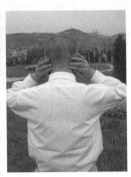

圖 60　　　　　　圖 61　　　　　　圖 62

❺ 揉耳穴：

兩手上舉至兩耳部，食指頭按住耳垂後凹陷處的翳風穴，中指按住耳屏前微張口有孔處的耳門穴，同時各揉按 100 次。見圖 63、64。

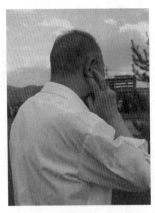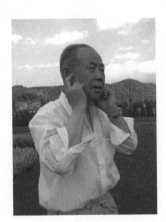

圖 63　　　　　　　　圖 64

（四）跑內關

內關穴可養心安神，鎮靜鎮痛，健脾和胃，調理氣血，對脘腹疼痛、心絞痛、頭暈、頭痛、失眠、心悸等胸腔和腹腔的疾病都有防治的作用。

❶ 右手拇指頭掐住左手內關穴（掌橫紋上二寸，兩筋間隙處），其餘四指扶托在左前臂下部，開步慢跑，同時手掌一伸一屈，有節奏進行，跑 100 ～ 200 步。

❷ 換成左手拇指頭掐住右手內關穴，用同樣方法跑 100 ～ 200 步，見圖 65、66、67、68。

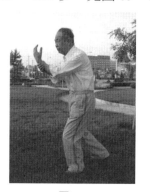

圖 65

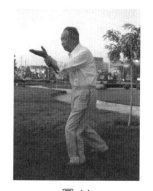

圖 66

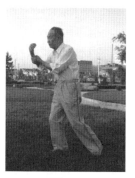

圖 67

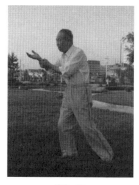

圖 68

（五）跑腎俞

　　腎俞穴補腎益精，滋養腦髓，聰耳明目，強健腰膝。能防治陽痿、遺精、遺尿、失眠、健忘、月經不調，腰膝酸軟，疲乏無力等。動作是兩手半握拳，手背按壓在兩後腰部腎俞穴處（第二、三腰椎棘突間旁開 1.5 寸）。開步慢跑 100 ～ 200 步，同時兩手背有節奏地，左右揉按腎俞穴，見圖 69、70。

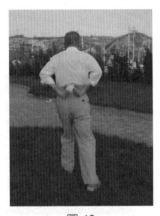
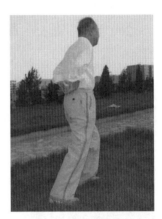

圖 69　　　　　　　　　　圖 70

（六）揉膝

　　揉按膝關節能舒經活絡，祛風散寒，防治關節疼痛、酸困、伸屈不利，以及下肢無力，走路不便等病症。

　　❶左足抬起，足跟放在高約 50 ～ 60 公分的木凳或其他磚、石臺階上。左腿伸直，右手壓在左手之上，揉按膝關節 100 次。

　　❷同樣方法，揉按右膝關節 100 次，見圖 71、72、73。

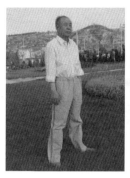 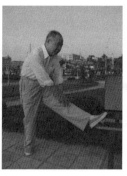 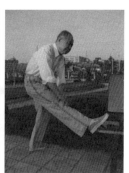

圖 71   圖 72   圖 73

（七）呼卯

指的是十二時辰中的卯時，一般是在早上八九點（實際上十二點以前都可以）。

中醫認為，上午為陽氣上升之時，生機旺盛最具活力，此時吐納，可增強肺活量，防治氣管炎及肺部疾患，還能改善全身氧化代謝，增強各臟器功能，進行呼卯時應以鼻吸口呼為好，呼吸應深長而均勻。必須是排除雜念，兩眼平視前方或微閉眼睛。

❶ 直立，兩腿分開與肩同寬，眼看前方，兩手抬起，與肩同寬同齊。身體徐徐下蹲，兩手慢慢下托與髖關節平齊，下蹲同時，慢慢呼出胸中之氣。

❷ 身體慢慢伸直，兩手上抬與肩同齊，同時慢慢吸氣至小腹部（丹田），然後再第二次動作，如此共做 32 次，見圖 74、75、76。

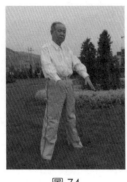 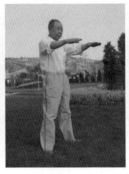 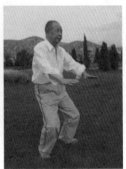

圖 74　　　　　　　圖 75　　　　　　　圖 76

　　以上的這些鍛鍊方法，除床上按摩必須按時進行外，其餘可以在早上 8 ～ 9 時也可以在上午 10 ～ 11 時左右，或下午 4 ～ 5 時左右，時間也不是硬規定，根據自己的具體情況而定，鍛鍊次數可以是一天兩次，也可以是一次，還可以是隔一天一次，但必須持之以恆。晚上活動的時間應選在九時左右。最好做扭秧歌式的慢跑 20 ～ 30 分鐘，這樣睡得香甜，一覺就是天明。

　　鍛鍊項目可以全部進行也可以選擇其中的幾項，還可以做些氣功跑步，氣功靜功，小周天，靜坐等項目。

第五節　氣功有奇效，心誠第一

一、概述

　　氣功是一門既古老又新興的學科，是我國寶貴的文化遺產之一，有幾千年的悠久歷史，也是我國人民長期在生活實踐中發明創造的財富，它具有強身、祛病、延年益壽的功效，是中華民族特有的醫療保健方法。

　　我國是氣功的發源地，早在《黃帝內經》中就有論

述，「甚有久病者，可以寅時面向南，靜神不亂思，閉氣不息七遍，以引頸順氣，如咽什硬物，如此七遍後，餌舌下津無數」。長沙馬王堆三號墓出土的彩色導引圖和行氣玉佩銘，從理論和實踐方面都說明兩千年前就有廣泛流行，許多名醫不僅精通，而且也十分重視氣功養生鍛鍊。

氣功的神奇療效和科學依據，越來越多地引起人們的重視、瞭解和接受，氣功鍛鍊者日益增多，並收到良好的效果，顯示出其強大的生命力。它不僅在中國備受重視，而且在國外也成了一個研究的熱門課題，如瑞士就有氣功大學、法國專設了氣功課程，美國也辦起了氣功研究專刊，許多著名大學也開展了氣功研究。

什麼是氣？氣是一種維持人體生理活動，產生能量的精微物質，中醫學是以氣的變化運動，來闡述生命活動的一切現象，是人體精、氣、神中最重要的部分，它在內滋生臟腑功能，在外與大自然相通，是人與天地相應、內外平衡的維持者。

人體是一個巨系統，潛力極其巨大，而氣功對於人體潛力的發揮，是現代科學中其他手段不能比擬的。著名科學家錢學森講過：「氣功是當今世界最高科學技術，人體潛在的功能是巨大的，而氣功是開發鞏固提高並自覺掌握人的潛在功能的可靠方法。」

氣功不僅能疏通經絡，調和氣血，平衡陰陽，培育真氣，起到養生保健、旺盛生命活力、延年益壽的作用，而且對一些慢性病、老年病以及當前中西醫藥物治療不佳的疑難病症，沉疴痼疾，如糖尿病、肝硬化、高血壓、冠心病等等，均有可喜療效。

練氣功需要堅韌不拔的精神，艱苦頑強的毅力，不能心急，要循序漸進，由小到大、由簡到繁，由弱到強，逐步提高。把練功過程作為增強體質，錘鍊毅力，磨鍊意志的重要方法，這樣才能取得良好效應。

氣功的內容也比較豐富，門派方式也很多，如道家氣功、佛家氣功、儒家氣功、醫者氣功、民間氣功等，都有其獨到之處和特定療效，但其內容主要是靜功和動功。如：坐功、臥功、站功、行功等，各有千秋。

其核心是調身、調心、調氣，現將筆者所學的微薄體識，不揣淺陋，做點粗淺介紹，敬望指正。

二、關於靜功

（一）練功姿勢

靜功的姿勢分坐式、臥式、站式（見圖 77、78、79、80、81、82、83、84、85、86、87、88）

❶ **坐式**：有自然盤膝坐式、單盤膝坐式、雙盤膝坐式、平坐式。

❷ **臥式**：有平身仰臥、平身曲膝仰臥、右側臥式、左側臥式、平身踝關節交叉臥式等。

❸ **站式**：兩手下垂自然站式、兩手交叉放與臍部的自然站式、兩手自然放於屈部的自然站式。

以上這些練功姿勢，主要是起到無拘無束、自然輕鬆，使形神處於靜態之中，有利於經絡通暢，氣血運行，供給各器官大量的氧氣和營養物質。也為練功入境奠定了基礎。實踐中還可根據自己的情況適當選擇形式，不一定

生搬硬套。

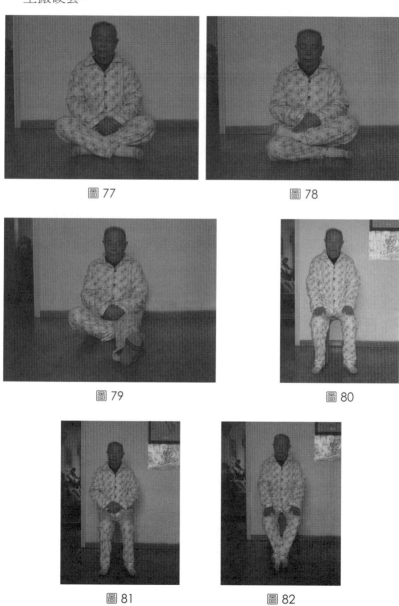

圖77

圖78

圖79

圖80

圖81

圖82

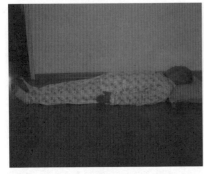

圖83

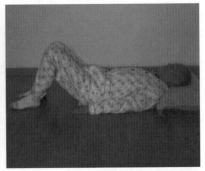

圖84

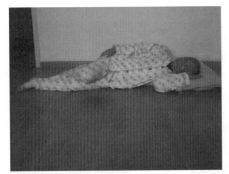

圖85

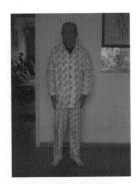

圖86

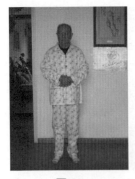

圖87

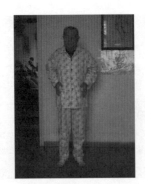

圖88

（二）練功動作

❶ 閉目：

其一是兩眼微閉，露有一線之光。第二是眼皮輕閉，不露光。二者可自由選擇。「目是心之光鋒、五臟六腑之精華皆注於目」「欲伏其心，先攝其目」，閉目可以養神，因此閉目是心神內收的重要方法。閉目可避免視覺刺激對大腦產生興奮的衝動，心靜則神不外馳。

❷ 舌抵上腭：

自然閉合唇齒，舌尖向上抵在齒齦與上腭之間。上腭是任脈督脈銜接之處，可以交流疏通周天之氣，利於氣血運行。還可增加口腔唾液，中醫稱之為「華池之水」「金津玉液」「甘露瓊漿」，它可增強脾胃消化功能，濡潤五臟六腑、肌膚百骸，使人長壽。

❸ 意守丹田：

丹田指古人煉內丹時的產丹之處，認為是生命之根本所在。是真元之氣聚匯之處，為內氣發動之源，能調動人的潛在能力。丹田有上中下之分，說法也不一致，這裏所說的丹田是指肚臍以下一寸五分處，實際上肚臍以下均可意守。這也是氣功重要的一步基本動作。

❹ 調息：

是呼吸的調節方法，氣功中有很多呼吸方法各有所用。這裏介紹兩種呼吸法，一是鼻吸鼻呼，二是鼻吸口呼。無論哪種呼吸都要採取自然呼吸，不能意志強制。要心平氣靜，達到柔細緩慢、深長均勻，綿綿不斷，若有若無。練功時，每分鐘達到 3～5～7 次，當然 1～3～5 次更好，但不能強求，以免出現頭暈、胸悶、腹脹等不良

反應，應以腹式呼吸為主，緩慢均勻，能使肺的通氣量增加，有利於胃腸蠕動，改善新陳代謝，也有利於營養物質的吸收和儲備。

（三）練氣功的入靜問題：

入靜是練氣功的關鍵，入靜能調節新陳代謝，減少消耗，有利於培育真氣。無論是坐、臥、站、立或走或跑都需排除雜念，虛靜安定，初練氣功的頭道難關就是入靜。往往是一閉眼睛，就心猿意馬，雜念叢生，遠事近情，千頭萬緒，像走馬燈似的很難安靜下來。但也不是不可攀越，入靜必須心情平靜，思想坦然，沒有任何欲念。為了專心靜養，可默念四句：如虛無清淨，身心安定，萬事俱備，只欠入靜等等，也可以心數呼吸次數從 1 ～ 100。

佛家坐功就是把串珠一顆一顆地數來數去，促使入靜。練功有雜念是難免的事，不要憂慮，不要煩躁，只要精神集中，思想專一，一念可以代替萬念，逐漸就可心安神定，清靜無為。

相傳有個縣太爺，拜訪一位法師，法師正在坐禪入定，聽不到別人語言，等法師做完功，縣太爺問到，如何才能使人心思清靜，法師告訴他，只要思想專一，就可視而不見，聽而不聞。縣太爺說：能否讓我體驗一下。法師讓他從獄中提出一個人命重犯，使其頭頂水桶看戲，並告知犯人，水桶如從頭上掉下來，立即砍頭，如水桶掉不下來，看完戲後，放他無罪回家。

戲看完了，水桶仍在頭上頂著。縣太爺問犯人唱的什麼戲，犯人說：我只想保住水桶掉不下來，其他既沒看到

也沒聽到。法師對縣太爺說：水桶掉不掉關係他的生命，他精神專一，只想水桶掉不下來，其他雜念自然就沒有了，縣太爺大悟。因此「執一念，以釋萬念」的道理，對人的入靜去雜念很有啟迪。

還有一個故事，有位商人經受了一次火災，把別人欠他的帳本全都燒了。因心志慌亂，什麼也記不起來，萬般無奈，去寺院找到一位老和尚請求幫助，但老和尚正在入座。他苦苦哀求，老和尚好像根本沒聽到有人在和他說話。無可奈何，商人也只好坐在旁邊，仿照老和尚的樣子盤膝打坐，凝神等待，坐了好長時間，突然覺得別人欠他的賬款一下子全記起來了。這個故事說明，只要人們心神安靜，排除雜念，靜就會成功。

經過持久的練功入靜，逐步達到高深階段，也就是進入心身自調，肅靜絕慮、忘意忘我，空靜無物，萬念皆空的高深境界。就可產生常人沒有的特殊功能。

（四）收功動作

❶ 兩手中食指從鼻柱兩側順鼻唇溝向下退至喉結兩旁扶突穴為止（頸部喉結兩旁各三寸處）。

❷ 兩手中食指從翳風穴（耳垂後凹陷處）向下退至喉結兩旁為止。

❸ 兩拇指按角孫穴（將耳翼向前折曲，耳尖所折到之處，靠髮際是穴）然後沿後髮際向下推至風池穴（枕骨下兩大筋外側凹陷處）。這幾個穴位可選用 2 ～ 3 個，也可全用。

❹ 兩眼順時針和逆時針各轉眼珠 5 ～ 9 次。

❺ 雙手搓熱按摩臉部，以發熱為止。

❻ 兩手握拳輕揉腰部 3 ～ 6 次。

❼ 兩手拇指各在左右湧泉穴揉按 100 次。

❽ 輕拍幾下腰膝，隨意走動幾步。

以上收功動作可以逐項完成，也可以選擇其中一部分，不必拘泥。

氣功鍛鍊的效果：在於平衡陰陽，調和氣血、疏通經絡、通利關節。氣功能發揮人體的潛能作用，能啟動人的生物控制系統，調節生理功能，使機體處於最佳狀態。對身心健康、防病、治病創造了有利條件。

據一些書籍記載，練氣功還可出現一些反應，如酸、麻、冷、熱、痛、癢等，也可能出現幻覺、幻視、幻聽或出現光環，這基本屬正常現象。不是偏差也不是走火入魔，應該照常練習，不要畏懼怕練，練一段時間就可消失，有句話說，「凡有所象，皆是虛妄，心若不動，見如不見，自然消滅，無景可魔也」，「見怪不怪，奇怪也怪」，一般全當不發生這種現象，如有發生，練一段時間就會消失。如久而不散，可用口對這種現象輕輕吹幾口，就會消失，要心志專一，不憂不懼，坦蕩鎮定，繼續練功。也可找氣功師進行指導，這方面的知識，因筆者未經親身體會，不敢妄加評論。

三、關於動功（氣功跑步與氣功走步）

跑步和走步與氣功相結合，更會有特殊的效果。它能充實，激發或調動真氣在人體內的運行，使整體功能得到協調。還可以集中意志，全神貫注，使體力增強，精力充

沛。在內氣的配合下，兩腿能自然輕鬆，漂浮起動，全身
舒適，不易疲勞，學用起來也較容易。

（一）跑步前的準備

❶ 先是上肢做些擴胸和伸臂運動；

❷ 腰和腹部環形繞動數次；

❸ 屈膝踢腿數次；

❹ 壓腿弓步或踢腿數次；

❺ 做幾次深呼吸運動；

❻ 跑步前也可做些自由運動。

（二）跑步方法

❶ 姿勢與平時跑步相同，自然放鬆無拘無束，以慢跑
為宜；

❷ 用鼻吸鼻呼的自然呼吸，不能憋氣，防止氣喘；

❸ 每分鐘跑 70～90 步為好，或以自己的體力而定；

❹ 兩眼平視向前，也可隨意環顧；

❺ 舌尖抵上腭，如有口幹將舌尖伸出齒外唇內，閉口
上下左右攪動數次，待有津液時咽下，無口乾者不用此
法；

❻ 跑步時，應意守臍下、或命門（背部第三腰椎
處）、足跟部。守臍下是向丹田灌氣，可使體力充
沛，精神振奮；守命門可推動全身真氣，輕鬆前進；守足跟可以
加快步伐。

　　經過一段時間鍛鍊，意和氣就能配合，兩腿輕鬆前
進，兩臂也自然舒適，頭腦清醒，心曠神怡，步履矯健，

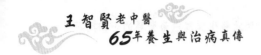
輕盈飄然似飛，跑得稍多些，不易疲勞。

（三）收功

❶ 停止跑步。兩手中食指從鼻兩側向下推至喉結兩側的扶突穴（頸部喉結傍開三寸）。

❷ 用中食指按兩翳風穴（耳垂後凹陷處）向下推動喉結兩側。

❸ 兩手拇指分別按角孫穴（折耳翼時在其尖端後髮際處），然後將兩拇指向兩下方推至風池穴（枕骨下緣兩大筋旁開凹陷處），揉按幾次。

❹ 最後輕輕拍打腰腿部幾次。

（四）氣功走步：

其方法與跑步相同，可以用一般走步、快步走、大步走。需要注意的是吸氣走幾步（2～3 步），呼氣走幾步（2～3 步），可以個人掌握。但不能憋氣，要緩和均勻，鼻呼鼻吸，經過較長時間的鍛鍊，無論長途行走或跋山涉水，都輕鬆自如、不覺疲勞。

（五）幾點注意

❶ 跑步或走步偶爾可感覺到不是前進而是後退，不需緊張，任其後退幾步就可消失；

❷ 走步或跑步時姿勢也可能有改變，但不要怕，繼續跑走下去，幾天後就可消失；

❸ 收功時應按靜功方法，輕輕拍打幾下就可以。

四、簡談氣功小周天的鍛鍊

氣功小周天、大周天是道家練內丹的方法。小周天是煉精化氣，也是煉周天的基礎。大周天是在煉精化氣的基礎上，煉氣化神。大周天是道家煉內丹的最高境界，據說可以長生，可以不死，還可以成仙，但自古以來沒有人能夠成功，只是一種神秘傳說，實際上是人們的嚮往而已。

關於神的問題：神是生命活動集中的高度概括。神在中醫理論中，存在於很多地方，如心神（「心為君主之官，神明出也」）、元神（腦為元神之府）、眼神尚有精神、神志等等。有時是形容臟器功能，高深奧妙之代名詞，不能與神仙的神相提並論。

大小周天都是依照中醫十二經絡和任督二脈走行，循環往復。煉精化氣，煉氣化神，就是透過這種循環達到成果。使練功者更加鬆暢舒適，柔和輕快。內感妙樂，外顯智慧，若有若無，無欲無求。自覺有一種清虛舒爽之氣，遍灑全身。在日常行為中也多是捨己為人，行善積德。所以筆者認為應從中醫理論來理解這種效果，比較實際一些。

小周天的練法是經過多年、多人逐步修改完善，實實在在對身心健康確有好處，這裏簡單做些介紹。按照中醫經絡理論，人體有十二經絡（正經）、手三陽經、手三陰經、足三陽經、足三陰經共為十二經脈。經絡是運行全身氣血，聯絡臟腑肢節，溝通上下內外的通道，從而把人體聯結成一個整體。

奇經八脈是十二經脈以外的八條經脈，它錯綜於十二經脈之間，起著調節溢蓄正經脈氣的作用。其中任脈、督脈是打通陰脈與陽脈的通道。李時珍在《奇經八脈考》一

書中說，「任督兩脈，人身之子午也（子為水為夜半，午為火為中午），乃丹家陽穴陰符升降之道，坎離水火交媾之鄉（坎為水，離為火）。人身血脈，往來循環，晝夜不停，人能通此兩脈則百脈皆通。「任脈起於會陰、由腹胸而行於身之前，為陰脈之承任者，故為陰脈之海。督脈起於會陰，由尾脊柱循背而行於身之後，為陽脈之總督，故曰陽脈之海」，陰陽既通，百脈皆通。小周天就是為打通任督二脈的一種練功法。

方法是盤膝打坐，腰腹稍挺，含胸拔背，雙手放於臍下合適的部位（小腹部），雙目微閉，舌抵上腭，然後把意念隨著慢而細長的吸氣，經胸部和上腹部下達到臍下一寸五分的丹田處（即氣海穴），使之有氣息下沉的感覺，待到小腹丹田處有熱氣產生，這時可沿著小周天的循行徑路，隨意念從小腹下行至臍下五寸處（中極穴），再抵會陰部經肛門（穀道）尾閭，沿背部夾脊中線，上至玉枕（風府穴）頭頂（百會穴），再向前下行至齦交（人中穴）。然後由咽部再下行，經胸部、腹部正中線至丹田處。然後再向下行至會陰處。如此循環往復，週而復始。練功時間可以是 20 ～ 30 分鐘，也可以是 1 ～ 2 小時或更長一些。

小周天由開始時的意念循環逐漸到一坐功，再無妄念，很快進入周天循環，到達煉精化氣，疏通經絡，強身健體，祛病延年。

五、簡便易行的靜坐法

靜是養生必然的基本方法，它與動是對立統一的兩種形式，靜是生命的源泉。生命就是從靜中獲得生長要素，

如休息、睡眠等。靜與動用相對立的形式來維持身體平衡。靜坐就是為了身心健康，袪病延年，痛痛快快地生活著。靜坐有許多形式，這裏僅介紹一種簡便靜坐法。

入坐前先要靜下心來，驅散一切雜念，然後寬衣鬆帶，盤膝打坐，兩手掌心向上，右手背安放在左手心上，兩手同時貼近小腹，輕輕放於大腿根部。然後挺起腰杆，使頭正身直，鼻尖與臍對成一線。先是用口吐出腹中穢濁之氣，用鼻徐徐吸進清氣。如此 3～5 次後閉口，舌抵上腭，輕閉雙目，正式端坐。把呼吸調得緩慢、細長、而均勻，以腹式呼吸為主。如此進行一段時間，感到身中有熱外散，或腹中有熱感或舒適感，就算成功。

這時可逐漸動搖軀幹、肩胛、頭、頸等處。再把兩手兩足舒展開來，然後將兩手掌擦熱由面部向上搓入髮際，過頭頂，再向後下經後頭部連耳廓一併按至風池穴。然後將胸腹四肢足心揉按片刻結束。

靜坐的關鍵是調身、調心、調息，調身主要是姿勢動作要始終如一。調心是三者中最難的一關，首先要收束心思，排除雜念，不能思緒散亂，心猿意馬。要萬念歸一，靜而又靜，止而又止，不能入靜不久反而打起瞌睡。可以用心數呼吸法，即呼進與呼出為一次，從一開始數到 500～1000 次，不出聲音，只能心數。還有一種方法，是目視內臟，入靜後，雙目微閉，然後像是看到自己的五臟六腑，久而久之，自得明瞭。調息主要是靜坐後用腹式呼吸，深長而細勻，把呼吸調到最少次數，並做到「心息相依，息調心靜。」

這裏再介紹一種靜坐六字呼氣法，也叫納一呼六法，

即噓、呵、呼、呬、吹、嘻。噓為肝，呵為心，呼為脾，肺為呬，吹為腎，嘻為三焦。如需疏肝明目，可在呼出時用噓的聲音；如需清心寧神，可呼呵；如要醒脾消脹，可呼呼；鼻塞聲啞，可呼呬；調理上中下三焦之病，可呼嘻。如果把這六個字通過呼吸都呼出來當然更好，這樣能起到強身防病之效。呼六字要注意呼出的聲音，每個字呼出愈輕愈好，要自己也聽不到呼出的聲音為最好。只是自己知道有呼聲發出而已，且必須是結合腹式呼吸，把氣息調得勻而又勻，細而又細，深而又深，長而又長，這樣才能起到事半功倍的效果。呼字的數量，如無特殊需要，只呼 6 ～ 8 次就可以了。

第六節　愛美之心，人皆有之，保護第一

一、概述

　　一個人有美的面容、美的頭髮、美的牙齒、美的身姿、美的著裝，不僅別人看了羨慕敬仰，自己也覺得風采俊俏，心情愉快、精神振奮，無形中增添了青春活力。對自己或別人都是一種視覺享受，不僅是好看，而且對人們精神生理起著很大的調節作用，能使人煥發青春、健康長壽。愛美之心，人皆有之，不僅是年輕人如此，中老年人也同樣如此，可以說愛美是人的一種天性。

　　現代研究，人在精神情緒歡樂時，生理上產生一種愉悅欣慰感，這些心境能促進人體分泌一種有益的激素和酶類物質，這些物質能把血液循環、神經細胞的興奮性及臟器的功能代謝，調節到最佳狀態，從而使免疫能力增強。

所以說美是健康長壽的良方妙藥，人人應當珍惜。

中國傳統的養生學，早已注意到美對人體健康的重要性。在殷商時期，祖先們就用胭脂來美化容貌，當時用的是紅藍花葉搗汁凝脂而成。春秋戰國時，又進了一步，把胭脂、粉黛、藍膏混在一起，後來經過不斷改進，一直沿用到現在。《神農本草經》就記載了 20 多種美容藥物。歷朝歷代配用的美容、生髮、黑髮、健齒等方劑，很難計數。唐朝孫思邈就配製了十幾個白嫩皮膚的中藥處方，因而唐代的美容術，達到了很高水準。

有個故事記述，龐三娘是唐朝一個有名的歌舞女子，一次她去汴州演出時，有個戲迷拜訪她，因敲門聲來得突然，三娘沒有來得及化妝打扮就去開門，戲迷進門後，見有一位面部有些皺紋的中年婦女，便客氣地問道：婆婆，三娘在家嗎？龐三娘情急之中，隨口答道，她有事才出去，請你明天來光顧。第二天戲迷又來拜訪，這回因三娘早有準備，開門讓客人進來，彼此寒暄後，戲迷就說，你果然年輕美貌，名不虛傳。你家昨天的那位婆婆還在家嗎？三娘聽後，禁不住拍手大笑，並說昨天的那位婆婆就是我龐三娘！原來三娘有個化妝秘方就是雲母粉和白蜂蜜拌成糊狀，均勻地塗在面部即成。因雲母粉瑩潔光澤，蜂蜜滋潤故有養生奇效。

二、美容的方法與用藥

美容法在各朝宮廷中，御用最多，因而也就得到了進一步的改進與發展。到了清朝，特別是慈禧太后，更是把美容法推向高峰，為了青春不老，她非常重視化妝品的使

用，如漚子方就是御醫們絞盡腦汁配製的良方潤面劑，主要由：防風、白茯苓、白芨、白附子、白蜂蜜等組成。

還有一方是：

綠豆粉、山奈、白附子、白僵蠶、冰片、麝香。共研細末，過細籮，配對豬胰皂攪成糊狀物，塗面部效果良好。因此慈禧太后 60 幾歲時，看上去還像 40 歲左右。

嬪妃們臉上長了粉刺，用大黃、黃芩、黃柏、苦參等研成細末，用醋調和敷於面部，幾天就好了。

有關美容的外用方和內服藥、美髮藥、固齒藥，歷朝各代真是多得不可勝舉，現就筆者幾十年的觀察應用，將比較有效的方藥列出一些，供參考使用。

❶ 外用八白散

珍珠粉 20g　白僵蠶 15g　白蒺藜 15g　白茯苓 15g
白芨 15g　白丁香 12g　炒白芍 15g　白附子 8g

上藥混合，共研細末（最好過細籮）每早洗臉後用一克粉劑加開水適量調成糊狀像擦香皂一樣洗擦面部。

❷ 美容內服藥

珍珠粉 100g　蘇子 40g　甘草 10g　西洋參 50g
白茯苓 80g　桑椹 60g　枸杞 60g　白芷 80g
合歡皮 30g　防風 30g　炒白芍 80g　白芨 60g
芡實 60g　沙苑蒺藜 100g

共為細末煉蜜為丸，重 8g 每日 2 次每次 1 丸，空腹，淡鹽水送下。

❸ 沙苑蒺藜 10g，每日開水浸泡當茶飲用，每至味淡為止。

本品補腎益肝，悅顏美容，防皺嫩面，明目聰耳。有記載唐玄宗的女兒永樂公主，體弱多病，肌膚又不豐澤。在安祿山之亂中，避居沙苑（地名），經常以沙苑蒺藜配茶飲用，經過兩三年時間，其體態豐盈，姣美動人。從此後被定為朝廷貢品。現代研究證實，本品含有促進青春發育、延緩衰老的鋅和硒元素，所以效果比較確切。

❹ 芡實，性平味甘，健脾養陰補腎，延緩衰老，補腦強志、聰耳明目、輕身不饑。還含有磷、鈣、鐵、B 群維生素、胡蘿蔔素等物質。據記載宋代文學家蘇東坡，每日服芡實十粒，細嚼緩咽，堅持幾十年，既鍛鍊了兩頰面肌，也減少了皺紋形成，故到老時面部還豐滿。

此外，單味藥中還有枸杞、桑葚、珍珠粉均有延緩衰老、美化容顏、聰耳明目、潤澤肌膚、補腎益肺、提神補腦等作用，可以一試。

三、生髮、黑髮、固齒法

❶ 生髮黑髮固齒丸

熟地 100g	何首烏 100g	桑葚 80g	女貞子 80g
旱蓮草 80g	黃精 60g	芡實 50g	當歸 60g
生地黃 60g	丹皮 40g	枸杞 80g	菊花 50g
炒山藥 50g	山芋 50g		

共為細末，煉蜜為丸，重 10g，每日 2 次，每次 1 丸，淡鹽水空腹送下。

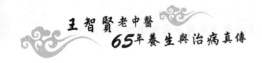
❷ 烏髮酒

女貞子 80g、旱蓮草 60g、桑葚 80 克、何首烏 100g、黃酒 2 斤。

上述諸藥加工搗碎，放入袋中，黃酒倒入玻璃瓶中，再將藥袋放入，加蓋密封，至陰涼乾燥處，每日搖動數次。半月後開封，去掉藥袋（擠乾）每日 2 次，每次 10 毫升。服完可以再服 1 劑。

❸ 雙手食指、中指、無名指、小指屈曲 90°，從前髮際兩額角處，向上梳理 50 次，每天早晨洗臉後，面向北方站立，自然呼吸、排除雜念、思想集中，用意念來冥想頭髮生長變黑，堅持數年必有大益。此法可 1 天 1 次或 2 次。

❹ 固齒法：晨起正坐向北，雙目微閉，自然呼吸，集中思想用心數計，先叩臼齒 50 次，再叩門齒 50 次，叩完後，將口中津液，慢慢咽入丹田（臍下一寸五分）。

四、其他美容法

❶ 按摩美容

(1) 早晨面向東方，站立姿勢，挺胸收腹、自然呼吸，兩手掌互相搓熱，向上按摩面部（只能向上不能向下）36 次。

(2) 雙手小魚際肌，在兩側鼻唇溝（迎香穴、地倉穴）上下按摩 36 次（用力不能太大）。

(3) 雙手食指指腹，按摩太陽穴 50 次，中食指指腹按摩左右承泣穴（目瞳子直下下眼眶中部），從左到右揉按 36 次。

❷ 玉石美容法

古人早就用玉石來潤膚嫩面，中醫認為美玉按摩對面部的經絡穴位起良好的刺激作用，現代認為美玉揉按，能使末梢神經興奮，促進血液循環，能使面部肌膚減少皺紋、延緩衰老，達到美容效果，玉器有玉尺、玉棒、玉石面部按摩器等。使用方法每日在面部滾動摩擦數次，每次1～2分鐘，要堅持長久使用，必有佳效。

❸ 仿照美容法

人的容貌體態與父母遺傳因子關係很大。父母容貌體態好、子女當然全都好些。父母麗質不揚，子女也受影響。但是後天的營養、生活習慣，也可以改變一些先天因素。人要是在大街上或其他場合，見到一位身材苗條、面如美玉、衣著端莊華麗、又乾淨整潔的女子，或是看見一個身材魁梧、體魄端正、相貌堂堂、衣著大方的男子，或者是看到電影電視的某些明星，頓時有種羨慕感。雖不敢對視許久，但背地裏也要評頭品足。閒暇的時候就會瞑目浮想其音容笑貌及健美的身影。

如果你在日常活動中仿照他的步態、行動、著裝、打扮，耐心模仿，時間一長就可改變自己的容貌和身材等不足之處。有句諺語：「跟好人出好人」，是很有哲理的。我們平時可以看到一些恩愛夫妻，往往是互相學習和仿照對方的優點，來改變自己的不足之處。經過多年努力，無論是容貌、體態、衣著、行為都發生了變化，減少了自己的不足，增加了對方的優點，達到了美的享受。

筆者係老生子，從小營養不良，後來又體力勞動過重，青年時期就有些駝背了，但鄰居有一位男子，頭正身

直，姿態端莊，我非常羨慕，下決心按照那人的挺胸直背步態，天天仿照，經過幾年努力，我的駝背基本上糾正好了，是值得慶幸的。

第七節　合理的性生活對人體有益，節制第一

一、概述

性生活是現代術語。中醫把兩性生活稱之為房事、行房、入房、房幃之事、房室生活等。關於性保健、性醫學，也稱房中養生、生術或叫房中醫學。中國是研究性生活最早的國家，在 2000 多年前就有理論記載，有些認識直到現在還很有科學價值。

《呂氏春秋・情欲篇》說「天生人而使有貪、有欲，欲有情，情有節，聖人修節以止欲。故不過行其情也」，「聖人之所以異者，得其情也。由貴生動，則得其情矣，不由貴生動，則失其情矣。」就是說人生來就有性慾和性生活的要求，但是性慾和性生活都應該有節制，懂得養生學的人，透過身心修練，能夠自覺制約自己的慾望，因此不過度貪婪性生活。

知道養生的人所以不同於一般的人，就是他懂得節慾的知識和好處，因此對身體有益的時候才行男女交合之情，凡對身體不利的時候就節制性生活，不過分亂行房事。

孔子在《論語・季氏》中說：「君子有三戒，少之時氣血未充，戒之在色；及其狀也氣血方剛戒之在鬥；及其老也氣血既衰戒之在得。」在這養生三戒的原則中，第一

條就是勸戒青年人不要過於貪圖色慾，以免損傷身體。孟子說：「食色，性也，人之大欲存也。」這些儒家聖人，也認為性生活是人之生理本能。

道家和醫家也認為合理的性生活對人體有一定好處。馬王堆漢墓出土的醫書中，更有突出的論述，認為房室生活「能發閉通塞，中腑受輸而盈」，也就是性生活能夠使全身氣血通暢，五臟六腑受到補益。在出土的竹簡中還有《對問》、《合陰陽》、《天下至道談》等專門談論性生活的保健問題。

《內經》中對房室生活的論述甚多，涉及到人的生長發育、生理功能及其性生活的能力等多方面的問題，如《素問・上古天天真論》說：「帝曰：人年老而無子者材力盡耶；將天數然也。」

岐伯對曰：「女子七歲腎氣盛，齒更髮長。二七天癸至，任脈通，太衝脈盛，月事以時下，故有子。三七腎氣平均，真牙生而長極。……七七任脈虛，太衝脈衰少，天癸竭，地道不通，故形壞而無子也。」

「丈夫八歲腎氣實，髮長齒更。二八腎氣盛，天癸至，精氣溢瀉，陰陽和，故能有子。三八腎氣平均，筋骨勁強，故真牙生而長極。……八八天癸竭，精少，腎臟衰，形體皆極則齒髮去。」這段經文是對男女生長發育及生殖、性慾等方面的精闢論述。

指出女子 14 歲左右天癸已至，月經開始來潮，21 歲左右，腎氣平均也就是生殖器及性徵發育都已成熟，已能正常生子。及至 49 歲左右，天癸竭，月經閉止，標誌著性激素的減少和衰退，基本上無生育能力。男子 16 歲左

右，天癸至，開始有精液泄瀉，24 歲左右，身體及生殖能力完全發育成熟，性慾旺盛，筋骨堅強。64 歲左右，天癸竭，精少，腎臟衰，性激素分泌減少，性功能也衰退。

這裏再補充一下天癸的問題，癸是屬水（北方壬癸水）。天癸即先天之水，泛指陰精，腎屬水，癸亦屬水，一般是指月經而言。

其實，天癸是先天之精氣蓄積而成，能促進人體生長發育和維持男女生殖能力和性機能的一種物質，源於先天之腎精，但也受後天水穀精液之滋養，逐漸充盛男女的生理機能。

隨著年齡的變化天癸也有始生、旺盛和枯竭的過程。

《內經》還記載：帝曰：「有其年已老而有子者何也。」岐伯曰：「此其天壽過度，氣脈常通而腎氣有餘也。此雖有子，男不過盡八八，女不過盡七七，而天地之精氣絕已。」

帝曰：「有道者年皆百歲能有子乎？」岐伯曰：「夫道者能卻老而全形，身年曾壽，能生子也。」

這段經文主要是說常規狀態下人的性功能和生育能力男不過八八、女不過七七。但有個別體質好的人或者是養生之道修練有成的人，雖然年近百歲，身體仍然強壯，腎氣也不衰退，還是可以有性慾和生育能力。這種論述恰是實踐經驗的總結，甚為可貴。近年來有報導老年生子者，足見《內經》的論斷是正確的。

《內經》不但主張應有正常的生育能力和房事生活，也主張節制性生活，尤其反對醉酒入房。《靈樞‧邪氣臟腑病形篇》說：「人醉入房，汗出當風，則傷脾，入房過

度則傷腎。」

《素問‧上古天真論》指出「……今時之人不然也，以酒為漿，以妄為常，醉以入房，以欲竭其精，以耗散其真，不知持滿，不知御神，務快其心，逆于生樂，故半百而衰也。」就是說現在有人過著不正常的性生活，喝醉了酒，入房作樂，耗散了氣血，竭盡了陰精，傷損了脾腎，也不懂得保持精氣，不注意增強體質，只顧一時歡樂，性無節制，因此到五十歲就衰老了。

這些情況在臨床上常會遇到。實踐生活中，飲酒無度、房事不節而早衰的人也是很多的。

二、歷代醫家對性生活的論說

❶ 晉代信奉道教的醫學家葛洪指出，「陰陽之術（房事），高可以療小疾，次可以免虛耗而已。人不可以陰陽不交，坐致病患，若縱情恣欲，不能節宜，則伐年歲。」還指出「人復不可絕陰陽不交，則坐致壅閼之病，故幽閉怨曠，多不壽也。」「服藥雖為長生之本，若能節氣者，其益甚速，然又熟知房中之術，所以爾壽，不知陰陽之術，屢為勞損，則氣難得力也。」

其意思是說：合理的性生活，第一可以防治一些小病；第二可以防止精氣的消耗，所以說男女沒有兩性生活也會生病。但是，過度的男女交合不能節制，則精氣衰泄，也可以損傷身體、夭折壽命。

另外，如果絕對禁止性生活，致使陰陽氣血壅閼不通，出現一些精神方面的症狀，覺得自己幽寂固禁、閑冥無聊、怨恨曠日而荒度，這樣也會影響健康。再者補藥能

養生長壽，如結合各種鍛鍊則更好。此處還應知道性生活的知識，否則雖有上述服藥、鍛鍊，但房事不慎，還是達不到養生目的。

❷ 唐代名醫孫思邈在其所著《備急千金方》中有一篇「房中補益」對男女性生活論述甚多，是性醫學和性保健的重要文獻。他認為性生活是人們正常的生活需要，即使是老年人也有這種慾望。他說「男不可無女，女不可無男」，又說「此房中之術畢矣，兼之藥餌」，「四時勿絕，則氣力百倍，智慧日新。此方之作也，非欲務於淫夫，苟求快意，務存節慾以廣養生也。」

就是說在正常生活中男不能無女，女不能無男，有合理的性生活加上吃些補身體的藥，一年四季不要絕對禁忌，這樣才能精神氣血更加強盛，思維智慧天天更新，這也是性生活的一種作用。但不能把性生活放縱而成淫夫，只顧貪樂，務必要堅持節制性慾，這樣才可以得到大益。

他還指出合理而有節制的性生活雖能有益身體，但必須講究房中之術。「必先徐徐嬉戲，使神和意盛良久」，「交合如法，必有福德，大智善人降脫胎中……家道日隆，祥瑞錦集。」就是說，夫妻恩愛，情意綿綿，枕邊細語，溫情相愛，加之房事前嬉戲相和，情盛意生，這樣和諧美滿的性生活不僅有益健康，如有胎孕，將是賢慧善德之人，從而使家道日漸興隆，祥和幸福。

孫氏還提出，性生活的頻率也應該根據年齡不同而有所講究，如他說：「御女之法能一月再泄（兩次），一歲二十四泄，皆得百歲，有欲色，無疾病，若加以藥，則可生也。人年二十者四日一泄，三十者八日一泄，四十者十六

日一泄，五十者二十一日一泄，凡人自有氣血強盛過人者，亦可不抑忍，久而不泄，致生癰疽。若年過六十而有數旬不得交合，意中頻頻者，自可閉固也。」

就是說：正常人的性生活應該是 1 月 2 次，一年 24 次，這樣可以活到百歲不衰，面色光澤，沒有疾病。如果再服上養生補藥，更可以長壽。年齡在 20 歲左右，4 ～ 5 日可以過一次性生活；上了 30 多歲，可以 7 ～ 8 日過一次；40 歲左右應該半月左右過一次；50 歲左右應 20 日左右過一次性生活。但是如果自己感覺身體強壯，氣力過人，強忍此欲，也可不必，因為久不交合也會得病。此外年過六十歲，數旬不交合，性要求也不太強烈，可以自己調節固守。

以上這些行房次數也不是絕對的，體強者可能超過這個數字，體弱者可能達不到這個數字。隨著年齡增加，更應注意節制。

此外，孫氏還告誡人們行房應避開大風、大雨、大雷、大寒、大暑、雷電霹靂、天地暗冥、日月薄食和地震，否則「損男百倍，令女得病，有子必癲、癡、愚、啞、聾、攣、跛、盲、渺，多為短壽或不仁不壽。女子行經、新產、遠行、疲勞、飽食、醉酒、大喜、大悲，男女熱病初瘥，皆不可合陰陽。」

也就是說，惡劣的環境變化、疲勞醉酒、情緒變化、男女有病，皆不可行房，否則不僅能使男損女病，而且對胎孕影響很大，如畸形、發育不全等。

筆者感到，孫氏論述甚為全面，而且也比較實際，有一定的參考價值，應當留意。

❸ 明朝《景岳全書》指出「凡交合下種時，古云宜擇吉日良時，天德月德，幹枝相旺……於斯，得子非唯少疾，而必聰慧賢明。胎之稟賦，實基於此。至有不知避忌者犯天地之晦冥，則受愚蠢迷蒙之氣；犯日月星辰之薄食，則受殘缺形態之氣；犯雷霆風雨之殘暴，則受狠惡驚狂之氣；犯不陰不陽、倏熱倏寒之變幻，則受奸險詭詐之氣。故氣盈則盈，秉之則多壽；氣縮則縮，犯之則多夭。」「凡神前廟址之側，井灶靈樞之旁，沒日月火光照臨，陰沉危險之地，但覺神魂不安之處，皆不可犯。」

張氏首先提出古人的一些選擇吉日良辰等部分說法有些神秘色彩，在風和日麗、晴明氣爽、情緒寧靜、精神愉悅的環境中交合，得子後定能賢良聰慧，稟賦健全。對於惡劣的天氣變化，如風雨雷霆、日月薄食、天昏地暗、暴寒暴熱，皆不可交，否則得子多夭。

他還指出不好的地理環境，如陰沉強光之地，神廟寺佛之側，易使人惶恐不安、情緒緊張、心神受驚，故不宜交合得子。雖不一定都得夭折或其他疾病，但總是對孕育不利。張景岳的這些論述還是很實際，也有一定的科學道理，值得我們探究。

❹ 古人也很反對早婚早育，提倡晚婚晚育，而且有一定的論述。《禮記·內則》曾提到男子「……三十而有室始理男事。」女子「十有五年而笄（古代盤頭髮的簪子），二十而嫁，有故二十三而嫁」，就是說男三十女二十在生理上及性激素等方面已完全成熟，對優生優育均有好處。

1947 年冬季，筆者同村有一個姓馬的女子（可以說是小女孩），因母親早故，13 歲時其父有賭博惡習，經常輸

得精光，最後 200 個銀元把女兒賣給一個 25 歲的壯漢（侯冬生）做妻子，這個女孩身高不過 1.3 米，體重 74 斤（37公斤），又瘦又小。婚後如何生活，可想而知，常見她愁眉苦臉，沒有一絲笑容，內心世界是何等痛苦。一年又一年，不見身高體重增長，16 歲懷孕（婚後三年），3 個月流產，以後十八歲、20 歲又懷孕過兩次，均又流產。23歲時（婚後十年），前夫病故，又結婚到外村，男方很關心她，到醫院給她治病，筆者見到她時，還是那麼瘦，只是面容喜悅，精神振作。

經用健脾補腎，也就是補後天以養先天之法，使其身體大有長進，體重加到 94 斤，但身高未能增加，精神力量均有改善，最後懷孕一次，還是剖腹產生下，可見早婚早育之害處。《壽世保元》也提到：「男子破陽太早，傷其精氣。女子破陰太早，則傷其血脈」，也就是說無論男女，早婚早育都有壞處。

自古以來，我國有不少學者和醫家，在實踐中發現有關房事的很多問題，把有益的有害的都做了調查研究，整理出許多著作，無論哪一朝，哪一代都有貢獻，但長期以來，對房中養生及房中著作存有偏見，一談房事就忌諱，其實房中著作也和其他文獻一樣，確有它們的精華之作，它包含豐富的實踐真知和科學價值，至今還在很多方面起著良好作用和有益的啟示。

不容置疑的是，由於時代關係，也有一些消極的不科學的部分，我們應該用歷史唯物主義的觀點分析和研究，對我們今天的性生活、性保健及節育優生乃至老年醫學都有好處。

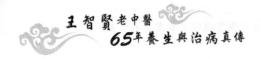

三、現代醫學對性生活的一些評述

人的喜怒哀樂和性生活有一定的關係，和諧而正常的性生活能夠促進身體健康，還可以起到防病纏身作用。不正常的性生活也可給男女帶來一些痛苦和疾病，如男性可以發生陽痿、早洩、性功能衰退；女性可發生性冷淡、痛經、月經不調、情緒緊張、抑鬱煩躁、乳房脹痛。

如果有和諧而愉悅的性生活，首先精神上得到滿足、心理上得到寬慰，同時也能解除情緒上的壓抑，也在行為上得到好的效應，男女皆大歡喜，家庭氣氛和睦，工作效率提高。

據研究，和諧的性生活使中樞神經釋放出一些物質（包括一些激素）能促進人們產生愉悅、興奮、輕鬆等積極心情，抵消一些消極的思緒。有利於健康和睡眠，並能提高免疫能力，減少疾病發生，減輕疼痛，改善病情，增強抗過敏作用。

此外還發現，肝炎、糖尿病等慢性疾病患者性功能有所改善，其病情隨之有所好轉。說明性生活對一些慢性病的康復能產生有益作用。

科學家們還發現，男子精液中有一種名為「精液腦漿素」的物質，能起到抑制細菌生長，殺滅細菌的作用。男性精液能幫助女性陰道消毒防病。長時間或多年不過性生活可使婦女易患陰道炎。

根據國內外研究，夫妻和諧美滿的性生活可使感情加深，心情舒暢，家庭和睦，身體健康，工作效率提高，優生優育，使下一代能夠健康成長。具體說來，大致有這樣一些好處。

❶ 增加生命活力，延緩衰老：

一對恩愛夫妻有和諧美滿而正常的性生活，也是人生中首要的一種幸福和積極因素，心理活動和生理功能處於最佳狀態。青年人覺得更有活力，老年人覺得青春仍在，從而提高了健康水準，減少了疾病，延緩了衰老，增長了壽命。

❷ 振奮精神，提高免疫能力：

和諧美滿的性生活，使人腦細胞中產生一種物質（快樂荷爾蒙激素），所以說性愛是一種天然的快樂劑，使人精神愉快、情緒飽滿，想工作、想勞動、想唱歌，講人情、講禮貌，真是情意濃濃，親和力倍增。正如古書《天下至道談》中記載的「女子愛男人勝過兄弟姊妹，愛男人勝過愛父母。」

諧美的性愛能使體內T淋巴細胞處於最佳狀態，原因是甜蜜的性愛能激發和興奮免疫細胞的功能，促進體內分泌一種激素和酶類物質，使神經細胞及組織器官，免疫功能上升到最佳狀態，從而增加了免疫能力。

❸ 預防疾病，緩解疼痛：

性愛是一種消除人體煩惱，增加積極因素的促進劑，能使人體各部器官正常運轉。改善血液循環，疏通全身微血管系統，降低血黏度，也能增強血管彈性，減少和預防高血壓、心腦血管等疾病的發生，同時對已發的疾病也有改善緩減作用。

此外，由於性愛的刺激，使體內產生一種叫內非肽的化學物質，能緩解神經系統的緊張性，減輕心理和生理方面的壓力，從而減輕和消除身體各部位的疼痛。

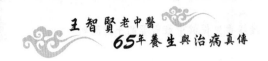
❹ 潤美肌膚，改善睡眠：

和諧的性生活會使人們產生一種愛美的心理、快樂的情緒，如梳洗打扮，處處關心衣著身姿，也願意進行健美鍛鍊，從而使氣血通暢，脈絡和盈，改善了肌膚的營養代謝。使面容光滑、肌膚潤澤，更增強了健美鍛鍊和人們對愛美的自信心，增加了夫妻間的互相愛慕和親昵，從心理上促進了性生活與健美的相互效應。

夫妻不和，經常鬧矛盾，性生活自然就不和諧，有這樣的心情，雖然晚上同床睡眠，但各懷心思，滿腹惆悵，哪裡還能睡好。如果夫妻恩愛，情意綿綿，枕邊的低聲細語，性愛的溫暖愉快，有效地調節了中樞神經系統，使興奮與抑制得到平衡，夫妻雙方帶著愉悅的心情安然進入夢鄉，一覺五更，何其樂哉，而且還能增強記憶，增強思維。

❺ 預防一些相關疾病：

許多婦科病，如痛經、月經不調，多因精神緊張、情緒不悅以及內分泌失調引起。而內分泌的失調又與人體大腦、下丘腦、垂體、卵巢等臟器功能有關。婚後婚姻美滿、精神愉快、生活幸福，生理上得到調整，心理上解除壓抑，精神上得到寬慰，加上性生活的滿足，女性內分泌更符合需求，從而使內臟的植物神經得到很好的調理和平衡，這樣就使婚前的一些疾病可以改善痊癒。另外，據報導，還可以適當地緩解和抗制過敏性哮喘、濕疹等過敏性疾病，以及預防一些其他慢性病。

四、性生活的注意事項

前文已將古人的論述及現代評價做了一些簡介，因為

性生活關係到人們的身體健康，精神生活，疾病有無，壽命長短，故有必要從以下幾個方面再做一些討論。

❶ 酒後不宜過性生活：

飲酒、醉酒入房，從《內經》時期就極力反對，特別是醉酒行房，不單是男方耗散精力、有損臟器、大傷元氣，造成疲乏無力、腰酸背痛，甚至陽痿早洩，提前衰老；對女方在心理上也造成了極大的損害和壓抑。試想一個正派的女子，怎麼會接受醉酒失態，神昏不醒，胡言亂語，氣味難聞，只顧自己性慾上的滿足，全然不惜妻子感情的丈夫呢？這種不正常的性生活，不僅使雙方身體受損，而且感情上也會造成疏遠，為今後夫妻和諧及幸福的家庭生活烙上陰影，戒之戒之。

❷ 身體疲勞，遠行乏力，不宜行房：

男子遠行本身對體力已形成極大消耗，體內精液氣血和腎之元陽元陰，處於一種低下和減損狀態，如再不節制房事，勢必使元陰元陽再度耗損，因而五臟俱損，陽痿不孕，日常活動也感到疲乏無力，沒精打采。因此遠行勞累後必須待到精力恢復、精神充沛後再行房事，多有益於身體。

❸ 情緒不佳，精神憂慮，忌過性生活：

吃驚恐慌、生氣惱怒、憂思悲傷，最忌男女交合。按傳統觀念，憤怒行房，易致精虛氣竭，發為癰疽。恐懼行房，可致陰陽偏虛、自汗盜汗。女子在驚恐時行房受孕，小孩易得癲癇。性生活是歡樂和諧、興奮愉快之事，情緒低落，憂思鬱結行房，還會招致食慾不振、肌肉疲勞、愁意不解、失眠多夢。

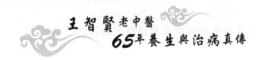

❹ 氣候異常，不宜行房：

「人以天地之氣生，四時之法成」，自然為一大天地，
人身為一小天地，人體的生命活動必須依靠天地之氣（自
然環境），四時陰陽變化，寒來暑往，陰晴雨雪而生存。
體內各器官的活動與氣候環境變化息息相關，人體與氣候
環境也是一種同氣相求的特定關係，因此性生活也不例外。

大寒、大熱、大風、大雨、閃電雷鳴、日食月食、沙
塵、地震等突然的變化，天地之氣會失去常態，自然環境
會受到破壞或污染，這些變化必然反映到人體內部，並超
過了人體的適應能力和調節能力，破壞了天人相應，氤氳
含恒的統一性，也紊亂了人體內部的陰陽平衡。

這種時候行房，第一，易使外部不正之邪氣借機侵入
人體，引起外感疾病；第二，因人體各器官，在這種情況
下最易耗精傷氣，發為內傷疾病；第三，按照傳統說法，
這種天氣如果孕育，胎兒生長發育也會受到影響。因此，
上述氣候環境應禁止行房。

❺ 病中病後不宜行房：

人在得病後體內正虛邪盛，氣血失和，陰陽失調，精
血正在耗散，元氣正在受損，需要充分休息，加強治療。
此時如果行房，致使損上加損，虛則更虛，使病情加重或
纏綿難癒。

病後元氣未復，精氣未充，機體正處於休養生息階
段，若不節制房事，必損精元之氣，推遲病情恢復，甚至
久病不癒。

《三國志》有如下記載：「子獻病已瘥，華佗視脈曰：
「尚虛未復，勿為勞事，色復即死。為舌出數寸。其妻從

百里外省之，住宿交接，3 日病發，一如佗言，可畏哉。」說的是有個叫子獻的人，患病後覺得已經好了（什麼病未載），名醫華佗診視其脈後說：「還很虛弱，沒有全好，不要勞累用心，如果同房就要復發，並有舌頭連出口中。」

病人的妻子從百里之外看望男人來，晚上做了行房之事，三天以後病情復發，果然如華佗說的一樣可怕呀。當然這段記載也許有些誇張，但也應該引起注意。

此外在病中或病後未得痊癒和復元，夫妻同房，譬如受孕，除對母親不利外，也將影響胎兒的發育和成長。

❻ 婦女經期、懷孕、新產之後或男子泌尿系統有病，均不宜過性生活：

月經期行房既不衛生，也易引起月經不調、痛經、經前期緊張綜合徵，懷孕行房易引起流產。產後身體虛弱，需要較長時間的補養和調理，使氣血旺盛，元氣充實，體質增強方可同床，否則過早行房會耗精傷血，推遲復元，且易得病，青年夫妻特別應注意此點。

此外，男子患有泌尿系統感染疾病也不可同床，必須徹底治好，否則會給女方帶來疾病。

❼ 性生活在年齡上的節制和禁忌：

性可生人、養人、損人、殺人，性慾和性生活不會因年齡增大而終止。

據一項調查，保持正常的性生活在 60 歲以上者，可增加壽命 8 年左右；60 歲以上至 70 歲年齡組，有性慾者男性為 90%，女性為 50%；即使是 80 ～ 90 歲年齡組，對性顯示興趣者男性為 51%，女性多不願說出。

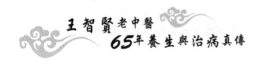

五、各年齡段性生活特點

人的性生活因其年齡不同各有其特點。青年人雖然也有情感、接吻、撫摸等性愛的表現，但以性行為為主要部分；中老年，尤其是老年人，多以性愛為主，如情感語言交流、撫摸、接吻等。性行為已是處於其次要位置。

❶ 青年時期

大部分人青春得意，身體強壯，務快其樂，房事頻頻，不加節制。豈知時間一久，泄精太多，損傷陰精，耗損陽氣，久之，精神萎靡，疲乏無力，有一種無法形容的周身不適感，進一步引起陽痿早洩，性功能減退，女性有性冷淡感覺。

臨床上經常會遇到一些青年人訴說腰酸背痛，身軟乏力，並訴說還有性功能減退的現象。從而使夫妻生活不和諧，提出離異，結果給精神帶來痛苦、身體帶來危害。故青年時期的性生活要適當節制，切不可放縱。

曾遇一位姓李的男性患者，24 歲。平日愛喝酒，婚前有手淫史，婚後房事過度，致陽痿早洩，夢遺滑精。時間一長，女方疑其有外遇，提出離婚，使其精神更加苦悶，以酒解愁，越喝越損。及至有人突然高聲叫他的名字或放炮聲就滑精了。自後漸覺腰酸背痛，精疲乏力，臥床不起。家人非常著急，到多處醫院檢查，無器質性病變。經筆者用疏肝健脾，攝精補腎之法，服藥 60 餘劑，基本治癒。並勸其戒除菸酒，節制房事。腎為作強之官，如能振作精神，下決心養其病，定能恢復。並勸女方再勿提離婚，加強愛護和安撫之語，即可痊癒。此後再未見面。2004 年，時隔 30 多年，患者因胃腸功能不好來求治，他

自己介紹曾經往事，自那次治好以後身體復元，夫妻和好，生一兒一女。

❷ 中年時期（主要指 40 歲以後）

人的心理狀態更加成熟，這方面也有一定的經驗，仍然可以有適當的性生活，有些身體強壯，精力過人者，也可適度增加房事頻率，但畢竟因身體由旺盛時期逐漸走向滑坡階段，古人云：「年四十，陰氣過半，腎氣衰。」故應注意養陰益氣，保護精液。

臨床上因為腎虛、腰困看病者很是不少，故有必要在此提出。從四十歲到六十歲左右，隨著年齡逐漸增加，身體狀況逐年衰退，保護健康已成重要話題。因此在性生活方面定要適當節制，使得精血豐滿，氣陰充實，迎接老年的幸福。

❸ 老年時期（60 ～ 65 歲以後）

五臟虛弱，腎氣不足，形體衰退，筋骨不堅，性激素的分泌也逐漸減少，性慾和性生活，雖然可以存在於終身，但進入老年以後的性欲和性生活大不如前了（當然也有例外，身強力壯、性機能沒有衰退者）。但總還是應該節制為好，保存精氣，獲得健康長壽。

性生活在年齡上的頻率節制很難有個適度的標準，也就是很難有個確切的限數。筆者認為前文介紹的孫思邈對各年齡性生活的頻率限度，可以按個人的年齡、身體狀況、性功能強弱等做些參考。因為時隔一千多年，生物的進化、社會環境變遷、醫學研究進展、人的思維認識、實踐體會，肯定有很大的不同，或許有很多不足之處，但過去的東西也是古人由實踐觀察總結出來的結晶，不可置之

不問，棄之不用，可以和現在的情況結合起來做些對比，適當選擇為我而用。

以上所述性生活與健康，要遵循不要早婚早育，應是成熟而行。青年時期有適度性生活，能使男女身心和諧，從而感悟人生的樂趣，家庭幸福，後代昌盛。中年以後性生活應做適當駕馭，不要使之疲勞，影響健康。直到老年，應量力而行，不可強行，要互愛互敬，和諧相伴，壽達期頤。總之，慾不可縱，慾不可絕。既不強行，又不強忍，彼此愉悅，適度而已；任其自然，不必刻意。

第八節　睡眠是生命重要的修復工程，品質第一

一、概述

睡眠是生命活動中最主要最有效，又是無可代替的休息方法。一生中有 1/3 的時間用在了睡眠上。三天不喝水、不吃飯尚可承受，可是三天不睡眠，卻很難忍受，就會出現嚴重的精神障礙問題，足見其在生命活動中的養生價值和意義。

我國是世界上研究睡眠最早的國家，在兩千多年前對睡眠就有較全面的認識。黃帝《內經》中提出：「陽盛則寤」，白天勞動時不睡覺；「陰盛則寐」，晚上休息安靜時才能睡眠。陰陽互納入靜而睡，陰陽協調才能睡好。

東漢《說文解字》中說：「枕，臥所薦首者。」古人認為合適的枕頭是睡好的首要問題。唐代孫思邈也提出「軟枕頭，暖益足，能息心自瞑目」，也就是枕頭要好、足要暖、心要靜下來，就能睡好了。宋代蔡季通指出睡眠必

須「早晚以時，先睡心，後睡眼」，就是說，必須按時作息，先讓心靜下來，才能睡眠。

古人對睡眠的研究非常豐富，對改善睡眠的方法也有許多，如睡眠環境、睡眠姿勢、床枕被褥、精神修養、體質情況等內容豐富，效果良好，值得研討。

二、睡眠的作用

❶ 恢復體力：

人在白天陽氣偏盛，心神活動處於興奮狀態，體力消耗也較多，如果得不到補償和休息，臟腑經絡、氣血精液就要繼續損傷，甚至枯竭，進而喪失其活動功能。

只有睡眠充足，才能使心神、體力、氣血、精液、臟腑功能得到有效恢復，才能使人精神倍增，體力充沛，更好地生活和工作。

❷ 儲備能量：

睡眠是安靜的完全表現，此時機體的各種功能活動均已達到最低點，消耗大大減少，白天所獲得的營養物質在睡眠中合成儲備起來。按中醫理論，白天屬陽，陽化氣（功能活動），白天的活動就比較多，物質分解大於合成，消耗一定的能量。夜間屬陰，陰成形，（合成有形之物）活動減少，合成大於分解，有利於儲備物質能量，使白天消耗的能量得到補償。

❸ 促進生長：

據現代研究，睡眠能使腦垂體前葉激素分泌亢進，其中尤以促生長激素為主，故能促進機體組織細胞的生長，特別是小孩時期和青年時期，生長激素只有在睡眠時分泌

最多，故睡眠為生長發育最佳時期。

睡眠也是成人生成氣血精液和修復組織的最佳時期。一歲以下的新生兒、嬰兒，每天睡 14 ～ 18 小時；1 ～ 2 歲者每天睡 13 ～ 14 小時；2 ～ 4 歲者每天睡 12 小時；4 ～ 7 歲者每天睡 11 小時；7 ～ 15 歲者每天睡 10 小時；15 ～ 20 歲者每天睡 9 ～ 10 小時。從出生到 15 歲是生長發育最重要的時期，15 歲以內，睡眠時間較長，與身體處在生長發育期是很符合生理需要的。

❹ 消除疲勞：

良好的睡眠使腦神經內分泌代謝、循環系統、呼吸系統、消化系統等臟器功能得到恢復修整，能促進身體各部位的組織生長發育，自我修補，提高免疫機能，提高防病抗病能力。對老年人的機體也能得到保養維修，推遲衰老，保存旺盛精力，達到健康長壽。我國古代養生家認為「少寐乃老年人大患」。

有人對狗做過試驗，只給喝水、不給食物，能活 25 天。如果 5 天 5 夜不讓其睡眠，92 ～ 142 小時就可死亡。說明睡眠比糧食和水分對生命更為重要。沒有良好的睡眠就會眼睛乾枯，蒙而難睜，周身乏力，疲憊不堪，心神衰弱，食慾不振，無精打采，心勁全無。長期失眠可致心神不能守舍而產生狂亂（精神病），也可發生其他疾病。

三、失眠的原因

中醫養生學認為，勞倦思慮，憂愁過度，損傷心脾，使精微物質布化失權，使氣血不能榮心，心失所養；素體稟賦不足或大病久病，耗氣傷血，不能養心寧神；腎陰虛

損，心火獨抗，心神不寧；膏粱厚味，饑飽失常，使胃失和降，「胃不和而睡不安」；暴發驚恐，心膽氣虛或怒氣傷肝，鬱而不減，均可失眠。總之，大驚、大恐、大怒、大喜、大悲、大思、大病、久病，均能使人失眠。故除心理因素和疾病外，七情不和也為很大因素。

治療失眠必須是心先睡而後眼睡。故心睡是本，眼睡是末。心不靜只眼閉而睡，往事一大堆，胡思亂想，越想越興奮、越想越清醒，結果是久久不能入睡或似睡非睡，時睡時醒，一夜朦朦朧朧，第二天仍然頭昏腦脹，精神不振，心煩意亂，神疲乏力。

睡心的先決條件是排除以上招致失眠的因素，特別是雜念，尋找入睡的方法。古詩中有「花竹幽窗午夢長，此中與世暫相忘。華山居士如客見，不覓仙方覓睡方。」也就是睡前一心想著去睡眠，暫時忘掉世上的一切是非。

宋朝文人蘇東坡是對睡眠最有研究的一位。據記載，蘇東坡睡眠有三昧：

(1) 初睡在床上，將身體的四肢安得四平八穩，如有一處不適，也要重新安置，直到舒適為止。

(2) 身體安置好以後還有某處不適或癢痛，就自行按摩直到舒適。

(3) 一切就緒才閉上雙眼，靜聽自己的呼吸，並注意是否均勻和順，長短一致，粗細一致，然後定心入睡。

這實際上是一種心先睡的自控方法，這時雖有癢痛不適也就自然克服了，即所謂「四肢頗實，無不通順，思睡既至，一覺五更」。他還在次晨睡醒後，梳頭三百次，洗漱完畢，擺好位置閉目養神片刻，使整個睡眠達到完美程

度。

四、關於睡房四寶

睡房四寶就是床、褥（席）、被、枕，這些對良好的睡眠有很重要關係，有一首詩云：「紙屏瓦枕竹方床，手倦拋書午夢長，睡起宛然成獨笑，數聲淡苗在滄浪。」正是人睡在竹床上手拿著書看，不覺睡意來襲，拋書而閉目，於是午夢，醒來獨自微笑，並有淡苗浪聲共鳴，何其快哉。

睡床應以木板或竹床為好，或棕床也可，席夢思就有些更軟了。床，實際上並不是越綿軟越好，這樣容易使人睡姿改變，不易入睡。被、褥以棉料為佳，因其透氣好、保溫強，有益於睡中代謝，故儘量不要用化纖被褥。

說到枕頭的影響就更多了。東漢時期《說文解字》中記載「枕，臥所薦首者」，可見古人早就注意枕頭是睡眠的首選睡具。至於枕的形狀有方枕、圓枕、橢圓枕，更有用布做成形狀各異的動物枕頭如老虎枕、玉兔枕、鯉魚枕，還有竹枕、瓷枕、藤條枕等。枕芯中有穀殼枕、蕎麥殼枕、菊花枕、蘆花枕、木棉枕、茶葉枕、鴨絨枕以及為治病而配置的多種藥枕。不管是哪種枕頭，應該是軟綿而大小適中、便於更好睡眠為標準。筆者感到蕎麥殼、穀殼、蘆花、木棉枕為好，但還要根據季節、氣候、體質、愛好而定，不必苛求。

五、睡眠時間

因年齡大小、體質強弱、工作環境、生活習慣等因素

而有一些差異。一般每天睡 7～8 小時，中午睡半至一小時就可以了。但也不能按時間計算，還要看睡眠品質高低，如入睡快，睡得香甜而深沉，不做噩夢，醒後無疲勞感，全身舒適輕鬆，精神振奮，精力充沛，頭腦清醒，這樣的話，時間稍短些也就是高品質睡眠了。

如果睡的時間雖長但達不到以上效果，也不算睡好。過去認為老年人的睡眠時間一般是 5～6 小時，越老就睡得時間越少。現在認為老年人應該睡長一些，如 60～70 歲每天應為 8 小時左右，80～90 歲每天應為 9 小時左右，90 歲以上應為 10 小時以上。筆者所見到的 90 歲以上的老人確實是每天睡得時間很長。

六、睡眠注意

❶ 要心態好，不要有思想負擔，要情緒穩定，不能憂心忡忡，煩躁不安，要順其自然，減少壓力。

❷ 注意勞逸結合，體育鍛鍊，慢跑、散步 30 分鐘左右，或做些體力勞動。

❸ 睡前熱水泡足，左右手交替按摩湧泉穴、行間穴或內關穴各兩分鐘。

❹ 注意睡房四寶的合體，室內光線良好、溫度適當。

❺ 睡前不宜飲茶、喝咖啡。

❻ 上床後身體要放鬆、平穩，先睡心（一般先入靜）後睡眼。

❼ 靜坐後或平臥欲睡時，意念小周天循環，也就是沿著任脈和督脈的循環路線。中醫認為任脈屬陰、督脈屬陽，陰陽互納即可入睡。具體方法是正坐或平臥，用意念

想，從會陰部開始向後至尾骨，再由背部脊柱正中上升至風府穴（枕骨下）再上至頭頂百會穴，然後向前下行至人中穴（鼻尖下正中）再向下沿胸部、腹部正中線至小腹部，下至會陰處。如此用意念循環數次待有睡意即可停止循環，心定而入睡。

❽ 防治已有疾病，謹慎用藥，因疾病失眠者須治療疾病，病去則睡眠正常，另外如用一些中樞神經興奮藥、甲狀腺藥物應在醫生指導下調整用藥。

❾ 要生活規律，調整睡眠習慣。除午睡以外，其餘時間，儘量不要小睡。此外，白天做些體力勞動的事，晚上容易入睡。體質虛弱或生病者除以上方法適當選用外，按照中醫理論服些中藥。

七、改善睡眠中藥方

❶ 偏陰虛：

如急躁易怒、身熱盜汗，口乾渴，心煩不寐，頭暈耳鳴，稍睡即醒，心悸多夢或不能入睡，舌紅少津，脈細數，可用如下方藥：

乾地黃 12 克	炒白芍 12 克	桑葚 12 克
女貞子 12 克	炒山藥 15 克	丹參 15 克
五味子 12 克	合歡花 15 克	遠志 12 克
夜交藤 30 克	炒棗仁 20 克	甘草 3 克
太子參 12 克（或西洋參 5 克）		大棗 2 枚
五劑，每日 1 劑		

此外，還可以服用天王補心丹、安神養心膠囊。

❷ 心脾不足：

症見時睡時醒、多夢易醒、心悸健忘、倦怠乏力、納呆食不化、心煩，舌淡而脹，可用如下方藥：

黨參 10 克　生蓍 20 克　炒白朮 10 克　遠志 15 克
丹參 15 克　五味子 15 克　合歡花 20 克
夜交藤 30 克　炒棗仁 20 克　茯神 15 克　蓮肉 15 克
甘草 3 克　小麥 30 克　大棗 3 枚　6 劑　每日 1 劑

此外可用歸脾湯或歸脾丸。

❸ 情志失和：

如大喜、大悲、大怒、大恐、思慮過度者，症見易怒心煩，失眠健忘，脅肋不適，頭暈目眩，心悸不安，舌兩旁有條狀黃苔或白苔，可用如下方藥：

柴胡 12 克　炒白芍 12 克　枳殼 12 克　甘草 3 克
柏子仁 12 克　麥冬 12 克　遠志 12 克　丹參 15 克
五味子 15 克　茯神 15 克　炒棗仁 20 克
夜交藤 30 克　合歡花 20 克　珍珠母 20 克
琥珀 3 克（沖）

總之，睡眠是人在一生中的生理性保護工程，也是人生的一種休息，大多情況下不會有問題，每個人都應該順其自然，即使有睡眠不佳時也無須增加負擔，要相信自己的意志和身體有自然調節功能，要泰然處之，定能得到成功。

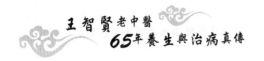
第九節　居室風水，環境第一

一、概述

風水一名，古人認為是天地之氣，藏風得水之意，多應用於建屋蓋房，選擇葬墓之用。中國傳統的風水是一門獨特的學問，既有科學合理的一面，也有迷信糟粕之處。說它科學合理，主要是風水學研究和集中了建設景觀、環境優美等領域的內容，使人能夠選擇地理環境，能適合居住的地形，為人們的居住條件給予有利的分析和研究，使人選擇適宜的居住環境。

從現代建築學認識，也是有很合理的一面。較為理想的居室位置，對身心健康，延年益壽，安居樂業、家庭和睦有一定的積極意義。但在有些方面也把風水神秘化了，而且加進了一些神奇古怪的迷信色彩。言辭過於絕對，如《陽宅十書》說風水地前高後低，必主「寡婦孤兒，門戶必敗」。

其實也不見得是這樣。一處房屋，經風水先生看了，說了許多不吉利的話，弄得人前後不得，左右不是，憂心忡忡，晝夜不安，這樣也給一些招搖撞騙者提供了方便之門，實際情況也並非如此。傳統的風水分為陽宅風水和陰宅風水以及廟宇寺院道觀等。這裏我們只談一些陽宅，也就是人們的居室風水。所謂陽宅風水就是住宅的地理環境、陽光空氣、水源林木、方向位置、周圍建築等，與人們的健康生活有重要的關係。

專家們認為，一個人的健康與衰老、年齡、飲食等當然是一些重要部分，但居室環境的好壞（即風水因素）也

會影響人體健康。如果一輩子經常住在一個山清水秀、環境優美、出入方便、光照與空氣適宜的居室，自然使人身心愉快，從而也促進了健康，延緩了衰老。所以風水還是應該講究，但要吸取精華，拿來我用。

二、居室環境

好的居處環境（風水）應該是山水清靜、地勢適中、環境優美、空氣新鮮、光照合理、水源充足清澈，住宅之旁有宮觀、林園、景觀典雅等建築，周圍沒有爐冶、煤窯、礦山、噪音等干擾因素，這樣的居室風水使人在精神上得到美的享受，心理上處於平衡狀態，身體上有了舒適，當然可以起到健康延年的作用。

❶ 居室位置：

風水的具體要求是居處的主室應坐北向南（輔助房間可以在其他位置），空氣流通（利於二氧化碳及有害氣體排出），光線明暗相伴，陰陽適中，屋內濕潤光澤，不能有縫隙，以免灰塵和邪風吹進室內。

門窗噴漆光密並塗抹香料，可以防蚊防菌。居室四面都可留窗戶，並設有窗簾，有邪風塵土時拉住窗簾，無風及灰塵時拉開窗簾，採集陽光及新鮮空氣。窗簾還可以調節室內光線，太亮時可拉住一部分，太暗時可以拉開。這樣有利於眼睛調養，有利於精神調節。

❷ 居室的色調：

總的來說應該是淡雅柔和、明暗適中，少些豔麗色彩或濃墨重染，牆壁屋頂須以白色、乳白色為佳，使人有一種清亮潔淨、典雅秀麗之感。室內傢俱不要擁擠，應以簡

單、大方、雅觀、協調為主。

根據居室面積、方位和個人愛好適當擺放，如沙發、茶几、電視櫃、衣櫃、書櫃、寫字臺等等都應動腦筋想一想，如何放置才使人的心情舒暢，又便於應用。

❸ 居室氣候：

在清陰寒熱，風雨雷電等氣候變化中，唯以寒熱與人的關係最為密切。人的大部分時間是在居室裏度過的，因此居室內的氣候、溫度與人的健康至關重要。

隨著社會發展，人們的物質生活逐漸提高，各種調節居室氣候的電器產品，如暖氣、電熱器、空調、加濕器等，也越來越多地進入常人家中。

居室的氣候可以人為地進行調節，從而變得越來越舒適，使之為人們的健康服務。但事物是有正反兩個方面，電器的使用也給人們帶來一些負面影響，如空調病、居室病症等等。

❹ 居室溫度：

溫度對人的健康常起直接的調節作用。人們往往是覺得室溫高了，很快想辦法調低，覺得低了又很快調高。這種突然的溫度變化容易使人感冒，而且不易與室外氣候相平衡。

調節的方法有兩種，一種是用電器調節，即把居室溫度調到較為合理度數，不要突然提高或降低；另外一種方法就是自然調節，打開窗戶，使陽光、空氣進入室內，根據氣候冷暖，確定開戶的適當時間。這種微氣候的變化無疑對身體健康有好處。總之，居室溫度夏天最理想的是 24 ～ 26 度，冬天最理想的是 16 ～ 18 度。

❺ 居室花卉：

對身體也有保健作用。工作之餘，澆水施肥、剪輯花枝是一種悠然自得之樂。花卉能美化環境，調節生活，使人賞心悅目，陶情怡性，點綴得室內豐富、幽美、舒適、清淨，給人精神上帶來歡快。

有些植物花卉能吸取二氧化碳、氮氣、二氧化硫、氟化氫鉛等有害氣體和毒物，還能濾過粉塵、驅蟲殺菌，調節室內衛生環境。居室中的花卉擺放也應有些講究。

三、客廳風水

客廳是居室的主要部分，大部分居室一進門先接觸到的就是客廳，也是給人的第一印象。因此客廳設置陳列，如沙發、茶几、電視等如何擺放，確實應該講究。既要符合風水學要求，又要美觀大方，寬敞舒適，色彩素淡，明暗適中，不宜太鮮豔，不求太華麗。

沙發要背靠牆壁，象徵著有靠山、厚成、豐富，不要放在中間或遠離牆壁，否則怕生活無依靠，事業不穩定。電視機放在沙發對面，象徵著面向光明，面向世界，思維開闊，目光遠大。客廳的窗戶應向南方，象徵光明。

以上這些講究很符合科學方面的要求。總之美觀大方，雅典氣派而又實用的客廳，不僅使全家人得意受惠，也會得到客人們的讚美和認同。有助於人際關係往來。

客廳內應放一些君子蘭、桂花、蘭花、月季花、水仙等，這些花有清熱瀉火、養陰潤燥、舒肝和胃、通鼻開竅等作用，加之這些花卉色幽香、秀麗多彩、典雅大方，室內氛圍融洽，使客人感覺主人好客熱情，豈不快哉。

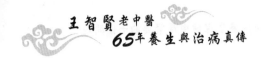

四、臥室風水

臥室應該是寧靜、安逸、隱秘、祥和，要著意營造一種溫情舒適的氣氛，使人會有一個良好的休息和睡眠環境。從而使人能情緒穩定，精力充沛，迎接一個美好的明天，創造新的成就。

臥室就是人們心靈中的一個家，有了這個家，人們就可以安閒地躺在床上或被窩中，恢復一天的疲勞，得到徹底的休息，徹底的放鬆，是無法比擬的安全和愉悅。在柔軟的被窩中，任憑窗外有風雨雷電，噪音雜聲，人頭接踵，交通擁擠，都不會受到干擾。真正是家的原始含義了。

臥室是最好的休息場所，它的採光照明，色調設計，裝潢襯托，傢俱擺設，通風開窗，睡床安置，都應該對人有安全、舒適、優雅、得意、欣慰、欣快等感覺。至於如何設置應根據個人愛好、臥室大小來決定，這裏只談一談睡床的擺放，供讀者參考。

有一種說法是睡床應放在陽間，頭北足南為好。北方壬癸水屬陰，南方丙丁火屬陽，符合頭涼腳熱不生災的說法。也可以頭西足東。東方甲乙木，木能生火，西方庚辛金，金能生水。也是頭涼腳熱，有利健康。這種說法不一定正確，並非絕對的吉凶之兆，只是人們的一種想像和願望。實踐中也要根據居室方位及大小和個人意願而定。

有一位養生家說：「棲息之室，必常潔雅，夏則虛敞，冬則溫密，其寢室床榻不須廣高，低則易於升降，狹則不容漫風，裀褥厚籍，務在軟平，三面設屏以防風冷。」可見人們要健康舒適、長壽少病，有關居室的睡床風水講究確實重要。

　　還有一些說法是按人的五行屬命擺放床頭，木命的人床頭應在東面或東南面。還有根據房間方位來擺放，總之，是把床位放在吉利的位置。也還有幾種講究風水的放法，說得也很神秘，實際上不一定靈驗和實用，往往弄得人主意不定，心神不安，實際大可不必疑慮。現將放床的宜忌說法介紹幾點：

　　❶床頭不宜放在橫樑之下，風水上說這是「橫樑壓頂」易使人頭暈、頭痛、失眠等。實際上這種放法，在心理上可能給人一種壓抑之故。

　　❷床頭不宜正對房門，風水學認為外氣容易直沖頭部，與個人事業不利。按中醫養生學的觀點看房門正對床頭，外邪賊風易於衝擊人身，對健康不利。故應避開為好。

　　❸床頭不宜貼進窗戶，否則與人不利，其實床頭貼近窗戶，易受風雨雷電之害，也易陽光直射，使人精神恍惚，意志不集中，睡眠不好。

　　❹床頭不宜對住鏡子，因為在夜間或光線陰暗時，鏡中的人物形影模糊不清，易使人產生一種驚嚇心理，疑慮重重，恍惚不安，影響睡眠，影響健康。

　　❺臥室花卉：臥室裏放些合歡花、蘭花、桂花、仙人掌等，能清熱瀉火、鎮靜安神，使人歡樂無憂，並能淨化空氣，防蟲除癢，溫香幽芳，使人睡鄉甘甜。

五、廚灶風水

　　廚灶是食品加工廠，營養供給站，關係到人的飲食口味，消化吸收，全身營養代謝，與健康長壽有重要關係。因此要注意以下幾點。

❶ 廚灶最宜坐西北向東南，稱延年灶，全家和睦，福壽康寧。

❷ 廚灶忌與門路直接相通，古有「開門對灶，財源消耗」之說，實際上門路直對灶房，外界邪風及不良氣味均易進入廚房，污染食物，對身體不利。

❸ 廚灶不能與廁所相對，這個問題比較好理解，肯定是對健康有害。

❹ 爐灶上方不宜橫樑壓頂，與人精神不利，特別是婦女多在廚房工作，多與健康不利。

❺ 廚灶不應設在通風口上，容易使大風吹滅灶火，而且可使火屑四散引起火災。

❻ 廚灶餐廳雖不宜擺放花卉，但也應有些點綴，如桂花、月季花、盆栽金橘，這些花能理氣解鬱、開胃消食，使人食慾大增，感受甜美。

六、廁所浴室風水

❶ 廁所浴室的位置不能放在居室的中間，從風水學來說中央為淨土，故有土剋水為不吉利之說，再者廁所浴室放在居室中間影響衛生，影響雅觀。

❷ 廁所浴室宜設在隱蔽而不顯露之處，不要與正門相對。否則既不美觀，又不衛生，風水學認為這個位置最易得病。

❸ 廁所浴室不宜改為睡室。風水學的角度看廁所浴室乃為不潔之地，最易使人在心理上造成不衛生的想法，影響睡眠，影響健康。

❹ 廁所浴室，應保持清潔衛生，一定要空氣流通。無

論從風水學還是現代健康觀來說都很得宜。不能認為廁所浴室是不乾淨之處，隨便存放和堆積雜物，這樣與健康大為不利，一定要清潔整齊。根據實踐觀察，凡注意廁所浴室清爽者，一家大小均健康平安，很少被病魔困擾。

七、書房風水

　　隨著社會生活的逐漸提高，書房越來越被重視，成為居室的重要組成部分。書房是一個漫遊世界，達古通今的智囊庫。它是人們看書、學習、增長知識的處所。現在的家長，對子女讀書成才，極為重視，希望他們讀書學習，聰明伶俐，考試名列前茅，長大後出人頭地。因此除關心教育外，還想設置一個為子女讀書學習的好地方，那就是書房。因此書房的位置，房內的擺設，都應有講究，特別是書桌的擺放更是如此。

　　風水學認為書桌如能放在文曲星的位置，子女學習功課必定是進步很快，可以高科得中，位居榜首，功成名就，前途無量。實際上如果子女智商較低，愚莽、懶惰，書桌就是放在文曲星上，也毫無作用。風水學還認為書桌座椅的背向也應該有如下的講究：

　　❶ 書桌應放在向門口或窗戶方向，這樣人們閱讀學習起來就會頭腦清醒，聰明伶俐，精神舒暢。

　　❷ 書桌座椅的後邊應靠住牆壁，古人稱為有靠山，這樣會得到老師的寵愛和支援，也能得到長輩和周圍人們的幫助。如果是上班的人也可以得到領導的支持和提拔，周圍也有人支持和幫助，對事業有良好的發展。

　　❸ 座椅不要背靠門口，風水學認為背靠門口沒有靠

山，工作學習不會有人支持和幫助，上班的同志也得不到上級支持賞識和提拔，工作也會事半功倍。

❹ 書桌座椅不宜放在書房的中間，而四處不著邊際，這樣會孤立無援，無論精神或事業、讀書、學習都得不到他人的幫助。

以上這些說法和看法不一定正確，只是人的一種美好願望和想像。但書房如能在一個光線明亮，環境理想的位置，書桌座椅也擺放舒適確當，對人們學習閱讀，精神安靜，確有一定好處，故提出來供讀者參考。

❺ 書房內放些文竹、杜鵑、吊蘭等花卉，清涼潤燥、清熱解毒、止癢止疼、旺盛循環，從而使室內環境清淨文雅、清香醒腦、催人奮進、促人思維。

第十節　菸、酒、茶，宜忌第一

菸

菸草是一種毒物，對人體有百害而無一利。大約在明萬曆年間，由菲律賓傳入中國，多人吸食，其害甚劇。崇禎皇帝還用嚴厲手段禁過菸草，未能收效。

《本草從新》記載：「今人患咽風喉痛，咯血失音之症甚多，未必不由嗜菸所致，耗血損年，衛生者宜遠之。」就是說有些人的咽部疾患，多是因吸菸引起而且還耗傷精血，損身折壽，講究養生的人應當遠離菸草。

《老老恒年》指出「菸草味辛性燥，薰灼耗精液，肺胃受之，清晨飲食未入口宜慎，篤嗜者甚至舌苔黃黑，飲食少味，方書無治。」是說菸草辛燥耗精傷液，首先損傷

肺胃，早晨切不可吸菸，好吃菸的人經常出現黃黑色舌苔，吃飯不香，醫書上也沒有好辦法治療。

現代研究，菸草中除含多量而有毒性的尼古丁外，還含有吡啶、氫氰酸、氨、糠醛、煙焦油、一氧化碳、芳香化合物等 20 餘種毒性成分，所以對人造成的危害諸多而嚴重。據報導世界上因吸菸死亡的人每年達 600 萬之多。

儘管如此，吸菸的人仍在增多，據說世界上有一半男人和 1/4 的女人都在吸菸。世界衛生組織認為，在工業發達國家死亡的人數中，有 20%是因直接吸菸和間接吸菸所造成。40 歲左右常年吸菸者和 75～80 歲老人的肺組織差不多。吸菸還能誘發多種疾病，如心肌梗塞、胃潰瘍、肺癌等。

世界衛生組織還宣佈，在工業發達國家 1/4 的癌症患者總是因吸菸引起。有人對 65 歲以下的死者做了統計，死於肺癌者吸菸的占 90%，死於支氣管炎者吸菸的占 75%。每天吸 25 支香菸就可能患心臟病、氣管炎消化道疾病，頭痛、失眠，心律不整，閉塞性脈管炎，以及各種癌症，尤其是與患肺癌的人關係更為密切。

父母吸菸還可使胎兒畸形，增加出生前的死亡率。吸菸還可以污染環境，貽害後人，所以說吸菸是一種損人害己的事，也可以這樣說，菸草是危及人類健康的公害，不可不戒。

吸菸有害健康，人人皆知，吸菸者都應戒菸，人人都無異議，但戒菸又何其難也。筆者認為有以下幾種情況必須重視：

❶ 認識不足，嘴上說吸菸不好，應當戒掉，但思想上

對吸菸的害處沒有真正引起重視，天天感歎天天吸，甚至日盛一日。殊不知吸菸是重要的致病因素之一，一旦大病臨頭，方知戒菸，豈不悔之晚矣。因此每個人都應行動起來，從自己做起，從現在做起，方可根除菸患。

❷ 把菸當成招待賓客、贈送他人之禮品，實際是對別人的不恭，有損別人健康，是不理智的行為。時下用菸送禮已司空見慣，成為不應該的應該了，吸菸有害健康也成了一句空話，人人都應該注意。

❸ 每個人都從自己做起，從自己的子女抓起，從小不讓他們學會抽菸，要在行動上管制、思想上教育。現在有很多年輕人學會抽菸，我看與家長不教育有關。有些是父母先吸菸，不好說讓孩子不吸菸。孩子自制是一回事，家中管教又是一回事，不可等閒視之。我的父母都吸菸，家中經常烏煙瘴氣，因此我從小堅決不吸菸，教育子女不吸菸，現在全家四代 41 口人沒有一個吸菸者。不吸菸可以養成習慣，形成傳統。

❹ 戒菸說起來容易，戒起來難，想要一早晨戒掉既不現實，也不可能。如果吸菸者每日把菸減到 10 支以下，5支更好（不吸最好），這就大大減少對人體的損害。很多人許多惡習都改掉了，唯有戒菸進步不大，可見其難度之大。這就需要國人提高認識，下決心去做，人人如此，天天堅持才可取得良好效果。

酒

酒在我國已有幾千年的歷史。《內經》中就有《湯液醪醴論》專篇。醫字下面的酉子也是從酒來的。從資料看

世界上恐怕沒有不飲酒的地方。千百年來，酒為什麼有如此大的引力？無論達官貴人、平民百姓，都對酒有鍾愛。興事、喜事、悲哀事、交友、會客、招待人，都用酒來祝賀，用酒來解愁，用酒來助興，用酒來祭奠，不少人還認為無酒不成宴。

酒對人類健康究竟有利有害，褒貶不一。但無數事實證明，只要適量飲用而不酗酒，亦非絕對禁忌之列，少量飲酒一般是有益的。據法國、日本研究，適量飲酒能使老年癡呆症的發生率降低。美國科學家研究，適量飲酒能減輕動脈硬化，預防心臟病復發。中國上海及丹麥醫學家在數萬人中研究，認為少量飲酒能降低死亡率，使人長壽，適量飲酒有益健康。

酒性辛溫，能祛風散寒，對風寒濕痹引起之關節疼痛或筋脈攣急，都有一定療效。還溫通血脈，和血升氣，治療胸痹，心痛（冠心病）。現代研究少量飲酒可使小動脈擴張，促進血液循環，防止動脈粥樣硬化。

酒能溫中散寒，對寒氣凝滯之腹部冷痛，喝幾盅加熱之紅糖酒，很快就可見效。少量飲酒也能增進食慾，幫助消化，順氣消脹。

適量飲酒可振奮精神，增加歡樂氣氛，使人有一種愉快感。也有人認為酒能消愁解悶。曹操曾說「何以解愁，唯有杜康」（杜康是我國最早釀酒的地方，故與酒同稱）。實際上有了憂愁，喝些酒多是處於沉醉狀態，這樣對於憂愁悲傷之事也都丟開不想了，但酒醒後還是如此，仍然不起根本作用。因此李白的詩中說：「抽刀斷水水更流，借酒解愁愁更愁。」

　　酒可幫助藥力，增強療效，如木瓜酒、參茸酒、十全大補酒、國公酒等等，也可做藥引，使藥性上升，入血，行氣，或使藥力增強而助行藥之勢。

　　酒也是一種殺菌解毒之藥。南方喝屠蘇酒就是用桂心、防風、桔梗等製成。除夕夜裏全家飲用，可預防疾病，消毒除瘴。酒也可用來塗抹皮膚、消毒殺菌。

　　有人說，酒是雙刃劍，利害參半，能益人也能損人，實際上害大於利。《本草綱目》說「麴糵之酒少飲則防血行氣，壯體禦寒；若夫沉酒無度，醇以為常者，輕則致疾敗身，甚則傷軀殞命，其害可勝言哉」，就是說酒少飲有益，喝得太多則不僅得病，而且損身傷命，這種害處比一般說的還要可怕。

　　《飲膳正要》記載「酒味甘辛，大熱有毒，立行藥勢，殺百邪，通血脈，厚胃腸，消憂愁，少飲為佳，多飲傷神損壽，易人本性，其毒甚也。飲酒過度喪生之源。」這說明酒雖有益但有毒性，過度飲用不僅醉而亂性，成為傷神損壽的根源。

　　酗酒無度或一次過量飲酒可引起頭暈、昏睡、中樞神經深度抑制，也可以因呼吸中樞麻痺而死亡。《內經》指出「以酒為漿，以妄為常，醉以入房……故半百而衰。」醉酒可以亂性，使人狂言亂語，失態出醜，貪杯誤事，喪失自控。

　　長期過量飲酒還可對肝、腎、心臟等臟器造成損害，引發諸多疾病，如：胃炎、潰瘍病、胰腺炎、脂肪肝、肝硬化、心律失常、心絞痛、心肌梗塞、腦出血、高血脂、潰瘍病出血、穿孔、性功能減退等等。

綜合各方的資料提出飲酒的一些禁忌症以供參考：

❶ 有肝臟病，包括急慢性肝炎、肝癌、肝硬化或者是肝功能不正常者；

❷ 有消化性潰瘍或消化道炎症；

❸ 患有中度以上高血壓、心腦血管功能不全者；

❹ 孕婦應慎飲酒（影響胎兒發育或畸形）；

❺ 有出血或出血性病症者；

❻ 汽車、摩托車司機在駕駛前及駕駛中不能飲酒；

❼ 對酒過敏或是其他原因，飲酒後自覺周身不適者；

❽ 其他一些不適飲酒的病症也應禁忌；

❾ 飲酒不能與某些藥同吃，如安眠藥、安定劑、氯丙嗪、速可眠、苯巴比酮等，還有抗過敏藥苯海拉明等。此外一些與酒同服後引起神經抑制的藥物，也不能服用。

酒用多少才適量呢？目前雖無統一意見，但大多數專家認為白酒每次飲用 20 ～ 30 毫升，最多不超過 50 毫升，也有人認為最好 25 毫升以下（應根據耐受量而定）。紅葡萄酒是目前較為提倡的飲用酒，它能抗衰老，預防心臟病發作及突然停搏，還可以降脂、降壓，每次 50 ～ 100 毫升為宜。啤酒每次為 300 毫升左右。總之酒量宜小不宜大，請君自控。

茶

我國是一個產茶的大國。世界各國的茶樹種植栽培都源於中國。現在除了國內需求外還大量出口國外，有一百幾十個國家都飲用中國的茶葉。茶葉從漢朝起就已傳到世界各國。清朝《簷曝雜記》說「中國隨地產茶無是異

也。……大西洋距中國十萬里，其番舶來中國所需之物，亦唯茶是急，滿船載歸，則其用且極於西海以外。」可見中國茶葉是外國人購買的主要產品，茶葉長久以來為人們寵嗜不衰。

茶的歷史非常悠久，距今四千多年，我們的祖先早就知道，茶能療疾養生、解毒防病。傳說神農氏的肚子是透明的，可以看見吃進去的東西，一次他嘗藥中毒，但又吃了幾片小嫩葉子，發現這些葉子在肚裏來往游動，逐漸將腹中有毒物清洗的很乾淨，中毒症狀好也了。神農氏驚喜之餘，將這種嫩葉名之曰查，即清查穢物之意，後來被人們轉移稱為茶葉。這當然是神話了，但是《神農本草經》確有「神農嘗百草，日遇七十毒，得茶而解之」的記載。

在戰國至秦漢時期已經有了茶的記錄。到了唐朝，已經有茶學的專業著作，即唐玄宗時有個叫陸羽的人著有《茶經》，該書從茶的採集、炮製、沏茶、飲用都有詳細的記載，如「採之，蒸之，搗之，拍之，焙之，封之，飲之，茶之千矣。」故宋人有詩說「自從陸羽生人間，人間相學事春茶。」

茶對人體益處多，害處少。《神農本草經》說「茶味苦，飲之使人益思、少臥、清神明目」，也就是使人精神振奮，勤快多動，聰耳明目。《本草綱目》說「茶能降火，使人神思清爽，不昏不睡。」近代名醫蒲輔州認為「茶葉微甘微寒而芳香，辛散之氣，清熱不傷陽，辛開不傷陰，芳香微甘，有醒胃悅脾之妙」。茶可以除煩解溫，清頭明目，強心利尿，防癌抑菌，提神醒腦，增強記憶，促進消化，收斂止血，殺蟲解毒，去脂減肥，和顏悅色。

據說清高君乾隆就嗜茶如命，不可一日無茶。他活了88歲，可能與一生愛好茶葉有一定關係。茶不僅是很好的飲品，還是一味治病的良藥。

現代研究，茶葉中含有粗纖維、膠質葉綠素外，還含有生物鹼（咖啡因、可哥鹼等）、黃酮類物、鞣酸、維生素、茶多酚、兒茶素、抗氧化物、蛋白質、礦物質等幾十種成分。能興奮中樞神經，提高工作效率，促進血液循環，增強心腎功能，預防心腦血管疾病，擴張冠狀血管，興奮呼吸中樞，對腸炎、痢疾也有抑制作用。

最新研究，茶葉還有抗基因突變和抗氧化功能，能提高免疫機能和抗病能力，幫助人們延緩衰老。荷蘭科學家發現在 65 ～ 84 歲的人中，飲茶者很少得心臟病。

1995 年日本的一次調查發現飲綠茶者血中膽固醇及甘油三酯水平均最低，飲紅茶者可預防中風。

茶葉預防癌症的作用主要是茶葉中兒茶氨類化合物，它可誘導癌細胞凋亡，起到防癌抗癌作用。此外還可消除口臭，清潔牙齒，幫助消化，增進食欲，預防消化道疾病發作。茶葉能抗衰老（抗氧化），還含有保護神經的物質，從而減少神經的退行性變化。茶葉好處甚多，但也有其弊端：

❶ 過多地飲茶，特別是飲濃茶會使人興奮不已，心跳加快，尿頻失眠，故失眠患者和高血壓、冠心病人不宜喝濃茶。過多地飲濃茶還影響飲食及消化吸收，還可引起便秘。

❷ 不要喝剛摘不久的新茶葉。新茶葉中未經氧化的多酚類、醛類及咖啡因、活性鹼含量都很高，對人體的胃黏

膜和神經系統會產生刺激作用，易引起胃脹腹痛，神經衰弱等作用。所以新茶葉要放一段時間再喝，特別是有病的人更不應喝。

❸ 忌用濃茶解酒。因為茶葉中的茶鹼和酒精結合，對人體產生不良影響，不但不能解酒，反而會加重醉酒的痛苦。若在短時間內喝太多濃茶會出現心悸、頭暈、四肢乏力、站立不穩、腹中饑餓，這就是常說的茶醉。這主要是因茶中的咖啡因造成的。所以身體虛弱、空腹饑餓、平時不常喝茶的人大量飲入濃茶都會引起茶醉。因此一定要注意適度、適量、低濃度、不空腹。

❹ 發燒時最好不要喝茶。因茶的咖啡因興奮神經，可引起心跳加速，還會影響排汗，不能散熱，從而使體溫升高。夏天不宜喝過冷的茶，口中覺得涼爽但降溫作用較差，因為它不能敞開汗腺，影響排汗。熱茶降溫較好，因為熱茶可以促進排汗，因而有利於清暑降溫。

❺ 不能喝隔夜茶。因為茶放置時間太久容易合成一種叫亞硝酸類的二級胺，這種物質有一定的致癌作用。因此，不能因可惜或者看著顏色深紅把它喝掉。

隔夜茶也不是完全沒用，因為這種茶水中含有醇素和氟素，能防止毛細血管出血，所以鼻出血、牙齦出血可以用來含漱和洗鼻。隔夜茶能清爽口腔、清除口臭，並能預防齲齒發生。

第四章 部分中藥及食品的養生功能成分簡介

第一節 17 種中藥養生功能簡介

大棗

【性味功能】本品性平、味甘、無毒，入脾胃經。可補氣健脾，益血安神，能緩和藥性，調理中焦。生精液，減藥毒，調榮衛，增強肌力。《本草綱目》認為大棗能「入五臟、通七竅、和百藥、養脾胃，調心肺」。大棗還能解痙止痛。

大棗應用範圍非常廣。《傷寒》、《金匱》兩書中，用大棗的方劑有 58 個。它可以用於外感病，也可以用於內傷病，既可用在和解劑中，又能用在逐水方中，既可用來益氣補血，還可用來安神定志。

總之，大棗既是食品，又是藥品，既可增強體質，防病抗老，又可治療疾病，作為藥引，用途很廣，效應明顯。這裏主要是介紹它在養生方面的作用。

大家對大棗都非常熟悉，沒有吃過大棗的人恐怕是很

少的。根據現代研究，大棗中含有樺木酸、齊墩果酸等十三種皂甙、六種糖類物質、十四種氨基酸、七種黃酮，以及維生素A、B、C、P等。

還含有磷、鉀、鐵、鎂等三十多種元素及亞油酸等七種有機物。故大棗能壯體、抗癌，還有抗過敏、抗菌等作用，還可祛痰、鎮咳，健胃幫助消化，提高免疫力及抗病能力，保護肝臟。

【用法製備】

(1)熬米粥時煮進 2 ～ 3 枚，與粥同食，每日 1 次。可以健脾和胃；

(2)大棗 3 ～ 5 枚煎湯溫服，可以益氣補血，增強體質；

(3)大棗 5 ～ 7 枚、元肉 10 克、枸杞 15 克、炒山藥 15 克、紅糖 10 克，煎煮服用。用於貧血、體弱；

(4)大棗 5 ～ 7 枚、生薑 20 克，煎煮去渣服用，治療氣血兩虛者；

(5)大棗 10 枚、小麥 30 克、甘草 5 克、白糖 8 克，煎煮去渣同服，治婦女臟躁症（精神不正常）、更年期綜合徵、心脾不足等。

枸杞

【性味功能】本品性平、味甘，歸肝腎二經，能滋腎益精，養肝明目，抗衰老，止消渴，降火清肝，善治血虛眩暈、心悸失眠、健忘、神衰、陽痿遺精、夜尿多。還可治因肝腎不足所致之眼花目暗、視力下降、夜盲眼乾、見風流淚、外弱內障等眼部疾患。

現代研究，本品含有胡蘿蔔素、玉蜀素黃素、維生素 C、B_1、B_2、鹽酸、甜菜鹼、酸漿果紅素、鈣、磷、鐵、亞油酸及十幾種氨基酸、雲香甙等營養物質。

藥理研究表明，本品能降低血糖、血脂，防止動脈硬化。還可降低血壓，保護肝臟，抑制脂肪肝，並能促進肝細胞再生。對高血脂、高血壓、糖尿病、動脈硬化、脂肪肝、慢性肝炎、肝硬化有較好的療效。還對玻璃體渾濁、白內障等眼科疾病也有一定效果。可提高機體免疫機能，並有抗癌作用。因此，一直被認為是治療多種疾病和延年益壽、增進健康的珍品。

【用法製備】

❶ **生吃**：將枸杞揀去雜質，每日早晨服用 5 ～ 10 克，咬爛，開水送下。能滋養肝腎，清頭明目，增強體質，久服延年。

❷ **枸杞酒**：枸杞 200 克、38 度白酒 500 毫升，將枸杞揀淨放入白酒中浸泡，每天攪勻兩次，12 天後可以服用。每日 2 次，一次 5 毫升。喝完酒後將枸杞口服用完。

❸ **枸杞粥**：枸杞 5 ～ 15 克、大米 50 克，熬成一碗稠粥，每晚當飯服下，防治老年體弱及病後虛弱。久服可延年益壽。

❹ **枸杞茶**：枸杞 5 克、白菊花 5 克，開水浸泡，當茶飲用，味淡為止。常服可防治雙目昏花、眼紅流淚等眼科疾病。

❺ **枸杞五味茶**：枸杞 6 克、五味子 5 克、麥冬 3 克、冰糖 3 克，開水浸泡，當茶飲用，喝到味淡為止。可治心煩失眠、咽乾口渴。

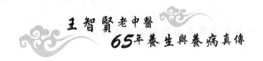

黃精

【性味功能】本品味甘，性平，歸脾、胃、腎經。能健脾潤肺，養陰益氣，生精補腎，強壯筋骨，補中益氣，強體抗衰，殺蟲抗癆。

現代研究，本品含有黏液質、澱粉及糖類等物質，還含有天門冬氨酸、胱絲氨酸、毛地黃糖甙及多種蒽醌類化合物。其作用有：

❶ 改善冠狀血流，增強心肌營養；

❷ 降低血脂、血壓，防止動脈硬化；

❸ 對抗白血球減少及再生障礙貧血，均有較好的效果；

❹ 有抗細菌作用，治療肺結核，乾咳，咯血等；

❺ 能抗癌，抗脂肪肝；

❻ 用於頭髮早白，藥物中毒性耳聾等；

❼ 對葡萄狀球菌、結核幹菌，傷寒桿菌及一些真菌和疱疹病毒等，有抑制作用；

❽ 中西醫都認為本品有很好的強身壯體、保健益壽作用。

【用法製備】

❶ 將黃精 250 克揀去雜質，切成片狀，用紅糖 150 克攪勻，蒸 30 分鐘，然後晾一天，再蒸 30 分鐘，如此蒸四次，晾乾（不黏手為度），分 50 天喝完。每日 2 次，開水送下。

❷ 黃精 250 克，切片去雜質，35～38 度白酒 500 毫升，裝入玻璃瓶中，然後將黃精片放入酒中，加蓋密封，

泡 20 天，每日搖勻幾次，20 天后開封服用。每日 2 次，每次 5 ～ 10 毫升，服完酒再將黃精分次服完。

黃著

【性味功能】味甘、性溫和，歸肺經與脾經。黃著是一味很好的補氣藥，在群眾中久負盛譽，故有御醫之稱，為補藥之長。有強心、護肝、健脾、補肺、益腎，中醫有「黃著能補五臟諸虛」之說。黃著的應用範圍很廣，為歷代名醫所稱讚。

黃著能補中益氣，益胃固表，利水消腫，托瘡生機，壯元氣，健脾胃，補氣血，止汗固脫。

現代研究，黃著含有三萜皂甙衍生物、多糖、黃酮化合物、皂甙、多種氨基酸，還含有硒、鋅、銅等 14 種微量元素，膽鹼、甜菜鹼、香蘭素、亞油酸、亞麻酸等物質。其作用如下：

❶ 延緩衰老：據研究黃著能使細胞的自然衰老過程由 61 代延長至 88 代，故有延長壽命的作用。

❷ 強壯體質：它可促進血清和肝臟對蛋白的質代謝，其多糖能明顯促進實驗動物，脾臟內抗體蛋白形成，增加人體非特異性抵抗力，減少病毒的致病作用。

❸ 能降壓、強心、擴張血管、改善心肌血液供應。

❹ 對慢性腎炎蛋白尿、慢性肝炎、白血球減少、糖尿病、脫肛、胃下垂等都有很好的療效。

【用法製備】

❶ 黃著粥：取黃著 20 ～ 30 克，去雜質，用水 100 毫升浸泡 1 小時，煎煮 30 分鐘，去渣留汁，與粳米 40 ～ 60

克,少許紅糖,熬成粥,每晚 1 次,服用 10 ～ 20 天為一
療程。對肝炎、腎炎甚好。

❷ 黃蓍酒:黃蓍 100 克、大棗 40 枚、枸杞 100 克。
製法:將上藥去雜質,放入白紗布袋內紮緊口則,35 ～
38 度白酒 500 毫升,放入玻璃瓶中,再將藥袋放入酒中,
加蓋密封,置陰涼處,隔一天搖動兩次,半個月後開封,
去掉藥袋(擠幹)。每日 2 次,每次 5 毫升。喝完還可泡
飲一次。對氣短乏力、不思飲食、體弱及衰老者均可。

人參

　　人參是一個古老的中醫補藥,在我國已有 2000 多年
的歷史,我們的祖先很早就有發現、認識和研究,它是一
種珍貴藥材,在我國不僅數量多,品質也很好。中國人參
在市場享有很高的聲譽,是因為它的功效神奇,能起死回
生,故又稱之為神草。

　　人參有野參和栽培參(園參、場參)。由於產地及加
工不同、方法有異,故有山參、紅參、白參、白糖參、生
曬參、別直參、高麗參(產於朝鮮)、東北參等,實際都
屬人參範疇。故也叫東洋參。

　　人參以野生者最好,它枝頭大、漿足、紋細、質重,
蘆頭呈馬蹄狀,並有珍珠點。這種人參生長期長,功能卓
越,價格昂貴,現在很少能採到。

　　1981 年 8 月中國吉林省深山老林中發現了一支野山
參,重 287.5 克,身形美觀,紋細緊密。據專家鑒定,其
生長期約在百年左右,為長白山百餘年間罕見的人參之
王。同年九月,前蘇聯烏蘇里斯克,原始森林中也發現一

株 419 克重的人參，專家推算這株人參生長期已有 300 多年，堪稱稀世之珍品了。

　　人工栽培的人參需要 6 ～ 9 年才可採抱，因此功能比較弱，價格也便宜得多。

　　人參味甘微苦，性微溫，入肺、脾經，為補虛扶正、抗衰老的良藥。《神農本草經》早就提出「人參補五臟，明目益智，久服強身延年。」本品大補元氣，止渴生津，調榮養衛，補肺健脾，安神益志，強心提神。

　　現代研究，本品含有 29 種人參皂甙、16 種以上氨基酸、9 種糖類、7 種維生素、3 種甾醇、3 種脂肪酸、2 種揮發油、3 種黃酮類物質、12 種無機物、3 種酶和葡萄糖甙，還含有人參矽酮、膽鹼等，其中人參皂甙為主要成分。

　　多年來國內外學者，對人參的臨床研究及實驗觀察，證實人參的功能是多方面的，主要概括為以下幾種：

　　❶ 人參能調節神經系統，改善其興奮過程，加強抑制過程，提高人的智力和抗疲勞作用，增強工作能力、工作效率；

　　❷ 興奮心肌、改善心肌的營養代謝及病變的心臟功能；

　　❸ 調節人體膽固醇代謝，對高血壓、冠狀動脈硬化、心絞痛等都有一定療效；

　　❹ 有適應原樣的作用，增強機體對有害因素的抵抗力，能使紅細胞、白細胞、血小板的生成增加，減輕輻射對造血系統的損害；

　　❺ 人參有增強免疫能力的作用，能抗炎抗癌等；

　　❻ 人參還能調節內分泌系統的功能，尤對性腺功能的

作用明顯。

因此自古以來，人們把人參當成延年益壽、增強健康的珍品。但人參雖好也不能多吃，更不能濫用，否則會出現不良反應，如頭昏腦朦、便秘尿頻、咽乾口渴、舌紅少津、鼻出血、煩躁等。因此吃人參前最好請醫生看一下，做些指導。

【用法製備】

❶ 人參酒：人參 30 克、35 ～ 38 度白酒 500 毫升。將人參搗碎，用紗布袋裝好，紮緊口則，與酒同時放入砂鍋中，文火煎煮至有魚眼狀沸水泡出現（不要大開）時即停火，待冷後倒入乾淨瓶中，加蓋密封，放置陰涼處，每日搖動幾次，經過 7 ～ 10 天後啟用。每日 2 次，每次 5 ～ 10 毫升。服完酒後，再把人參分 5 次吃完。

❷ 人參粥：人參 1 ～ 2 克、紅糖 3 克、粳米 40 克。將人參切片，冷開水浸泡 1 小時以上，然後將紅糖和粳米加入水中熬成稀粥，一碗服下，人參咬爛咽下。

❸ 口含參：每日下午 3 ～ 5 時將人參片 1 ～ 2 克含入口中慢慢咬爛，逐漸吞服。10 ～ 15 天為一療程。

西洋參

【性味功能】本品性涼、味甘微苦，能養陰益氣，生津下火，對熱病耗傷氣陰者，如虛煩口渴，均有較好的療效。西洋參有補而不火之特點，故能補氣益陰而降火（人參補氣益血而助火）。需要用人參而又不受人參之補者都可以用西洋參代替。西洋參分為原皮參、粉光參，主產於美國和加拿大，現在我國已能種植生產，效果佳良。

現代研究，西洋參所含成分大體與人參相同，主要是人參總皂甙、人參二醇、人參三醇、齊墩果酸素，尚含精氨酸、谷氨酸、天門冬氨酸等 18 種氨基酸，以及揮發油、樹脂等。現代研究其功能主要是抗疲勞、抗缺氧，振奮精神，對中樞神經系統有興奮作用，可增強心臟功能，保護血管。此外還可以促進蛋白合成，並有應急作用，對肝炎、肝硬化、肺結核、糖尿病、乾燥綜合徵、癌症等都有較好療效。

【用法製備】

❶ 西洋參片 1 ～ 3 克，每日口中含服，20 ～ 30 天為一療程，或與其他藥物配合服用。

❷ 西洋參酒：西洋參 50 克、黃酒 500 毫升。將西洋參搗碎，同黃酒一起放入瓷器中，在文火水鍋中燉 20 分鐘，取出待冷，然後加蓋密封。每日搖晃數次，10 ～ 15 天後開封飲酒。每日 5 ～ 10 毫升。服完酒後，取參食用。

❸ 西洋參片 3 克、冰糖 10 克、大米 40 克，放入砂鍋中熬成稀粥，一次服完，共服 10 天。

何首烏

【性味功能】性微溫，味苦甘澀，入肝腎經。能補益肝腎，滋養精血，養陰黑髮，潤腸通便，解毒止癢。並能抗衰老，烏髮，強壯身體。

何首烏是家喻戶曉的一味中藥，它的補益作用為廣大群眾所贊同。何首烏其名如何而來，還有一個傳說故事。從前有姓何的祖孫三代人，住在順州南河縣（今天邢臺一帶）。祖父何嗣，父親何延秀，兒子何首烏。因他們祖孫

平時服用一種草藥，使得舊疾都已痊癒，頭髮變黑，面容變白，而且長壽健康。兒子竟活到 130 歲，髮黑如漆。後來人們就把這種草藥起名叫何首烏。

《本草綱目》記載，「宋，懷州之李治與一武官同歲，怪其年七十歲而輕健、面如滿月，能飲食，叩其術，則服何首烏丸也，乃傳其方。」有關何首烏黑髮，延年的故事還有一些。說明本品確是一味養生長壽的好藥，傳說千年何首烏的作用相當傳奇。

現代研究，何首烏含有卵磷脂、蒽醌類衍生物、大黃素、大黃酸、大黃酚蒽酮、蓍類化合物、葡萄糖甙等。由於卵磷脂對人體的生長有密切的關係，並能營養腦髓，對神經系統的作用更為突出，故何首烏能治療神經衰弱，強壯神經，還可幫助生成血液。卵磷脂能強心和減慢心率，對防止心臟衰弱也有效果。

何首烏尚能降低血脂，緩減動脈硬化的形成，並有潤腸通便作用，因此被認為是一種延年益壽的佳品。

【用法製備】

❶ 首烏粥：何首烏 10 ～ 15 克，冷水 150 毫升浸泡 1 小時以上，放入砂鍋內溫火熬煮 30 分鐘，去渣取濃汁，粳米 50 克、大棗 2 枚、冰糖適量，合在一塊，加水熬成稀粥一碗，每晚一次。適用於陰虛血虧、頭暈耳鳴、神經衰弱、便乾、血管硬化、高血脂等，可多服幾次。

❷ 首烏酒：何首烏 200 克，35 ～ 38 度白酒 500 毫升。將何首烏壓碎成粗粉狀，放入玻璃瓶中，然後將白酒倒入瓶內，加蓋密封，放置在陰涼處，經常搖動幾下。放 15 天開封，喝其靜置之透明液，每日早晚各服一次，每次

喝 5 ～ 10 毫升，還可隨飲隨添入酒，直至無藥味停止。適用於肝腎不足、鬚髮早白、血虛頭暈、腰膝酸軟、筋骨酸痛、婦女帶下、高血脂、肝硬化。

菊花

【性味功能】菊花的品種甚多，由於產地不同，其名稱也各異，如河南的懷菊、四川的川菊、安徽的亳菊、杭州的杭菊等，其中以亳菊和杭菊為最好。杭州的菊花又名杭州甘菊，味甘，微苦，性涼而平，歸肺肝經。能疏風清熱、養肝明目、補腎益精、延年益壽，對視力不佳、頭暈頭痛、耳鳴目眩、目赤口渴都有較好的療效。

《老老恒言》說：「菊花養肝血，悅顏色，清風眩，除熱、解渴、明目。」

現代研究：本品含有揮發油、膽鹼、維生素A、維生素B₁、氨基酸、水蘇鹼以及黃酮類、硒、鉻等微量元素。菊花有抗衰老，增強毛細血管功能，調節心血管功能，防治高血壓，動脈硬化，冠心病等作用。菊花所含的硒元素較多，硒是已知抗衰老的重要物質之一。菊花還可以治療多種眼疾，亦有抗菌和抗病毒的作用。

【用法製備】

❶ 菊花粥：杭州白菊花 6 ～ 8 克（洗淨晾乾研成細末），大米 40 ～ 50 克。先將大米熬成稀粥，待粥成熟時將菊花末放入鍋中，稍煮一兩沸就可食用。適用於高血壓、冠心病、肝火頭痛、頭暈目眩、火眼紅痛。

❷ 菊花茶：杭州菊花 6 克、枸杞 6 克、冰糖水 3 克，每日服 1 劑，開水浸泡 10 分鐘後即可飲用。飲完後還可

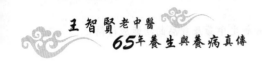
加水再服，直到味淡為止。每日服 1 劑。防治頭目昏花、眼部炎症、視力不佳。

龍眼肉（桂圓、圓肉）

龍眼肉是一個很響亮的名字，因它的內核很似人們想像中的龍眼，故而得名。本品味甘性平，歸心、脾經。《得配本草》歸納它有「益脾胃，補心血，潤五臟，治怔忡」。圓肉可用於思慮過度、勞傷心脾、氣血不足、驚悸不安、失眠健忘、病後體弱貧血等。

現代研究，本品含有葡萄糖、素糖、蛋白質、維生素A、B等營養物質，含有多種氨基酸、礦物質，少量脂肪、腺嘌呤、膽鹼。有人報導，本品對腦細胞有一定的補充作用。據美國的一項研究，本品對增強記憶、消除疲勞特別有效。近年來研究，對大腦疲倦有鎮靜作用，還可增強大腦的思維功能。圓肉對思慮過度，頭暈目眩，和貧血引起的心跳心慌，食之有益。對健忘，記憶下降，神經衰弱、老年氣血不足、產後體虛乏力、營養不良，更年期婦女健忘、失眠、心煩、出汗，均有較好的效果。

【用法製備】

❶ 龍眼肉 4～6 克、蓮子 10 克、粳米 40 克，熬成稀粥，每晚服一次，10～20 天為一療程。治體虛乏力、精神不振。

❷ 龍眼肉 10 克、大棗 3 枚、白糖 10 克、小米 30 克、熬成稀粥一碗，每晚一次當晚飯飲用。治產後氣血虛弱、頭暈目眩，睡眠不佳。

❸ 龍眼肉 3 克，口服，每日 2 次，連服 15 天可治心

中煩熱、咽乾口燥。

❹圓肉酒：圓肉 250 克、35 ～ 38 度白酒 500 毫升。將圓肉放入瓶中加入白酒，加蓋密封，放置陰涼處，經常搖晃幾下。一個月後開封起蓋，其色應為嬌紅，即是酒成，取酒汁服用，每日 2 次，每次 5 ～ 10 毫升。服完酒後再將藥渣加入半斤酒中，浸泡後服用。治精神萎靡、驚悸失眠、脾胃虛弱、食慾不振、血虛心煩、虛勞體弱。還能健脾寧神、聰耳明目、壯體強身。確是一味養生佳品。

桑葚

【性味功能】本品是桑樹的果實，味甘微酸，性微寒，入肝、腎經，能養血滋陰、祛風除濕、補肝腎、強腰膝、健步履、利關節、補五臟、益精神、黑鬚髮、療虛熱、減熱渴。還可寧神清腦、聰耳明目、補腎固精、益陰生津。

現代研究，桑葚含有多種維生素，如維生素A、B_1、B_2、維C、胡蘿蔔素、煙酸等，還含有蘋果酸、鈣類、亞油酸、葡萄糖、蔗糖等。用於腰酸耳鳴、頭暈眼花、神經衰弱、失眠健忘、少年白髮、產後諸病。還可治便秘、疲乏無力、潮熱盜汗、乾咳少痰、遺精早洩、關節疼痛。

【用法製備】

❶鮮桑葚洗淨 10 ～ 15 克，每日 2 次口服。可治潮熱盜汗、乾咳少痰、頸淋巴腫大。

❷乾桑葚 10 克、何首烏 10 克、粳米 40 克。先將桑葚、何首烏用水浸泡 1 小時，熬 20 分鐘，去渣留汁，加水與粳米熬成稀粥。每晚服一次（當晚飯飲用），10 ～ 20

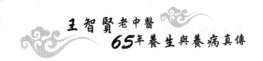

天為 1 療程。治頭髮早白、身體虛弱、肝腎不足。

❸ **桑葚粥**：桑葚 12 克、枸杞 15 克、紅棗 3 枚、白糖 10 克、粳米 40 克。先將紅棗與桑葚、枸杞水浸泡 1 小時，放入砂鍋中文火煮 30 分鐘，留汁去渣。然後加水與粳米熬成稀粥再放入白糖和藥汁，再熬 2 ～ 3 沸，即可食用。每晚 1 次，當飯食用。治腰膝酸軟、遺精早洩、頭暈眼花、耳鳴耳聾、心煩失眠、體質虛弱。

山藥

【性味功能】本品是一味很平和的補養藥。古代醫書稱之為「上品」、「主養命以應天，無毒，多服，久服，不傷人，輕身益氣，不老延年」。其補虛壯體作用可謂人人皆知。山藥味甘，性平，歸脾、胃、肺、腎經，有養陰益肺、健脾和胃、補腎益精、強身壯體，能治諸虛百損，五勞七傷。

現代研究，山藥含有澱粉酶、膽鹼、黏液質、蛋白質、10 多種氨基酸，並含脂肪、碳水化合物、維生素、鐵、鈣、磷等無機物。還有甘露聚糖、多巴胺、山藥鹼、尿囊素等。可以治療糖尿病，遺精盜汗，食慾不振，尿頻遺尿，婦女白帶，慢性腎炎，腹瀉便溏。

【用法製備】

❶ 乾山藥片 10 ～ 15 克（或鮮山藥 30 克切片）、粳米 50 克，煮成稀粥一碗，每晚當飯食用。治脾胃虛弱，體倦乏力，慢性腎炎，糖尿病等，而且可以長期服用。

❷ 炒山藥 30 克、蓮子 20 克、炒薏仁 30 克、芡實 20 克、紅糖 15 克。在 500 毫升水中浸泡 1 小時，熬成粥樣

物。每日 1 次共服 3 次。治婦女脾腎不足、白帶增多等。

❸ 炒山藥 100 克、茯苓 100 克。研成細末，過羅和入白麵 500 克中，發酵製成 10 個饅頭。每日服 1 個。治療脾胃不健、食少便溏、小兒發育不良，婦女脾虛帶下。

胡桃仁（核桃仁）

【性味功能】本品味甘性溫，歸脾、肺、腎、大腸經。因其核仁特點，形似人的兩個大腦半球，古人早就用來補腎健腦。古時在科舉前，每個考生都要吃些核桃仁來增強記憶，增強腦力。傳說清朝時，荷蘭公使因失眠致神經衰弱，李鴻章（清朝大臣）送給他胡桃仁，服後效果很好，故深得外國人好評。

本品可以藥食兩用，能補腎固精、溫肺止喘、益氣養血、補腦益智、壯體強身、潤腸通便，亦可治療腰膝酸軟、陽痿遺精、鬚髮早白、病後虛弱等。

現代研究，本品含有脂肪（主要是不飽和脂肪酸）、蛋白質、碳水化合物以及維生素A、B、C、E和鈣、磷、鐵、鋅、鎂等微量元素、卵磷脂、賴氨酸等，因此對大腦神經的補益作用很強，所以前人在考試前服用核桃仁有一定道理。

本品還能降低膽固醇，防止動脈硬化，其中V—E、卵磷脂、鋅、鎂等物質也有延緩衰老，增強抗衰老作用。胡桃仁還能烏髮黑髮、細嫩皮膚。

本品可用來防治肺、腎兩虛引起的老年性氣管炎、支氣管哮喘、肺氣腫、肺源性心臟病等肺部疾患。也可防治婦女產後體虛缺乳或一般人營養不良，以及氣血不足，神

經衰弱等。

本品可防治中老年腰酸背痛，腿乏無力，頭暈眼花，陽痿早洩，小便頻頻，尿路結石等有較好效果。對於兒童智力不足、記憶不佳、營養低下者，用之甚效。本品還對高血壓、動脈硬化、冠心病有防治作用，對腸燥便秘者能潤腸通便。胡桃仁還可以防癌抗癌。

【用法製備】

❶ 胡桃仁 2 個，每日早晚各 1 個，口服。可治腰膝酸軟、鬚髮早白、失眠多夢、精神不振、陽痿遺精及體質虛弱者。

❷ 胡桃仁粥：胡桃仁 5 克搗碎、枸杞 5 克、粳米 50 克，每晚熬粥食用。防治便秘，小便數頻。腎虛咳喘，腰酸背痛，腿腳乏力。

❸ 胡桃酒：胡桃仁 250 克，黃酒 500 毫升，先將胡桃仁烘乾、搗碎，裝入瓷器中，入鍋燉蒸 15 分鐘，冷後加入黃酒封蓋，放於陰涼處。20 天後服用每日 2 次，每次 10 毫升，服完後可將胡桃仁分次食用。可治虛寒咳嗽、頭暈耳鳴、遺精陽痿、夜尿頻數、大便秘結、腰膝酸痛。

蓮子

【性味功能】蓮子性平，味甘微澀，歸脾、腎、心經，能健脾止瀉，補腎益精，養心安神，壯體強身，還能清心止汗。

現代研究，本品含有多量澱粉、棉子糖、蛋白質、脂肪、碳水化合物、鈣、磷、鐵、鋅、維生素、膽鹼（有抑制鼻咽癌的作用）等。

本品適用於防治高血壓、心煩失眠、遺精遺尿、崩漏下帶、脾虛泄瀉，也適宜於癌症化療後的飲食調理。對體弱乏力、飲食減退者服之甚好。

【用法製備】

❶ 蓮子 10 克，粳米 40 克。先將蓮子用水泡 1 小時，後與粳米熬成稀粥，每晚當飯食用。亦可用蓮子粉 10 克，粳米 40 克熬成稀粥，再將蓮子粉撒入粥中熬 3-5 沸即成，每晚 1 次服完。主要功能是養心、益腎、補脾、潤腸、抗衰老。

❷ 蓮子、山藥、薏仁粥：蓮子 10 克、山藥 15 克、薏仁 15 克、粳米 15 克、紅糖 5 克。先將蓮子、山藥、薏仁用水浸煮酥，再加入粳米、紅糖，熬粥，一次服下。可治大便溏薄、婦女帶下、飲食不佳、失眠心悸等病。

白茯苓

【性味功能】茯苓是一種真菌物，生長在溫暖、乾燥、向陽的山坡松樹下，故有「千年之松，下有茯苓」之說。在我國秦嶺以南各省都有生長，但以雲南產者最佳，故又稱雲苓。

茯苓在我國開發利用已有兩千多年的時間了，歷史悠久、源遠流傳。《神農本草經》把它列為上品藥材。

茯苓味甘淡、性平，歸心、脾、肺、腎經，能健脾利濕、益腎安神。本品補而不峻、利而不猛，「久服安魂、養神、延年、不饑」，既能扶正又能祛邪，是個平補佳品。

現代研究，茯苓含有茯苓多糖、卵磷脂、蛋白質、脂肪、葡萄糖、氨基酸、膽鹼等多種有益於人體的物質。茯

苓有很好的抗癌作用，能提高機體的抵抗力。還能增強心肌的收縮能力，保護肝臟，防止肝細胞壞死。

茯苓可利水消腫，降低血糖，鎮靜安神，預防肥胖。治療胃炎及潰瘍病。對內耳眩暈症（美尼爾氏綜合徵）也有一定效果。

茯苓是一味很好的滋補強壯藥，清代慈禧太后把它作為經常性的補藥用來享受，並讓御膳房做成茯苓餅，賜給大臣們食用，成為清王府的名點。

後來也成了北京特產，不僅清香、高雅、味美，而且可祛病延年。還做成茯苓包子、茯苓玫瑰蛋捲等，為寶貴的養生食物增添了光輝。

【用法製備】

❶ **茯苓粥**：茯苓 10 克左右、粳米 50 克、白糖 5 克。將茯苓研成細末，同白糖、粳米熬成稀粥，每晚 1 次當飯食用。能健脾祛濕、防治腹瀉便溏、婦女帶下。

❷ **茯苓花捲**：茯苓細粉 60 克、白麵 300 克、發酵麵 200 克，用溫水和好，待發好後，對好鹼麵，揉均，擀成圓片狀（厚約一公分）。再將薑、蔥、麻油、花椒麵、薄荷麵等，調好後攤在麵片上，然後捲起來切成 20 個，擰成花捲，籠蒸。每日吃兩個。能健脾養胃、增進飲食。

❸ **茯苓包子**：(1) 茯苓 60 克、精白麵 300 克、發酵麵 200 克。摻水和好，待發酵後加入鹼麵揉均；(2) 素豬肉 70 克、蔥薑，食鹽、味精、麻油、香油、五香粉等適量。把肉剁爛，加入上述蔥薑等調料適量，做餡則，然後用揉好的麵捏成包子（20 個）蒸熟，食用，每日可吃 1 ～ 2 個。能健脾和胃、強壯體質。

薏苡仁

【性味功能】本品味甘，性微寒，歸脾、胃、肺經，是一種雜糧食用的中藥，在我國有悠久的歷史，老幼皆知。既可健脾滲濕，又可清熱排膿，被《神農本草經》列為上品。認為本品能「主筋急拘攣，不可伸屈，風濕痹，久服輕身益氣。」本品的食用不僅在民間早有流傳，歷代醫籍也均有記載。唐代《廣劑方》中記載：「用薏仁舂然炊為飲食，或煮粥安好。」宋朝《食醫心鏡》也說：「薏仁粥治久風濕痹，補正氣、利胃腸、消水腫、除腹中邪氣，治經脈拘攣。」明李時珍《本草綱目》說：「消渴飲水薏仁煮粥食之。」

現代研究，薏仁中含有碳水化合物、脂肪、蛋白質、甾體衍生物、薏仁酯、薏仁內酯、B 群維生素以及亮氨酸、賴氨酸、精氨酸、絡氨酸等人體代謝中不可缺少的物質。

薏仁具有清熱利尿功能，能消除尿路結石。對急慢性腎炎、黃疸性肝炎有良效。薏仁對癌細胞有抑制作用，適應於胃癌、腸癌、宮頸癌等。

本品還對青年扁平疣、傳染性軟疣、青年粉刺疙瘩以及皮膚營養不良的粗糙症，都有較好的效果。薏仁的清熱排膿作用也很好，對腸癰（闌尾炎）、肺癰（肺膿腫）都有顯著療效。還可以治療風濕性關節炎。

薏仁對脾胃病也有很好的療效。本品還有鎮靜鎮痛和治療糖尿病的作用。

總之薏仁是一個平淡可口、藥食兩用，保健強身，防治疾病的佳品，久食延年益壽。

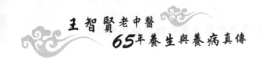

【用法製備】

❶薏仁粥：薏仁 20 克、粳米 30 克，下鍋同煮，熬成粥，每晚 1 次當飯吃光。治風濕痹症、筋脈拘攣、脾虛泄瀉。

❷薏仁、山藥粥：薏仁 10 克、山藥 10 克、粳米 50 克，加水適量，熬粥，每日 1 次，用於脾胃虛弱、食慾不振、消化不良。

❸薏仁酒：薏仁 200 克、35 ～ 38 度白酒 500 毫升。將薏仁搗成粗末，裝入袋中紮口，放入瓶內，加入白酒，封蓋。每日搖晃 1 ～ 2 次。半個月後開封飲用，每日 1 ～ 2 次，每次 5 ～ 10 毫升，服完後把粗粉晾乾，還可加入粳米，熬成稀粥食用。能祛風濕、強筋骨、健脾胃，對關節疼痛、周身沉重不適、下肢浮腫、大便溏泄者均有效。

芡實

【性味功能】味甘微澀，性平，歸脾、腎經。本品產於北方者名北芡實，產於南方者名南芡實。以色白、顆粒飽滿為佳。《神農本草經》將芡實列為上品，並指出「芡實補中強志，益精氣，令耳目聰明，久服輕身不肌，耐老神仙。」《本草綱目》稱：「糯米合芡實作粥食，益精強志，聰耳明目，通五臟，好顏色。」

《經驗方》還載：「雞頭粥益精氣，強意志，利手目。雞頭實三合煮熟去殼，粳米一合煮粥，日日空心食。」（雞頭是芡實的異名）因此中醫認為芡實能健脾止瀉、益腎固精、除濕止帶。凡脾腎不足之人（尤其是老人）經常吃芡實粥可以延年抗老。

現代研究，芡實含有蛋白、脂肪、碳水化合物及鈣、磷、鐵礦物質、維生素B、C、粗纖維等，對老年人小便頻數、夜尿多、體虛遺尿、便溏甚效。也適用於腎虛多夢，遺精早洩。還可治療慢性腸炎、腹瀉、婦女白帶增多等。

【用法製備】

❶ 芡實 10 ～ 15 克、粳米 40 克，同煮成粥，每晚當飯食用。治慢性腹瀉、尿頻、遺尿。

❷ 芡實 15 克、蓮肉 15 克、山藥 15 克、粳米 30 克、紅糖 15 克。先將芡實、蓮肉、山藥在水中浸泡半小時備用，再將紅糖和粳米加入水中，與上述諸藥一起熬成稀粥，每晚當飯食用。治脾虛便溏、婦女白帶、遺精遺尿、體虛乏力。

靈芝

【性味功能】 性平，味甘微苦，歸脾、心、肺三經。能益氣血，安心神，健脾胃，增智慧，療虛癆，益精液，堅筋骨，利關節，輕身不老，延年益壽，滋養強壯、補肺益肝。對虛勞心悸，失眠多夢，久咳氣喘，精神乏力，冠心病，高血脂，肝炎，腎炎，氣管炎，關節炎等多種疾病有防治效果。

現代研究，本品含有精氨酸等 13 中氨基酸，還含有鍺、鈣、鐵、鎂、錳、鋅、銅等多種微量元素、磷脂醯二醇胺、磷脂、膽鹼，還含有靈芝多糖、三萜類物質、靈芝萜酮、亞油酸酯、麥角甾、乙烯氧真菌融菌酶、腺嘌呤、尿嘧啶等很多物質。由於所含成分多，故其防治疾病的作用也就廣泛：

❶ 能治療神經衰弱，鎮靜止痛；

❷ 降低心肌耗氧量，加強心肌收縮力，改善心血管功能，對心律不整者甚效。降低血脂，減少肝硬化，降低血壓；

❸ 能防治慢性氣管炎和支氣管哮喘以及肺氣腫等慢性肺部疾患；

❹ 有保肝解毒作用，能降低轉氨酶，促進肝細胞再生；

❺ 可治療慢性腎炎、糖尿病，對白血細胞球減少症、小兒血小板減少症均有療效；

❻ 對進行性肌營養不良、多發性硬化症、肌強直、皮肌炎都有一定效果；

❼ 抗氧化、延緩衰老。靈芝能清除自由基的有害作用，還有促進DNA合成和推遲衰老的作用。因此對全身乏力，精神不振，記憶減退，頭暈耳鳴，臟腑功能不足均能滋養強壯，是一味既治病又壯體的佳品。

❽ 抗炎、抗腫瘤、抗放射，調節免疫等。

【用法製備】

❶ 靈芝酒：靈芝 200 克切成小片、35 ～ 38 度白酒 500 毫升、冰糖 50 克。將靈芝浸入酒瓶中，每天均搖幾次，15 天後將冰糖打碎放入藥酒中，待化 3 ～ 5 天，然後起蓋。每日飲用 2 次，每次 5 ～ 10 毫升，喝完後再浸再服，直至味淡。能鎮靜催眠，治療消化不良，食慾不振，身體不適等。

❷ 靈芝片：靈芝 10 克切成小片，水浸泡 2 小時，煮 30 分鐘，去渣，然後再加入冰糖 5 克（打碎），再煮沸 3

分鐘，待溫後一次服用。防治氣管炎、支氣管哮喘、神經衰弱、失眠、食慾不振、白細胞減少症。

第二節　22種常用食物的養生功能簡介

❶花　生：

性平味甘，能潤肺止咳，健脾和胃，消食去積，延年益壽。本品含有豐富的蛋白質、脂肪、碳水化合物，還含有磷、鐵、鈣等礦物質及維生素A、B、E、K等，並能供給人體八種必需氨基酸和不飽和脂肪酸，還有卵磷脂／膽鹼等多種營養物質。

對於食慾不振、消化不良、咳嗽多痰、婦女乳汁缺乏、高血壓、高血脂、冠心病、動脈硬化、各種出血性疾病、糖尿病、皮膚病、前列腺腫大等都有較好效果。對兒童及老年人也有很好的營養保健作用。常服可延年益壽，故稱長壽果。

❷黃　豆：

性溫味甘，（包括豆腐、豆漿）含有很高的蛋白質，每100克含40～50克，是大米的六倍。有鈣、磷、鐵、銅、鋅、硒等微量元素、八種人體必需氨基酸和多種維生素。能寬中健脾，潤燥利水，具有防癌、降脂、降糖、補氣、補血等作用，是人體正常代謝必需的營養品。

❸牛　乳：

（包括酸乳）性平味甘（乳酸味甘酸），可扶虛補損，生津潤腸，對心腦血管病，氣血不足，營養不良，病後體虛，兒童生長發育均效。

含有三種蛋白質和所有必需氨基酸，多種維生素，多種微量元素。現在人們也提倡喝酸乳，它可以保持有益菌的生長。

❹ 莜　麵：

性平味甘，能增強體質，延年益壽，健脾益氣，清腸補虛，養胃止汗。蛋白質含量相當於大米的兩倍，其氨基酸的組成亦較均衡，特別是人體必需氨基酸含量，高於世界衛生組織的推薦值。並有多種維生素，微量元素及亞油酸，皂甙酸等。可降糖、降脂，是糖尿病的最佳食品，對中老年人慢性病患者均適用。

莜麵不易消化的說法是誤解。其主要原因是籠蒸時間過長，使蛋白質有凝固現象，故而耐飽難消化。如果蒸 8 ～ 10 分鐘，最多不超過 12 分鐘，就很容易消化了。

❺ 蕎麥麵：

性涼味甘，能除濕止痛、解毒開胃，健脾益氣，消食化滯。含有豐富的蛋白質及維生素、鈣、磷、鐵等微量元素，還有芸香甙等成分。有三降作用（降脂、降糖、降血壓），還可以預防胃腸疾病，為現代提倡的食用品。

❻ 小　米：

性涼味甘微寒，有鎮靜安神、除濕健脾、補中益氣、滋陰養血等作用。適宜脾胃虛弱、反胃嘔吐、腹瀉傷食。含有豐富的蛋白質、碳水化合物、多種維生素、微量元素。其催眠作用良好，每晚吃一頓小米粥，一晚上睡得香甜。小米也是我國北方人民世世代代喜愛吃的主食之一。

❼ 馬鈴薯：（山藥蛋、土豆）

性平味甘，能和胃調中，健脾益氣，滋腎強身，消炎

解毒，潤滑腸道，消積利尿。含有多種營養物質，如澱粉、蛋白質、維生素、礦物質，特別是鉀的含量多。馬鈴薯為鹼性食品。可吸收水分，吸收毒物，吸收脂肪，也是治心衰水腫的好食品（含鉀較高）。它可以防治高血壓、動脈硬化、肥胖症、老年性便秘，強體抗癌。山藥蛋既是糧，又是菜，也是世界人民喜歡吃的最有全面營養的食品，故有「菜中之王」的美稱。

❽ 紅　薯：（包括白薯）

性溫味甘，有健脾益氣、壯腰固腎、溫陽縮尿、安神養胃、通利大便之功能。對癌症、肝病、腎病均有良好作用，也是中老年人的最佳食品之一。

含有一種多糖類蛋白混合物，維生素A、C的含量也位居主食之首。因此可增強視神經的營養，可防治夜盲症。紅薯對高血壓、動脈硬化、肥胖症等都有防治作用，是物美價廉、營養可口之食品。

❾ 南　瓜：

性溫味甘，能補中益氣、消炎解毒、益肝滋腎、通便止痛。含有多種營養物質，如葡萄酸、精氨酸、南瓜氨基酸、腺嘌呤等。可食、可飯、可菜，也可藥用，是風靡日本的天然食品。它還是維生素A的前體、胡蘿蔔素含量很高，能保護視力。

它含有鈷的成分，能補血、治糖尿病、冠心病、高血壓、高血脂、肝炎、肝硬化、腎臟病、肥胖、便秘、泌尿結石、還能防癌。

❿ 苦　瓜：

性寒味苦，能清熱袪暑、調補脾腎、清心明目、消炎

解毒，益血養肝、益氣止渴。含有三大營養物質及多種維生素、微量元素。其中維生素C的含量為菜瓜甜瓜的 10 倍。還含有多種氨基酸、苦瓜、甙、五羥色胺等。是人體不可缺少的營養物質，有降糖、降脂、降血壓、提高免疫功能和抗癌的作用。

⑪ 黃　瓜：

味甘性涼，有清熱除濕、利水滑腸的功能。含蛋白量較少，但必需氨基酸的含量較多，脂肪小，糖量多（如葡萄糖、豐乳糖、甘露糖等）。維生素C及鈣、磷、鐵等的含量，高出西瓜四倍。

黃瓜能抑制糖類物質轉化成脂肪，故有減肥降脂作用。黃瓜還可以降低膽固醇，保護肝臟，增強白細胞的吞噬功能，治療糖尿病、水腫、高血壓等，他還是治療喉嚨腫痛的良藥美食。

⑫ 玉　米：（玉茭子）

性平味甘，能健胃調中，壯體益氣、健脾消食、滋補肝腎。含有多種營養物質及斛皮素、亞油酸、谷胱甘肽等。所含硒元素能抗癌。本品可降壓、降脂、降糖、防止動脈硬化、預防糖尿病、冠心病。還能抗衰老，使皮膚不生皺紋，適當食用有一定好處。

⑬ 胡蘿蔔：

性平味甘，可強心消炎、健胃消食、補養肝腎、壯體強身，素有小人參之稱。它既可食用，又可入藥。胡蘿蔔的營養成分有兩個特點：一是含糖量高於一般蔬菜；二是有豐富的胡蘿蔔素。

目前發現的二十多種維生素，胡蘿蔔內就含有 10 種

以上。還含有 5 種必需氨基酸，其中賴氨酸的含量最高。還有琥珀酸鉀鹽等。胡蘿蔔可保護眼睛，防治夜盲。能降壓、降脂、抗過敏、美容、美髮、美皮膚，保護黏膜。止咳、防癌（特別是肝癌），提高抵抗力。

⓮ 番茄（西紅柿）：

性微寒味甘酸，能清熱解毒，健脾消食，補腎利水，生津止咳，養血養肝，防衰防老。對高血壓，心臟病，肝炎，腎臟病，糖尿病，牙齦出血等都有效果。含有多種營養成分，維生素 C、核黃素、硫胺素的含量相當於蘋果的 2 ～ 3 倍。磷、鈣、鐵等相當於蘋果的 4 倍，碳水化合物只有蘋果的一半，是理想的低熱量營養品。

其營養成分在高熱和酸堿環境中不易破壞，特別是維生素 C 更是如此。它還含有硼、錳、銅等元素。每天如果能吃 100 ～ 200 克番茄，僅這一種食品，就可以補充其維生素和礦物質的消耗。它所含的谷胱胺肽，有抗癌、抗衰老作用。番茄鹼能抗人體有害的真菌，還有降壓、降糖、降血脂的功能。

番茄必須加熱才能釋放出番茄素，這樣才能清除人體自由基，起到抗癌、防止慢性病發生。番茄炒雞蛋或番茄蛋湯是理想的飯食。

⓯ 黑木耳：

性平味甘，能益氣增智、扶虛補損、補血止血、滋養肝腎、養胃壯體、強身抗老。含有豐富的蛋白質、鈣、鐵、磷、鉀、及維生素B、C、胡蘿蔔素等人體必需的物質。所含碳水化合物有好幾種糖類，如木糖、甘露糖等。久服可輕身強志，防止老年癡呆症。又可稀釋血液，防止

心肌梗塞、腦血栓、抗癌等。一天可吃 3 ～ 5 克亦可吃到 10 克左右。

⑯ 大　蒜：

性溫味辛，能殺蟲解毒、健胃消積、通五臟、達諸竅、去寒濕、辟邪惡、消癥腫、化肉食。有較強的殺菌作用，是植物中最大的抗生素之一。還含有多種營養物質，能降低膽固醇、甘油三酯，增加高密度脂蛋白，減少低密度脂蛋白。因此有降糖、降壓、降脂的作用。

大蒜可提高免疫能力，防治多種癌症，但必須是切成片狀，經空氣氧化 15 分鐘，釋放出大蒜素，才能起作用。生大蒜不宜空肚多吃。它對眼也有副作用，故民間有「蒜解百毒，於眼不利」之說。

⑰ 海　帶：

性寒味鹹，能軟堅散積、止嗽化痰、利水清熱。含有大量纖維素及多糖類物質，還有碘、鈣、磷、鐵、鈷、氟等。含碘量居食品首位，鈣、鐵含量，也很驚人，每百克中分別達 1177 毫克和 150 毫克，對婦女、兒童、老人都有很重要的保健作用。海帶適宜於高血壓、高血脂、冠心病、骨質疏鬆等，還可以防治甲狀腺腫。

將海帶和胡蘿蔔切成絲狀，開水浸泡片刻，撈出後用鹽、醋、大蒜、香油涼拌當菜吃，效果很好。海帶雖然貌不驚人，卻有「長壽菜」、「含碘將軍」之美譽。它可以涼拌、葷炒、煮湯食用，還可入藥治病。

⑱ 紫　菜：

性微寒味甘淡，能化痰軟堅、清熱利尿、補養心腎、壯體催乳。蛋白質含量是海藻類中的冠軍，與大豆相差無

幾，為蘑菇的 9 倍、大米的 6 倍、麵粉的 3 倍。維生素A
的含量約為牛奶的 67 倍，其他維生素含量也很高。紫菜
中含有較豐富的膽鹼，是神經細胞傳遞資訊的主要物質，
故常吃紫菜可增強記憶。

本品可防治動脈硬化、甲狀腺腫大、氣管炎、咳嗽
等，還適應於白髮、脫髮、乳腺增生、各種腫瘤病人，民
間還用來催奶。

❶❾蘑　菇：（包括香菇）

性平味甘淡，健脾開胃、理氣化痰、強身壯體、增進
食慾。含有人體必需的八種氨基酸以及多種維生素、微量
元素。它對人體健康起很重要的作用，但吃不胖人。還含
有少見的傘菌氨酸、口蘑氨酸，故味道鮮美。

亞油酸含量也較豐富，還含有干擾素，誘導劑，大大
增強人體對癌症的抵抗力，被稱為「天然抗癌良藥」。又
能防治高血壓、高血脂、糖尿病、提高人體抗病能力。還
適宜於白細胞減少症、腎病、癌症放療、化療後的調理。

❷⓿白　菜：

性微寒味甘淡，能清熱解渴、養胃消食、治咳嗽、利
小便、潤腸通腑。我國栽培已有六千年歷史。所含礦物
質、維生素等營養物質大致與胡蘿蔔差不多。白菜中所含
的鋅，比肉和蛋類都高。鋅對人體生長發育很重要，能促
進幼兒生長，防止多動症發生，也能增進精子的活動，促
進傷口癒合。它所含的粗纖維能促進腸蠕動，可增進食
慾，幫助消化，還有一定的抗癌作用。

白菜營養豐富，脆美無渣，可以炒、燉、溜、做餡、
配菜、涼拌。故有人稱它為：「菜中的神品」，也是我國人

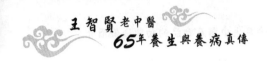

民最喜歡最常吃的食物之一。

㉑ 蔥頭：（洋蔥）

性溫味辛，是一味新興的大眾化蔬菜之一。它含有蛋白質、糖類及磷、碘、鐵等營養物質，還含有前列腺素以及能啟動血溶纖維蛋白原活性的成分。這些物質均為血管擴張劑，可以減少外周血管和心臟冠狀動脈的阻力，並能對兒茶酚胺有調節作用，也有利於排鈉。還含硒元素物質等物質，故能降糖、降壓、降脂、抗癌。此外可開胃下氣、化濕去痰，對腸炎、滴蟲性陰道炎均有一定效果。

㉒ 菠菜：

性涼味甘淡，能利胃腸、開胸膈、補血止血、養血活血、生津潤燥、養肝明目。本品含有豐富的維生素、礦物質，特別是維生素A源（胡蘿蔔素）、維生素B、C及鐵元素最高，其次還有維生素D、E等。適應於高血壓、糖尿病、貧血、便秘、夜盲、皮膚粗糙、皮膚過敏等，還可預防感冒。

第五章　三十種常見病的養生防治

第一節　感冒養生既可防，又可治

一、概述

感冒一病主要是因氣候突變，寒溫失常，六淫風邪乘虛侵入人體而發，也可因身體虛弱，稍有不慎即外感風邪而易所得。其主要症狀有發熱、惡寒、鼻塞流涕、打噴嚏、全身酸痛不適等。

風寒感冒以畏寒重，發熱輕，鼻塞聲重，流清涕，打噴嚏。舌苔薄白為主。

風熱感冒以發熱重，畏寒輕，身痛頭痛，酸楚不適，口渴，鼻塞流黃涕，舌苔薄黃。無論風寒風熱，有時還可能夾雜一些濕、暑、燥等邪氣侵犯之表現。體弱者還可有一些虛症的表現。

本病易感人群較多，不論男女老少，時令氣候都可能得病，而且一年四季均有發生，但以春季和冬季比較多發。它的特點是發病較急，病程較短，一般多為 3 ～ 7 天就可痊癒。起初鼻塞聲重，流鼻涕，打噴嚏，惡風，惡

寒，繼而發熱咳嗽，咽部發癢或稍痛，也可有全身酸楚不
適等，只要有這些表現就可以診斷為感冒。本病的治療原
則是：以辛溫發汗，辛涼解表等方法。汗而發之，解表達
邪外出。但最重要的還是養生防治，未病先防。

二、防重於治的養生調攝

治未病是養生的宗旨，透過養生調理，使人體健壯充
實，抗病力增強，不易得病，達到健康生活目的。因此日
常的生活起居甚為重要。

❶ 加強鍛鍊：

增強體質，提高免疫能力。根據不同的體質，不同的
年齡，選擇各種適應於自己鍛鍊的方法。如散步、跑步、
廣播操、太極拳、游泳等等。運動鍛鍊貴在堅持，不能有
病才鍛鍊，臨時抱佛腳，反而有害無益。

❷ 注意生活起居：

要按時作息，多參加戶外運動，勞逸結合。一年四
季，特別是冬春季節，更應注意冷暖變化，隨時增減衣
服，避免與感冒病人接觸。室內保持空氣流通，不要太乾
燥。多飲水多吃水果。冬春季節，每十天至半個月，用食
醋半斤加水一倍，加熱熬煎使氣體蒸發室內，一者可以增
加濕度，減少乾燥；二者可淨化空氣，殺菌消毒，預防感
冒，這也是民間常用之效方。

❸ 中醫藥預防：

平素體弱多汗者，可服用「玉屏風散」，其方由生黃
蓍 60 克、防風 30 克、炒白朮 40 克組成，共研細末，每
日 2 次，每次 4 克，開水送服。方中黃蓍益氣固表，白朮

益氣健脾，助黃蓍以加強固表衛外之功。配防風走表祛風，抵禦風邪。黃蓍得防風固表而不留邪，防風配黃蓍，祛邪而不傷正。藥雖三味，但補中有疏，散中有補，相反相成，對預防體虛感冒有良效。

❹ 飲食方法：

感冒初期無論風寒風熱均可用之。

(1)小米 40 克，連鬚蔥白一節（2 寸），香菜 10 克（後下），生薑 3 片，大棗 2 枚，食鹽 3 克，小米 20 克。以上諸物共加水 500 毫升，文火熬成 300 毫升，1 次服下。

(2)麵條湯一碗，加入蔥白 10 克，胡椒麵 2 克，生薑麵 3 克，趁熱吃下，微量出汗，對風寒感冒甚好。

(3)綠豆 30 克，白菜根 3 個（切碎），冰糖 20 克，綠豆與白菜煎濃再加入冰糖熬沸 1 次服下，對風熱感冒較好。

三、按摩拔罐

❶ 按　摩：

兩手中指頭，揉按迎香穴（鼻翼傍開 5 分許）100 次，每日 2 次；兩手中指頭揉按風池穴（枕骨粗隆下與耳後乳突之中點處），每日揉按 1～2 次；太陽穴（眉梢與眼外角直線之交叉處），中指揉按，每日 1～2 次，每次 100 次。

❷ 拔罐：選穴：太陽、印堂、大椎。

印堂穴在鼻準直上兩眉頭中點處；大椎位於第七頸椎下凹陷處。一般用相應口徑的火罐，先在印堂、太陽拔罐各 10 分鐘左右。起罐後在大椎穴拔罐 10 分鐘。如發熱較甚，可用三棱針刺大椎穴出血，再拔罐，清熱效果更好。

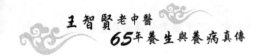
四、針灸療法

❶針　刺：

選穴：曲池、合谷、少商、商陽、太陽、印堂。曲池穴，曲肘取穴，肘橫紋盡頭凹陷處；少商在大拇指橈側距指甲角一分許處；商陽在食指橈側距指甲角一分許處。

❷針刺手法：

先用三棱針在印堂、少商、商陽點刺放血，然後刺曲池、合谷、太陽。得氣後留針 15 ～ 20 分鐘，每五分鐘行針一次，出針時搖大針孔，迅速出針，不按針孔。

❸艾灸法：

風池、合谷。用艾捲溫和灸每穴各 5 ～ 8 分鐘，多用於風寒感冒者

五、中醫中藥防治

❶風寒感冒基本方：

> 防風 8 克　紫蘇 10 克　荊芥 8 克　桂枝 8 克
> 炒白芍 10 克　川芎 12 克　淡豆豉 10 克　桔梗 8 克
> 甘草 3 克　生薑 3 片　大棗 2 枚　蔥白 1 節

加減：

(1)頭痛較甚者，加白芷 10 克，藁本 10 克。

(2)鼻流清涕較甚者，加香菜 10 克，蒼耳子 10 克，白芷 10 克；

(3)咳嗽者，加紫菀 10 克，冬花 10 克；

(4)怕冷無汗，全身酸楚者，加羌活 10 克，服藥後再

喝稀粥一碗，微微汗出即癒。

❷ 風熱感冒基礎方：

> 銀花 10 克　連翹 10 克　牛蒡子 10 克　薄荷 8 克
> 菊花 12 克　桑葉 12 克　葛根 10 克　黃芩 10 克
> 桔梗 10 克　柴胡 8 克　炒白芍 10 克　甘草 3 克

加減：

　　(1)咳嗽者，加蟬蛻 10 克，杏仁 10 克，百部 10 克；

　　(2)咽部疼痛者，加山豆根 10 克，蟬蛻 10 克，魚腥草 10 克，射干 8 克；

　　(3)頭悶如纏，身重如裹者，加羌活 8 克、佩蘭 10 克、蔓荊子 10 克；

　　(4)體溫高者，葛根加至 15 ～ 20 克、黃芩加至 15 克、柴胡加至 12 克。如不效再加石膏 30 ～ 40 克（先煎）、知母 12 克、小米一撮。

❸ 流行性感冒基礎方：

> 大青葉 15 克　貫眾 6 克　銀花 12 克　連翹 12 克
> 菊花 12 克　牛蒡子 10 克　薄荷 8 克　馬鞭草 10 克
> 黃芩 12 克　桔梗 10 克　葛根 15 克　柴胡 10 克
> 甘草 3 克

加減：

　　(1)咽部腫痛者，加山豆根 12 克，馬勃 10 克，蘆根 10 克；

　　(2)壯熱不退，口苦咽乾者，加知母 12 克，石膏 30 ～

50 克（先煎），梔子 10 克，小米一撮，並加大葛根、銀花、黃芩、柴胡用量。

(3) 咳嗽者，加浙貝母 12 克，蟬蛻 12 克，前胡 10 克，百部 10 克，桑皮 10 克；

(4) 神昏高熱者，加乾地黃 15 克，丹皮 12 克，丹參 12 克，水牛角粉 20 克，鬱金 12 克，石膏 30 ～ 50 克，同時加大銀花、黃芩、葛根、柴胡用量；

(5) 腹部不適者，加陳皮 12 克，厚朴花 10 克，枳殼 10 克；

(6) 孕婦患病者，減去貫眾。

第二節　慢性氣管炎的養生防治

一、概述

慢性氣管炎屬中醫咳嗽、痰喘範疇。多因體質虛弱、感冒未徹底治癒，或因物理、化學、微生物、過敏等因素所致。臨床上以咳嗽、咳痰、喘息等症狀為主。咳嗽以夜間早晨為最，活動時氣短喘息。病情多在每年秋冬發作加重，次年春夏緩解，每年發作時間需得 3 ～ 4 個月左右，重者更長，連續兩年以上者即可成立診斷。本病常因反覆發作，經常感冒，而逐年加重，終至發生肺氣腫、肺心病。

二、運動鍛鍊

❶ 呼吸操：

早晨 8 ～ 9 點鐘，面向東南方向站立，兩腿分開，兩足與肩同寬，雙目微閉或眯縫眺視，全身肌肉放鬆，神情

泰然。閉口用鼻吸氣，同時使腹部慢慢鼓起，儘量吸氣到最大限度，然後微開口唇，緩慢呈吹哨狀呼氣。呼氣時還可用氣功中的六字呼氣法，呼呬字，有養肺作用。呼時不能出聲，時間只用 3 ～ 5 分鐘。呼氣同時將腹部收回，逐漸形成腹式呼吸。呼吸運動每天可做兩次，每次 10 ～ 20 分鐘。經過幾個月的鍛鍊，就會感到氣急大減，體力有增。

❷ 氣功意守：

早晨醒來，用平臥位或坐位，全身放鬆，精神自然，用意識冥想治喘穴（背部第七頸椎與第一胸椎之間，兩側傍開一寸處）。要思想集中，心不兩用，仍用腹式呼吸，堅持 20 ～ 30 分鐘。晚上仍用上述方法，意守華蓋穴（胸骨正中線平第一肋間隙），時間可以是 15 ～ 20 分鐘或更長一些。治喘穴能平喘止咳，華蓋穴能寬胸利氣，同時進行緩慢深長的腹式呼吸。

❸ 太極雲手呼吸法：

每天上午或下午面南而立，兩足分開與肩同寬，雙目平視前方，身軀稍成馬步狀態，再用左右兩手，做雲手動作，配合一呼一吸，儘量緩慢深長而均勻。每次 100 次左右，也可同時在呼氣時呼出呬字，以壯肺氣。

三、食療防治

❶ 胡桃仁紅糖粥：

胡桃仁 2 ～ 3 個（打碎），紅糖 10 克，白蘿蔔 15 克，切成條狀或塊狀，粳米 40 克，以上之物熬成稀粥一碗，每晚一次當飯吃，15 ～ 20 天為一療程。隔一段時間可以重複應用。本方對偏陽虛者療效較好，可以在秋冬食用。

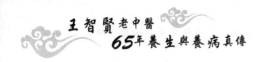

❷百合鮮梨粥：

百合 10 克，鮮梨 30 克，冰糖 8 克，白蘿蔔 15 克（切成條狀或塊狀），粳米 50 克，共同熬成稀粥，每晚當飯食用，15～20 天為一療程。本方適應與于偏陰虛有熱者，春天服之為宜。

❸百合茯苓粥：

百合 10 克（研細粉備用），茯苓 15 克（研細粉備用），紅棗二枚，白蘿蔔 10 克（切成條狀或塊狀），冰糖 8 克，粳米 40 克，熬成稀粥，然後把百合和茯苓粉撒在鍋內再熬 2～3 沸，即可食用。每晚 1 次當飯吃，本方適於脾胃虛弱、痰多咳喘者。

❹麻油燈燒棗：

紅棗若干枚，使用棉花搓成捻則，放入酒盅內再放入麻油（植物油）點燃，將鐵絲紮在紅棗中，上燈燒熟。一邊轉一邊燒，有氣體噴出來時，這一部分就算燒熟了。再轉再燒，直到完全燒熟。吃時連煙煤也吃進去（當然棗核須去掉），每日 2 次，每次 3 個，能健脾和胃，止咳祛痰，民間多用有效。

四、穴位按摩

❶穴　位：

華蓋、玉堂、魚際、合谷。華蓋穴位於胸骨正中線平第一肋間隙處；玉堂穴在胸骨正中線平第三肋間隙處；合谷在手背第一掌骨與第二掌骨中點處；魚際，仰掌取穴，在第一掌骨中點黑白肉際之間。

❷方　法：

(1)平臥，一手中指頭按華蓋穴，一手中指頭按玉堂穴，以無名指、食指作輔助，每穴各揉按 100 次。

(2)坐位或臥位均可，兩手虎口交叉，一手食指和一手拇指頭稍屈曲，食指頭按合谷穴，拇指頭按魚際穴各 100 次（同時進行）。揉按完了再換手交叉，仍用前法，揉按另一手的　合谷與魚際穴各 100 次。

五、針灸防治

❶選　穴：

合谷、魚際、足三里、行間、玉堂、太淵、照海、列缺、豐隆、膻中。太淵穴位於腕橫紋上橈側動脈稍外處。列缺穴位於橈骨，莖突，腕橫紋上一寸五分，掌側凹陷處；照海穴位於足內踝下一寸凹陷處。其餘穴位見後文（略）。以上穴位共分兩組，第一組為合谷、魚際、足三里、行間。第二組為太淵、照海、列缺、豐隆。每日一組，交替應用，共針 8 ～ 10 次為一療程。

❷針　法：

定好穴位，進針後捻轉得氣，然後留針 20 分鐘，每隔 5 分鐘行針 1 次，出針時應視病情虛實和體質強弱定補瀉方法。如急性發作，氣喘體壯者可用搖大針孔迅速出針，不按針孔（瀉法）。如為慢性緩解期或體質較弱者可用補法，即緩慢撚轉出針，急按針孔，揉按片刻。

❸艾捲溫和灸：

在氣管炎緩解期可教病人自己用艾捲溫和灸華蓋、膻中、足三里、列缺、魚際、合谷等穴，每次選擇 2 ～ 3

穴，溫灸 10 ～ 15 分鐘，可起到防治作用。灸法請參照胃炎一章（略）

六、中醫藥防治

❶ 緩解期慢性氣管炎的防治中藥（可減輕現有病情，預防復發加重）

```
冬蟲草 20 克（本品藥價昂貴可以不用）
胡桃仁 40 克    補骨脂 30 克    淫羊藿 30 克
炒山藥 40 克    五味子 30 克    炒白朮 40 克
生黃蓍 40 克    蛤   蚧 1 對    西洋參 40 克
冬   花 40 克    杏   仁 40 克    百   部 30 克
茯   苓 40 克    蟬   蛻 30 克    桃   仁 30 克
魚腥草 30 克    人   參 20 克    防   風 20 克
桔   梗 30 克    甘   草 30 克    益母草 30 克
```

共為細末，每日 2 次，每次 5 克，麻油燈燒棗 3 枚，淡鹽水送下。同時揉按天突穴 10 分鐘，也可以將藥麵煉蜜為丸，重 10 克（含藥麵 5 克），每日 2 次，每次 1 丸，淡鹽水送下，同時揉按天突穴 10 分鐘。

本方減去蛤蚧、冬蟲草，可用每味藥劑量的 1/3，作湯劑服用。

❷ 發作期中藥處方：

```
冬花 12 克    杏仁 10 克    百部 10 克    茯苓 10 克
桑皮 12 克    紫菀 12 克    蟬蛻 12 克    桔梗 10 克
浙貝母 10 克    魚腥草 12 克    甘草 30 克
```

加減：

(1)有喘息者，加地龍 10 克，白果 10 克，炙麻黃 3 克，萹蓄 8 克；

(2)有外感者，加紫蘇 10 克，連翹 10 克，桑葉 12 克；

(3)偏肺陰虛者，加百合 10 克，沙參 10 克，天冬 10 克；

(4)肝火犯肺（木火刑金）、口苦咽乾、脅痛咳嗽者，加黃芩 10 克，柴胡 8 克，炒白芍 10 克，枳殼 8 克

(5)脾虛痰濕者，加陳皮 12 克，半夏 8 克，炒白朮 10 克。

七、生活中的養生注意

❶ 絕對戒菸

因為吸菸是引發疾病，加重病情最危險的因素，還可以加速肺氣腫、肺心病的發展，也可以引起肺癌。

❷ 節制飲食

吃飯八分飽，可減輕咳嗽和氣喘，吃的過飽會加重病情。不吃有刺激的食物，可以保護脾胃。中醫理論認為脾胃屬土，肺屬金，土能生金，脾胃健壯，能滋養肺臟，也就是培土生金（母能生子，母壯兒肥）。

❸ 防治感冒

(1)遇有感冒流行或家中有感冒病人時，可用食醋半斤，加入一倍水，煮沸使蒸氣散發室內，起到淨化空氣，消毒殺菌作用。

(2)在氣候變化時可及時增減衣服。

(3)兩手中指頭按摩迎香穴各 100 次（鼻翼傍開 5 分

處），早晚各 1 次；還可用中指頭按摩風池穴（枕骨粗隆下與耳後乳突中點處），每日 2 次，每次 100 次。

第三節　支氣管哮喘養生防治效果良好

一、概述

支氣管哮喘是由內源和外源等各種複雜因素所致，是一種肺部廣泛而可逆性的肺小支氣管痙攣疾病。屬中醫哮症、喘症範疇。

發病時呼吸困難，特別以呼氣性困難為主。兼有鼻翼搧動，張口抬肩、喘息、咳嗽、胸悶、心悸，以至有紫紺等，甚是痛苦。哮指聲音，喘指氣息，二者兼發，故稱哮喘。本病主要有內外兩種因素所致。

內因者多為臟氣虧虛，病後體弱致病；脾虛不能運化痰濕，痰阻氣道；腎虛不能納氣，氣阻於肺，肺虛清肅失權，氣壅成喘；肝失疏泄，情志失和，憂思鬱肺，造成喘息。此外勞累過度，房事不節等，皆可致病。

外因方面第一是飲食不當，嗜酒甘肥，或過食寒涼，吸菸無度，薰蒸氣道；第二是環境污染，大氣不潔，花粉異味，魚腥發物，刺激肺道，使氣管攣結而為氣喘。因此古人有腥哮、糖哮、醋哮、鹹哮之說，都與異味偏食有關。此外也有在月經期，劇烈運動後，大勞、大怒、大驚時發作者。

本病防治原則：急則治其標，緩則治其本。發作時豁痰開竅，宣肺平喘，解痙脫敏，舒展氣道。緩解期健脾祛痰，補腎益肺，疏肝解郁，扶助正氣，抵抗外邪。

二、精神情緒調養

人為萬物之靈，情志第一。情志不良可以誘發諸多疾病，也可以使多種病症加重。精神愉快，情志舒暢，可以使氣道舒展，哮喘不發作或減輕。故要避免煩惱、急躁、憂鬱、驚恐，而要心平氣和、情緒穩定、泰然處之、善待一切、無憂無慮，對病情大有好處。

三、生活起居

哮喘患者要生活規律，注意冷暖，根據氣候變化，及時增減衣服。對於寒冷更應注意。日常生活中要避免吸入穢濁之氣，避免與過敏物質接觸，不用致敏藥物，避免煙塵燥氣，不能太勞累，要節制性生活。這些在生活中看似平常小事，實際上對疾病發作起很重要的作用。

四、體育鍛鍊

體育鍛鍊是增強體質，增加免疫能力的重要方法，不能認為可有可無，而是要克服惰性，積極鍛鍊，持之以恆，方可取得良好效果，防患於未然。具體內容請參考慢性氣管炎、感冒等有關章節（略）。

五、飲食調理

「病從口入」，是有科學性的諺語，因此要忌菸戒酒，不吃生冷飲食，不吃辛辣異味，不吃魚蝦海鮮，不過饑過飽，要定時定量，講究衛生。現介紹幾種食粥療法如下：

(1)黑木耳 5 克，百合 8 克，胡桃仁 3 個（打碎），花生仁 8 克，粳米 40 克，冰糖 8 克。先將黑木耳、胡桃

仁、花生仁用水洗淨再浸泡 20 分鐘，然後與粳米、冰糖一塊煮粥一碗，一次服下，每日 1 次，連服 20 天。亦可隔幾日服 1 次，多服有益，對肺腎兩虛之哮喘甚效。

(2)白果 8 克，陳皮 10 克，地龍 10 克，五味子 10 克，用水浸泡 1 小時，熬煎 30 分鐘去渣留汁，再加入粳米 50 克，冰糖 8 克，熬成稀粥一碗，每晚當飯服用，對急性發作有效。

(3)胡桃仁 2 個，甜杏仁 8 克，花生仁 10 克，紅棗 2 枚，粳米 40 克，冰糖 8 克，白蘿蔔 20 克（切條狀），先將胡桃仁、杏仁、花生、紅棗、白蘿蔔洗淨冷水浸泡 30 分鐘，再和粳米、冰糖共同熬成稀粥 1 碗，每晚 1 次當飯吃，共服 10 日，對脾腎虛弱之哮喘患者較好。

(4)黨參 8 克，茯苓 10 克，胡桃仁 2 個，百合 8 克，紅棗 2 枚浸泡 1 小時，水煎 30 分鐘去渣留汁，加入粳米 50 克，再加適量水熬成稀粥 1 碗，每晚 1 劑當飯服用。本方對肺、脾、腎三臟都有滋補功效，體虛者可經常服用。

(5)雞蛋 1 枚，地龍 9 克（研細末），將雞蛋打一小孔，放入地龍粉，用紙糊口，上鍋蒸熟，趁熱食用，每日 1 個，連服 10 天。

六、按摩拔罐

❶按摩選穴：

天突、膻中、魚際、合谷。天突穴（胸骨柄上緣，正中凹陷處），膻中（見氣管炎一節）。左手拇指揉按天突穴 1～2 分鐘（100～150 次），右手中指揉按膻中穴，時間次數與天突穴基本相同，但也可以多按 1～2 分鐘。然後再用左右手拇指交替揉按合谷穴各 100 次。此法無論急性

發作或緩解期均可使用。

❷拔罐選穴：

定喘穴（第七頸椎棘突下兩側傍開 0.5 ～ 1 寸處），肺俞穴（第二胸椎棘突下，兩側傍開一寸處取穴），每穴拔罐 7 ～ 10 分鐘，對急性發作療效甚好。

七、針灸

❶針刺選穴：

天突、列缺、內關、合谷、膻中、足三里、魚際、太谿。天突、列缺、內關、合谷為一組，膻中、足三里、魚際、太谿為另一組。每日一組，交替應用。進針得氣後留針 20 分鐘，每 5 分鐘行針一次。如為急性發作者，出針時搖針孔，迅速出針，不按針孔，並結合定喘穴拔罐。如為緩解期針刺時，可用補法即緩慢出針，即按針孔，揉按片刻。

❷艾灸選穴：

大椎、肺俞、腎俞、膻中、足三里、氣海。大椎、肺俞、腎俞為一組，膻中、足三里、氣海為另一組，每日 1 組，交替溫灸，10 天為一療程，每穴灸 7 ～ 10 分鐘，灸法參考前文艾捲溫和灸。

八、中醫藥防治

❶發作期方藥：

白果 10 克	炙麻黃 6 克	杏仁 10 克	僵蠶 12 克
蟬蛻 12 克	地龍 12 克	魚腥草 10 克	千日紅 12 克
蘇子 10 克	露蜂房 6 克	白芥子 10 克	甘草 3 克

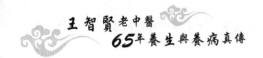
加減：

偏寒喘者——加桂枝 8 克，細辛 3 克，半夏 3 克；

偏熱者——加石膏 30 克，炙麻黃改為生麻黃，黃芩 10 克；

偏脾虛者——加陳皮 12 克，茯苓 12 克，炒白朮 10 克；

偏肺虛者——加生黃蓍 15 克，五味子 15 克，百合 10 克；

偏腎虛者——加胡桃仁 10 克，山萸肉 10 克，女貞子 10 克；

遇勞即發者——加生黃蓍 20 克，炒白朮 10 克，升麻 6 克，當歸 10 克；

肝氣不舒、情志抑鬱者——加柴胡 8 克，炒白芍 10 克，枳殼 10 克。

2. 緩解期中藥處方

胡桃仁 3 個　枸杞子 12 克　菟絲子 10 克
雲苓 12 克　陳皮 10 克　炒白朮 10 克
地龍 10 克　杏仁 10 克

炒山藥 12 克　僵蠶 10 克　百合 10 克
五味子 10 克　白果 8 克　防風 8 克
生蓍 12 克　黨參 10 克（太子參 10 克）

本方也可將用量增大 2 ～ 3 倍，適當加入人參、西洋參、冬蟲草、蛤蚧等製成丸藥，每重 10 克，每日服 2 次，每次 1 丸，空心淡鹽水送下。

第四節　急慢性鼻炎的養生防護

一、概述

鼻炎是常見的多發性疾病，類型也有很多種，如急性鼻炎、慢性鼻炎、變態反應性鼻炎、萎縮性鼻炎、乾燥性鼻炎等，但它們各有自己的病因、症狀和防治特點，本文主要談急、慢性鼻炎的養生防護知識。

病因病機：

急性鼻炎是鼻黏膜的急性炎症，多與傷風感冒同時發生，也稱「傷風」、「感冒」。多伴有上呼吸道感染，故有一定的傳染性，所以也有普通傷風感冒的症狀。多為風寒風熱之邪侵襲所致。中醫稱之為「鼻窒」、「鼽」、「嚔」。

慢性鼻炎乃是鼻黏膜由於各種因素所致的慢性炎症，有慢性單純性鼻炎，慢性肥厚性鼻炎，其症狀主要是鼻塞多涕。本病屬中醫「鼻窒」範疇。

慢性鼻炎的病因有全身和局部兩種因素所致。

全身因素；主要有長期患病，營養不良，貧血，心肺功能不好，慢性腎炎，慢性胃炎，維生素缺乏等，致使身體虛弱，防病能力低下。再者內分泌失調、情緒不良、心態不穩定、嗜酒、吸菸、環境污染、粉塵炭末、有害氣體刺激等等均可致病。

局部因素主要是鼻黏膜炎症，反覆發作，未徹底痊

癒。又有誘發因素長期存在，如鼻竇炎，咽炎，扁桃體炎，局部用藥不當，致使鼻黏膜長期充血發炎。鼻中隔偏曲不正也是局部因素之一，再就是過度吸菸，酗酒。

慢性鼻炎的主要症狀：鼻塞多為間隙性和交替性發生，白天活動時減輕，晚上或寒冷時加重，側臥位時下側的鼻塞加重，上側的鼻塞減輕。平時多有頭痛，頭昏，鼻涕較多而粘稠，有時還可出現膿性分泌物。

慢性肥厚性鼻炎主要是鼻塞重而持續存在，說話時有鼻音，嗅覺減退，鼻涕不多，呈黏液性或膿性，不易擤出，常可出現鼻黏膜肥厚，紅腫，蒼白。它可以引起咽炎，耳鳴，頭痛，頭暈，失眠，精神不振。

中醫對鼻炎的認識：鼻炎是西醫病名，屬於中醫的鼻塞，鼻窒，齃、嚏等範疇。鼻居人面中部，為陽中之陽位，又為肺竅，無論風寒，風熱，先傷肺衛而上犯鼻竅，因此傷風感冒也有鼻塞流涕，打噴嚏等表現。如邪留鼻竅，久羈不退，淤阻鼻絡，充血腫脹，遇有寒風邪氣刺激，常易反覆發作。形成各種慢性鼻炎，甚至發生鼻竇炎。

二、鼻炎的中醫藥防治及針灸按摩

❶ 急性鼻炎的中藥處方：

蒼耳子 10 克　辛夷 10 克　菊花 12 克　桑葉 12 克
防風 8 克　白芷 12 克　黃芩 12 克　連翹 12 克
薄荷 8 克　甘草 5 克　蟬蛻 10 克

加減：

(1)頭痛、頭悶較甚者，加川芎 20 克、蔓荊子 12 克、藁本 10 克；

(2)咽乾、喉痛者，加山豆根 12 克、牛蒡子 10 克、僵蠶 10 克；

(3)耳內堵悶者，加葶藶子 10 克、澤瀉 10 克、桑白皮 10 克；兼有內耳脹痛者，再加梔子 10 克、龍膽草 10 克、車前子 10 克（包煎）；

(4)發熱較甚（體溫 38 度以上）者，加金銀花 12 克、知母 10 克、魚腥草 10 克、石膏 20 克；

(5)全身疼痛較重者，加葛根 12 克、柴胡 10 克、炒白芍 10 克；

(6)打噴嚏、鼻癢甚者，加浮萍草 10 克、荊芥 10 克、白蒺藜 8 克；

(7)流涕多者，加桔梗 10 克、僵蠶 20 克、露蜂房 5 克。

❷ 急性鼻炎的針灸方：

合谷、少商、太陽、風池、印堂、迎香

【操作】印堂、風池、合谷為一組，少商、迎香、太陽為一組，每日一組交替應用。印堂穴針尖向鼻梁下刺，少商穴點刺放血，迎香穴留針五分鐘，所有穴位，均用搖大針孔，迅速出針，不按針孔之瀉法。

❸ 慢性鼻炎的中藥方：

蒼耳子 12 克　辛夷 12 克　菊花 12 克
夏枯草 15 克　川芎 15 克　白芷 15 克
川牛膝 15 克　射干 10 克　丹參 15 克　赤芍 12 克
連翹 12 克　桔梗 10 克　甘草 3 克　枳殼 12 克

加減：

(1) 鼻塞嚴重者加路路通 8 克、地龍 10 克、荊芥 8 克；

(2) 鼻流清涕或黃涕較甚者，加黃芩 10 克、車前草 10 克、浙貝母 8 克；

(3) 咽部有炎症者，加山豆根 10 克、膨大海 10 克；

(4) 眼紅流淚者，加白蒺藜 10 克、穀精草 10 克、密蒙花 10 克；

(5) 耳鳴悶痛者，加龍膽草 8 克、黃芩 10 克、澤瀉 10 克；

(6) 脾氣不足，痰多納呆者，加茯苓 10 克、雞內金 10 克、炒白朮 10 克、陳皮 8 克；

(7) 肺陰不足，口乾鼻燥者，加百合 10 克、沙參 10 克、麥冬 10 克；

(8) 鼻腔充血嚴重或有鼻甲肥大者，加桃仁 10 克、紅花 10 克、益母草 10 克，去甘草，加海藻 10 克。

❹ **慢性鼻炎的針灸方：**

印堂、上星、合谷、風池、攢竹、外關

【操作】上述六穴每隔一日針一次，每次窗針 20 分鐘，隔 5 分鐘行針一次共 10 次，均用瀉法（搖大針孔迅速出針，不按針孔）。

三、鼻炎的飲食宜忌

❶ **所宜食物：**

白蘿蔔、胡蘿蔔、芹菜、蔥頭、小米、薏苡仁、蕎麵、白麵、黃豆、牛肉、鴨肉、番茄、冬瓜、黃瓜、芥菜、香菜（芫荽）、茄子、馬鈴薯、山藥、蔥、綠豆芽、

蘋果、梨、雞蛋、鴨蛋、牛乳、花生、綠茶、木耳、蘑菇、銀耳、羅漢果、百合、海帶等以上所舉食物多是歸屬大腸經和肺經，多為寒涼之品，有利於治療鼻炎。但也要適可而止，太多可傷脾胃。

❷ 少食和忌食之品：

鱔魚、帶魚、海蝦、海參、李子、杏、桃、石榴、紅棗、龍眼肉、荔枝、辣椒、韭菜、狗肉、羊肉、鹿肉、胡桃仁、高粱等，以上食物多為溫性食物，多食對鼻炎不利，但也不能絕對禁忌。避免吸菸、喝酒。

❸ 食粥療法：

(1)桑葉 12 克、薄荷 8 克、辛夷 12 克、小米 30 克、粳米 30 克、冰糖適量，先將桑葉、薄荷、辛夷，水浸 1 小時，煎 20 分鐘，留汁去渣，再將小米、粳米、冰糖放入藥汁中加水適量熬成稀粥一碗，每日 1 次，共服 5 ～ 7 次（急性鼻炎）。

(2)辛夷 12 克、豆豉 12 克、蔥白 3 寸、白芷 15 克、菊花 12 克、冰糖適量、粳米 50 克，先將前 5 味藥，水浸 1 小時，煎 20 分鐘，去渣留汁，再將粳米、冰糖加入藥汁中，熬成稀粥一碗，每晚 1 劑，10 天為 1 療程（慢性鼻炎）。

四、防治注意

(1)避免環境因素：長時間吸入被污染的空氣，會刺激鼻腔黏膜，使之充血發紅或形成炎症，因此要避灰塵、煙草、水泥、化學物質等有害氣體、乾燥空氣等。以上這些地方不宜久留，或者戴上口罩。

(2) 積極治療傷風感冒和急性鼻炎：避免鼻炎反覆發作，去除形成慢性鼻炎的因素。

(3) 積極治療全身性慢性病，如營養不良、呼吸系統疾病、慢性胃炎、急性腎炎、維生素缺乏，內臟疾病。

(4) 日常防護：避免受涼、避免冷空氣刺激，避免過度疲勞、避免用引起鼻炎的一些滴鼻劑。

第五節　變態反應性鼻炎（過敏性鼻炎）的養生防治

一、概述

本病是很常見的一種疾病，鼻塞、鼻癢、流清涕、打噴嚏為其主要表現，而且是反覆發作，防不勝防，令人討厭而痛苦。它可以是季節性發作，也可以是常年存在。季節性者多在一定季節發生，如春天、夏天出現症狀。常年發生者症狀不分季節，隨時都可發生。本病常伴有支氣管哮喘、蕁麻疹等過敏性疾患，同時存在。

病因病機：本病的病因主要有五種：

其一是特異性體質，也稱過敏性體質，這與遺傳因素、免疫功能和神經體液因素有關。這種體質往往是別人無感覺的一些物品，而這種體質者偏偏就會得病，並發生一些過敏症狀。

其二是由呼吸道吸入某些氣體、花粉、塑膠味、羽毛等就可發病。

其三是吃進一些引起過敏的食物，如魚、蝦、海鮮、牛奶、禽蛋、蔬菜果品等。

其四是皮膚接觸，如油漆、化妝品、藥物（青黴素、血清注射）等。

其五是陽光、寒冷、溫度等變化，以及內分泌功能失調等均可引起鼻炎。

本病的發病機理較為複雜，簡單地說就是變態反應物質（過敏原）進入體內，使機體產生一系列的過敏反應，如血管擴張滲出增加，腺體分泌亢進，組織水腫等等，從而產生一系列症狀。

本病屬於中醫的鼻鼽範疇，其內因方面主要是肺、脾、腎三臟虛損或失調引起，肺失宣肅，防衛無能，外邪乘虛侵襲，致鼻竅不利；脾氣虛弱，痰阻肺竅，鼻流清涕，黏膜水腫；腎虛不能納氣，氣浮於上而噴嚏頻發，清涕不止。此外由於肺、脾、腎三臟虛弱，安內衛外功能失常，污濁瘴嵐之氣，異味風塵之邪，寒熱燥濕之變，食物藥毒之害，均可致鼻炎發生。

過敏性鼻炎的症狀表現：① 鼻部發癢，甚至奇癢，確實令人難以忍受；② 打噴嚏可以是幾個也可以是幾十個，可以是間斷的，也可以是連續不斷；③ 遇寒流涕多為稀水樣，鼻塞可以一點不通，也可以通一些，鼻涕呈稀水樣，遇寒增多，有時不覺自流，令人討厭；④ 嗅覺減退，一般不厲害；⑤ 咽腭部充血，發癢，疼痛；⑥ 還可以發生流眼淚，頭痛，耳鳴，甚至出現蕁麻疹、哮喘等併發症。

二、中醫中藥防治法

❶ 感受風寒或風熱的中藥方（急性發作期）：

【證候】有傷風感冒表現並出現鼻部癢甚，鼻塞不

通，鼻流清涕或黏稠，噴嚏頻發，嗅覺減退，鼻黏膜腫脹發紅，發熱惡寒或發熱惡風，舌苔薄白或薄黃。

中藥方：

```
蒼耳子 12 克   辛夷 12 克   防風 10 克   炒白芍 12 克
白芷 12 克   桂枝 8 克   菊花 12 克   桑葉 12 克
甘草 3 克   蟬衣 12 克   薄荷 8 克   射干 10 克
僵蠶 15 克   生薑 3 片   蔥白 1 節
```

加減：

(1) 如發熱惡風，舌紅苔黃，加金銀花 12 克、連翹 12 克、黃芩 12 克，減去桂枝、白芷；

(2) 鼻塞較重者，加細辛 3 克、麻黃 5 克、六路通 10 克；

(3) 鼻流清涕且量多者，加烏梅 12 克、鬱金 12 克、浮小麥 10 克；

(4) 鼻黏膜水腫發癢者，加澤瀉 12 克、石韋 10 克、地膚子 10 克、浮萍草 10 克；

(5) 伴有咽炎者，加山豆根 10 克、山慈菇 12 克；

(6) 頭昏頭痛者，加蔓荊子 12 克、川芎 15 克、徐長卿 12 克；

(7) 雙目流淚者，加白蒺藜 12 克、穀精草 10 克、丹皮 10 克；

(8) 噴嚏多發者，加細辛 3 克、柴胡 10 克、地龍 12 克。

❷ 非發作期脾、肺氣虛者，中藥方：

【證候】鼻塞發脹，鼻涕清稀或粘白，鼻黏膜水腫蒼白，或像息肉樣變化，病久不減，反覆發作，肢倦乏力，

納食不佳，氣短頭暈，舌脹有齒痕，舌苔白。

中藥方：

```
炒白朮 12 克　防風 12 克　生黃蓍 20 克
五味子 12 克　甘草 3 克　菊花 10 克
炒山藥 15 克　茯苓 12　辛夷 12 克
蒼耳子 12 克　靈芝 10 克　大棗 2 枚
```

加減：

(1)鼻塞者，加六路通 10 克、菖蒲 10 克；

(2)清涕較甚者，加浮小麥 30 克、烏梅 8 克；

(3)噴嚏較甚者，加蟬蛻 12 克、地龍 12 克、細辛 3 克；

(4)鼻癢較甚者，加浮萍草 12 克、蟬蛻 12 克、地膚子 10 克；

(5)頭昏頭痛者，加菊花 12 克、薄荷 8 克、蔓荊子 12 克、川芎 20 克。

❸ 非發作期，肺、腎氣虛者，中藥方：

【證候】鼻癢流涕，噴嚏頻發，早晚較重。腎陽虛者：畏風怕冷，面色淡白，神疲乏力，腰膝酸困，尿清長夜間多，便溏舌淡。腎陰虛者：頭暈耳鳴，健忘少寐，或五心煩熱，舌紅少苔尿黃，白苔舌。

中藥方：

```
炒山藥 12 克　熟地 12 克　山萸肉 10 克
茯苓 12 克　澤瀉 10 克　細辛 3 克
蒼耳子 12 克　辛夷 12 克
```

甘草 5 克　五味子 15 克　蟬 衣 12 克

靈芝 10 克　白芷 12 克　魚腥草 12 克　大棗 2 枚

加減：

(1)腎陰虛者，加女貞子 12 克、桑椹 12 克、枸杞子 15 克；

(2)鼻塞者，加絲瓜絡 10 克、僵蠶 12 克、六路通 10 克、柴胡 8 克；

(3)噴嚏甚者，加地龍 12 克、露蜂房 5 克、細辛 3 克；

(4)伴有咳嗽者，加百部 10 克、杏仁 10 克、款冬花 10 克；

(5)流涕量多者，加蒼朮 12 克、茯苓 12 克、訶子 10 克、烏梅 10 克；

(6)咳嗽多者，加海浮石 10 克、浙貝母 10 克、百部 10 克、桑白皮 10 克；

(7)形寒肢冷者，加桂枝 8 克、胡桃仁 3 個、菟絲子 10 克；

(8)腰膝酸困者，加金毛狗 12 克、木瓜 15 克、杜仲 12 克。

三、針灸按摩

❶針刺穴位：

風池、迎香、足三里、陰陵泉為一組。大椎、禾髎、三陰交、上星為一組。每日一組，交替應用，10 天為一療程。上星、禾髎、大椎、迎香搖大針孔，迅速捻轉出針，

不按針孔（瀉法）。其餘穴位，緩慢捻轉出針，急按針孔，
揉按片刻（補法）。

❷ 艾卷溫和灸：

多用於肺氣不足，肺脾虛寒。脾腎陽虛引起之過敏性
鼻炎，應取穴位、百合、上星、三陰交、足三里，每日任
取兩穴，每穴灸 7 ～ 10 分鐘，7 ～ 10 天為一療程。

❸ 按摩療法：

先將兩手搓熱，用大魚際肌對準鼻兩旁，從迎香穴
（鼻旁 5 分處）開始至鼻根部上下反覆按摩，至局部皮膚
發熱為止，每日可按摩 2 ～ 3 次，可以開通鼻竅，減輕症
狀。

❹ 兩手中指的指腹部對準鼻兩側迎香穴，同時按摩，
各 100 次，頓時可以鼻塞通暢。

四、生活起居

本病大部分為季節性發作，但常年反覆者不乏其人，
故在日常生活中，要注意增強體質，提高抗病能力。

(1) 要防寒保暖：避免冷風寒涼之氣侵襲，尤其是早晨
起床後避免冷風直吹。隨著天氣冷暖及時增減衣服，經常
引起注意，記在心中；

(2) 不受涼，不食寒物，如冷飲、霜淇淋、可樂、涼水
等；

(3) 生活要有規律，按時作息，勿疲勞，不貪閑；

(4) 在空調環境中時間不宜過長；

(5) 講究家庭衛生，經常整理居室，注意有無皮毛等過
敏原存在。專家們提出經過實驗發現家庭寵物貓和狗的毛

髮、及空調器中的蟎塵，很容易引起過敏性鼻炎。這一點大部分人均未引起注意，所以要特別留心，避免接觸。有這種病的人最好不養貓狗為好；

(6)冬春季節要注意寒風燥氣，灰塵煙霧。夏秋時要避免暑風、淋雨、陰霾等天氣及花粉、蟲害之物侵擾，總之要一年四季有備無患。

五、飲食宜忌

飲食宜忌是過敏性鼻炎患者首先要注意的大事，往往有些食物一吃進去，就可發病，但究竟哪種食物可引起過敏，每個人的體質及敏感性不一樣，比如有的人對魚蝦過敏，一吃就可發病，但也有人吃了就沒感覺。有的人喝牛乳就可過敏，有的人就沒事。

所以，每個病人在平時應注意自己的敏感物和過敏源是什麼：魚蝦、蛋類、乳類、某些水果，甚至大白菜也可致敏，平時要注意少吃或不吃魚蝦、禽蛋、辛辣、燒烤、炙煿、油炸等食品。禁止吸菸、喝酒。多吃清淡食物，培養定時定量的飲食習慣，吃得過飽也可引起發作。對平時所食之物，應進行一次過濾，瞭解對那種食物有過敏，以便預防。現舉兩個食粥處方供參考食用：

(1)辛夷12克、地龍10克、炒山藥20克、小米30克、粳米30克、大棗3枚。先將辛夷、地龍、山藥水浸1小時，煎煮20分鐘，去渣留汁，再將小米、粳米、大棗放入藥汁中，加適量水熬成稀粥一碗。每晚服一次共服10～15次。對脾肺虛弱，又患過敏性鼻炎最為適宜。

(2)蒼耳子10克、辛夷15克、白芷10克、薄荷3

克、花粉 20 克、蔥白 3 克，加 500 毫升開水，煲湯 20 分鐘，然後代茶飲用，對過敏性鼻炎、流涕、打噴嚏、鼻塞均有效。

六、精神情志調節

情志對過敏性鼻炎有較為重要的影響，絕不可輕視，筆者曾遇兩例病人，一例女姓患者，患有過敏性鼻炎，並不嚴重，且治療效果甚好。有一次與男人爭吵後，突然加重，仍用以前的方藥治療不見效果，詢問病因，方知因鬱怒而發病，在原方中加入逍遙散及遠志、合歡花等解鬱安神之物，服後迅速見效。

另一例病人是因母親病故，悲傷哭泣，出現噴嚏不斷，涕淚俱下，甚是痛苦。經用蒼耳辛夷散，加補肺氣、安心神之品，迅速減輕。所以一定要心態平衡，不為喜怒悲憂所干擾。

七、運動鍛鍊

運動可增強體質，提高機體免疫能力，使之不易受到外邪侵襲。

運動能穩定心態，舒展情志，使人心情暢快，五臟安和，可以制止舊病不發，外邪又不易侵犯，並向痊癒方面好轉，使精神處於健康狀態。運動還可以加快新陳代謝，使有害物質易於從汗腺、上呼吸道及尿液中排出。運動能幫助食物消化吸收，增加機體的營養，增強抗病能力。總之運動是增強體質，防病、抗病的重要方法，應當堅持鍛鍊。至於如何運動，應根據自己的體質、愛好選擇，如散步、慢跑、打太極拳，也可以做靜坐、氣功等等。

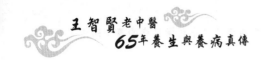

八、注意防治其他疾病和用過敏藥

過敏性鼻炎患者往往在體內尚有其他疾病同時存在，也可成為一種誘發因素，會使免疫能力降低，使鼻炎不易痊癒。因此要積極治療體內其他疾病，如哮喘、蕁麻疹等。

過敏性鼻炎久治不癒，反覆發作，致使正氣漸衰，抗病能力低下，就可出現一些併發症，如鼻淵（鼻竇炎）、咽炎、耳聾，亦可發生鼻息肉等。因此要採取綜合措施，做好個人保護，及早治療，獲得痊癒。

在治病中，還要注意藥物選擇，不可亂用藥物，避免因藥物過敏而引起病情加重。最好在用藥時諮詢醫生，做些指導。

第六節　慢性胃炎重在調養防治

一、概述

本病屬於中醫胃脘痛範疇，多為過食生冷，饑飽失常，暴飲暴食，菸酒無度，情志失調等致使脾胃虛弱，食積胃府而得病。

主要症狀有心窩部及其周圍疼痛，有輕有重，有緩有急。也可有嘔吐噁心，嘈雜噯氣，泛吐酸水，還有脘腹脹痛，消化不良，不思飲食，便秘或腹瀉、便溏等兼症存在。

本病的防治原則：主要是未病養生，已病防治。胃府喜通順，喜和降，忌滯，忌逆。故要節制飲食，調節情志，適當運動，戒菸忌酒。

此外，要結合按摩、拔罐、針灸、中藥等綜合防治，綜合療養。

二、飲食調養

為了生存，為了健康長壽，人總是要吃飯，這就是民以食為天。但吃飯也有兩種態度，一種是只顧口福，貪圖享受，不考慮身體如何，今朝有酒今朝醉，甚至暴飲暴食，菸酒無度，想甚吃甚，饑飽無常，結果損害了脾胃，影響了消化吸收功能。

脾胃既病，不能布化水穀精微，營養四肢百骸，最後，身體虛弱，抗病能力低下，百病叢生。

另一種態度是為了健康長壽、生活、工作、學習，科學合理的調整飲食，既要講究口味香甜，不暴飲暴食。又要講究營養調攝，合理搭配食物，既好消化，又好吸收，從而增強了脾胃功能，促進了營養代謝，達到健康的宗旨。

對於有了胃病的人來說更是要一日三餐，定時定量，吃飯八分飽，五味宜適中（八分飽如何測度請參考本書民以食為天吃飯第一文）。五味宜適中就是酸、苦、甘、辛、鹹要適當調整，不能有一味偏失（特別是酸、辣），不能饑一頓飽一頓，不能暴飲暴食，不吃不乾淨和不易消化的食物。不吸菸，少飲酒或不飲酒，更不能醉酒。少吃生冷，少吃油膩，宜溫暖，宜鬆軟，宜易消化有營養食物。現介紹幾種養生食粥供參考：

❶二米紅棗粥：

大米 20 克，小米 20 克，黃豆錢錢 10 克（把黃豆煮半熟，撈出，半乾，搗壓成銅錢一樣的形狀），紅棗 3 枚熬成一碗稀粥。烤饃片 50～70 克，乾蔓菁鹹絲菜 10～15 克（開水浸泡），每晚吃一頓，對各種胃病有防治養生和營養保健作用。

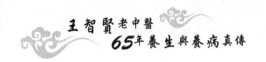
❷ 養胃保健粥：

大米 40 克，薏仁 8 克，蓮子 8 克，芡實 4 克，鮮山藥 20 克，紅糖 5 克。先將薏仁，蓮子，水泡半小時，然後一起熬成稀粥。每晚一次，可和烤饃片、蒸饃、餅乾、麵包等一起食用，防治胃病，健脾止瀉，增強體質。

❸ 人參粥：

人參 3 克研末，紅棗 2 枚，大米 50 克，紅糖 8 克熬成稀粥，每晚 1 次，並與其他麵食品同服（共 10 ～ 20 天），增強體質，健脾和胃。

三、情志調節

一種良好的精神情緒，使人經常處於身心健康狀態。有益於機體和自然界的和諧相處，這也是提高生命品質的前提。人的心情舒暢，吃什麼食品也香，而且又易消化吸收。憂愁惱怒，情緒抑鬱，就茶不思、飯不想，吃什麼也不香，吃進去也腹脹痞滿、消化不良。

更不能借酒消愁，暴飲暴食，或索性幾頓不吃，這樣損壞了身體又得上了胃病。

四、運動鍛鍊

有胃病的人，不能飯後劇烈運動，不跑步，不快走，不能立即進行劇烈的體力勞動，而是在飯後坐下來稍加休息，然後緩慢散步。每日早晚可慢步行走，或慢跑，但每分鐘應在 60 ～ 70 步之間，也可以打太極拳，或做內養功。每日早晨仰臥床上，自身放鬆入靜，調節呼吸，使之均勻而深長。如此 20 ～ 30 分鐘，可以調和氣血，平衡陰陽，減輕症狀，增強胃腸功能。

五、按摩拔罐

❶ 揉按穴位：中脘、神闕、足三里：

(1)中脘穴在胸骨劍突下至臍部中央的中點處（臍上四寸，劍突下四寸處），為胃之募穴，防治一切胃病，且有健脾止痛，消食導滯作用。神闕穴位於臍部中央，可壯體強身，溫陽救逆，防治胃病、腹瀉、腹脹、腸鳴、反胃等一切不適，也是一個急救穴。揉按方法是早晨醒來，不起床，平臥，左手中指頭按壓中脘穴，順時針揉按，右手中指頭按壓神闕穴，逆時針揉按。兩手同時進行各 100 次。

(2)足三里：部位在外膝眼下三寸、兩筋間陷中。也可以用自己的食指、中指、無名指、小指四指併攏，以第二指關節為準，從外膝眼開始向下衡量小指盡處，兩筋間陷中是穴。足三里是保健穴，尤對胃腸疾病有很好的效果，故有「若要安，三里常不干」之說，意思是經常針灸按摩足三里，身體就會平安無事。按摩方法是正坐屈膝成九十度，左手食指、中指按住左側足三里（以中指為准），右手按壓住右側足三里，左手逆時針轉，右手順時針轉同時揉按各 100 次。

❷ 拔罐：

穴位：中脘、神闕、胃俞、脾俞。中脘、神闕見前文（略）。胃俞在背部第十二胸椎下傍開一寸五分處（左右各一穴）。和胃健脾，理氣止痛。

脾俞穴在背部第十一胸椎下傍開一寸五分處，左右各一穴。健脾化食，消脹止痛。

【拔罐方法】用罐頭瓶或者拔罐玻璃瓶均可，用酒精棉球放在直徑 1.5 ～ 2 公分的塑膠小藥蓋中，取平臥或俯

臥位，將酒精棉球放入塑膠蓋中，然後放在上述穴位處用火點燃，立即將罐扣上，一般 7～10 分鐘後將指甲襯入瓶口處漏進空氣，拔下罐，切不可突然用力起拔，以免損傷皮膚。

也可用真空抽氣罐放於穴位上抽取空氣，使罐內形成負壓起到防治作用。還可用內火攪罐法。

六、針灸養生防治

❶針刺法：

選穴：中脘、天樞、足三里。中脘穴、足三里見前文。天樞穴位於神闕穴傍開二寸處左右各一穴，針一寸深，主治脘腹疼痛，腹脹腸鳴，便秘腹瀉，納差食不化，亦有增強胃腸功能的作用。

【針刺方法】刺 0.8～1 寸深，得氣後留針 20 分鐘，5 分鐘行針一次，出針時如為體質壯實者可搖大針孔，迅速出針不按針孔；如為虛弱者可緩慢撚轉出針，即按針孔，揉按片刻。

中脘穴針 0.8～1 寸深，足三里穴 1～1.5 寸，均需得氣，針下有感應，留針 20～30 分鐘，5 分鐘行針一次，出針方法視體質情況，同天樞穴。

❷艾灸法：

選穴：中脘、天樞、足三里、神闕，四穴穴位及功能見前文。灸法是用艾捲溫和灸，將艾捲點燃，平臥位，任取兩穴。艾捲距離皮膚要看溫度強弱而定，一般要求局部有溫熱舒適感。如太燒可將艾捲提高一點，如達不到溫度可靠近皮膚一點，靈活掌握。艾灸時間 10～15 分鐘，灸

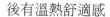

後有溫熱舒適感

七、中醫藥防治

基本中藥處方

> 黨參 10 克　炒白朮 12 克　生黃耆 12 克
> 茯苓 12 克　陳皮 12 克　甘草 3 克　大棗 2 枚
> （黨參可根據病情代用太子參 10 克，或人參 3 克）

加減：

(1)消化不良，飲食減退者，加雞內金 12 克、焦四仙 12 克；

(2)胃灼熱，泛吐酸水者，加烏賊骨 12 克、瓦楞子 12 克、甘松 10 克；

(3)脘腹脹滿者，加砂仁 10 克、白蔻仁 12 克、木香 8 克；

(4)便秘者，加火麻仁 15 克、鬱李仁 12 克；

(5)腹瀉便溏者，加炒扁豆 12 克、炒薏仁 15 克、蓮肉 10 克、芡實 10 克；

(6)脘腹疼痛者，加甘松 12 克、鬱金 12 克、川楝子 10 克；

(7)噁心嘔吐者，加半夏 6 克、川楝子 8 克、砂仁 8 克；

(8)肝氣鬱結，情志不暢者，加枳殼 12 克、炒白芍 8 克、柴胡 6 克、佛手 12 克、香附 12 克；

(9)呃逆者，加公丁香 6 克、柿蒂 10 克。

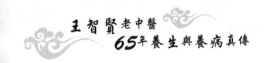

第七節　消化性潰瘍病的幾種養生防治措施

一、概述

潰瘍病屬中醫的胃脘痛、心痛、泛酸等範疇，是臨床上較多見的疾病，據報導發病率在 10% ～ 12%。能引起出血、穿孔、幽門梗阻，甚至癌變。因此其養生防護顯得非常重要。

潰瘍病多因憂思鬱結，情志不暢，肝失疏泄，橫逆犯胃。或飲食不節，饑飽失常，酸辣刺激，損傷胃絡。或久病不癒、勞倦內傷，氣血失調，胃絡失養。也可因用藥不當反致其害。

潰瘍病的主要症狀是：規律的週期性的上腹部疼痛。胃潰瘍病多在劍突下偏左疼痛；十二指腸潰瘍病多在劍突下正中偏右疼痛。

胃潰瘍多在食後一小時內發生疼痛，排空後減輕，故有進食——疼痛——緩解——再進食——再疼痛的規律性發作。

十二指腸潰瘍的疼痛多在進食後緩解，兩小時以後開始疼痛，直至下次進食，其規律是疼痛——進食——緩解——疼痛——進食——緩解，也可在夜間或午夜時加劇；或因氣候變化，情志不暢，飲食不慎而加重。

本病的兼症有上腹部不適、嘈雜、燒灼感、泛酸水、饑餓感等。

養生防治大法：主要是舒暢情志，節制飲食，切忌辛辣、菸酒、濃茶、咖啡等有刺激的食物。結合運動鍛鍊、按摩拔罐、針灸藥物等適當調養，方可有良效。

二、情志調節

情志變化，在潰瘍病全過程中起著重要作用，心情不暢，肝鬱氣滯，或憂思過度，鬱怒不解，致肝失疏泄，胃失和降，就會對病情不利。如果勞動或工作繁重，精神處於緊張狀態，心理壓力增重，再加上飲食刺激，就會加重病情，甚至引發出血、穿孔等危險併發症。因此要節制情欲，避免精神刺激；要樂觀開達，精神舒暢。

不急躁、不悲觀、不緊張、不憂鬱、不悲傷，減輕工作和勞動的負擔，減輕精神壓力，多與友人交談，參加社會娛樂，心平氣和，樹立戰勝疾病的信心。既來之，則安之，自己不著急，經過精神調養，運動鍛鍊，飲食節制，藥物治療以及尊重科學，注意調養，也就是戰略上藐視，戰術上重視，本病完全可以治好。

三、飲食調理

保持良好的有規律的生活習慣，按時進食，一日三餐或四餐，定時定量，細嚼慢嚥，寒熱適宜。忌生冷，忌酸食，忌粗糙，忌過甜過酸、辛辣刺激。不吸菸不喝酒，不暴飲暴食，不喝濃茶，咖啡，不饑飽無度。根據自己的病情及飲食愛好，制定一個合理的飲食譜，原則是口味服從健康，不能健康服從口味。因此吃的食物要輕一點、熱一點、淡一點、稀一點、按時一點、好消化一點、有營養一點、少量一點。現介紹幾種食療法：

(1) **二米粥**：大米 30 克，小米 20 克，熬成一碗稀粥。白麵蒸饃 50 克（必須是經過發酵加入鹼麵或小蘇打做成），白蘿蔔 30 克切成細條狀，開水煮熟，撈出加入香

油、鹽等調料混合，與米粥蒸饃同服，每日吃一次。

(2) **雞蛋面片湯**：白麵 50 克做成薄面片或細麵條，加豆腐 50 克，雞蛋一個（也可蒸成蛋糕），一頓吃完。

(3) 牛奶 250 毫升，雞蛋糕 50 克，饃片 30 克一頓吃完。

(4) 大米 40 克，蓮肉、芡實各 10 克（研細粉），將大米熬成稀粥，再加蓮肉和芡實粉，再熬沸兩三次，與五十克蒸饃或饃片同服，亦可用白蘿蔔菜（同前）。

四、運動鍛鍊

運動是健康的源泉，是增強體質的保證。只有身體強壯了，才能使疾病痊癒的快一些，而且不易復發加重，併發症也會減少（如出血、穿孔、癌變）。運動必須是經常鍛鍊、貴在堅持，不能三天打魚，兩天曬網，那樣就起不到良好作用。所以要天天如此，不急躁，不怠慢，持之以恆，最後戰而勝之。

❶ 太極拳：

太極拳動中有靜，虛實相間，形神合一，剛柔相濟，用意不用力，以意致動，內外相合，全面詳盡，科學合理，身心並修，排除雜念，輕鬆自然，對康復身體起很大作用，應當認真練習。

❷ 散步：

是一種好方法，透過散步可以漫遊玩耍，又能左顧右盼，既能看到大自然的美麗風光，還能吸收到清新的空氣，可以使你心曠神怡，這樣當然對疾病康復有好處。散步可以慢步，也可以快步，但應以慢步為主，每分鐘走 50 ～ 60 ～ 70 步，每次 20 ～ 30 分鐘，每日 1 ～ 2 次，不

要過勞，但要堅持。還可以學習氣功療養，見本書氣功鍛鍊一節。還可以做一些適合自己的運動專案，這樣才能有一個健康的身體。

五、按摩拔罐

❶ 按摩穴位：

中脘、神闕、足三里（功能部位請參考胃炎一節）。每天早晨醒來未起床，平臥，一手中指頭揉按中脘，另一手中指頭揉按神闕，一手向順時針、一手向逆時針方向轉動，共 100 次，兩穴同時進行。三裏穴取坐位屈膝 90 度，在外膝眼下三寸、兩筋間凹陷處（見胃炎章）。用兩手食指、中指、無名指併攏，以中指頭為中心，左右同時揉按各 100 次。

❷ 拔　罐：

穴位：上脘、神闕、承滿（上脘、神闕見前文）。上脘穴在臍中上五寸，中脘穴上一寸處，能和胃降逆，化食止痛。承滿穴在上脘穴傍開二寸處，理氣和胃，降逆止痛。方法請參考慢性胃炎拔罐一文。

六、針灸防治

❶ 穴　位：

中脘、內關、天樞、三陰交、上脘、足三里、行間、承滿。內關在掌橫紋上二寸兩筋之間。主治中滿胃痛，腹中諸病，古人有「一切內症開內關」之說，也就是說內臟病都可用內關。三陰交在足內踝上三寸，脛骨後緣。能健脾和胃，消食止痛，是肝、脾、腎三經的交會穴，治病範

圍很廣，療效很好，還有保健強身作用。行間是肝經穴，在第一二蹠趾關節前，趾間縫端處是穴。疏肝理氣，消脹止痛，對情志有調節作用，其餘穴位前文已述。

❷針刺法：

中脘、內關、天樞、三陰交為一組，上脘、足三里、行間、承滿為另一組。每日一組，交替應用。第一組穴中脘、內關、足三里針 0.8 ～ 1 寸深，三陰交針 1 ～ 1.5 寸，進針後捻轉得氣，待有針感後，留針 20 ～ 30 分鐘，每 5 分鐘行針 1 次，如脾胃虛弱身體不適者，出針時緩慢捻轉出針，急按針孔，揉按片刻（補法）。如身體壯實，疼痛較劇烈者，可搖大針孔，迅速出針，不按針孔（瀉法）。

第二組穴上脘、承滿、行間，針 0.8 ～ 1 寸深，足三里刺 1 ～ 1.5 寸深，得氣後留針 20 ～ 30 分鐘，每 5 分鐘行針 1 次。出針時的補瀉方法與第一組相同。

❸艾捲溫和灸：

中脘、神闕、足三里為一組穴，天樞、梁門、三陰交為另一組穴。每日灸一組穴，每穴 10 分鐘左右，交替應用 7 ～ 10 次為 1 療程。艾捲溫和灸，以穴位處溫熱舒適為度，過熱抬高一點，不熱靠近一點，自己可以調節。

七、中醫中藥養生調治

基礎中藥方

黨參 10 克（或太子參 10 克）　炒白朮 10 克
茯苓 10 克　陳皮 10 克　甘松 12 克
烏賊骨 12 克　甘草 3 克　香附 12 克

加減：

(1)嘔吐泛酸者，加半夏 8 克、煅瓦楞子 10 克、生薑 3 片；

(2)消化不良，食慾不振者，加雞內金 12 克、穀麥芽各 12 克；

(3)脘腹脹痛者，加厚朴 12 克、吳茱萸 8 克、砂仁 8 克；

(4)體虛乏力，氣短懶言者，加生黃蓍 20 克；

(5)情志不暢者，加廣佛手 12 克、枳殼 12 克、川楝子 10 克；

(6)便血吐血者，加白及 12 克、藕節炭 10 克、降真香 10 克、灶心土 50 克（沒有灶心土也可用燒熟的黃土代替），用法是將燒熟之黃土 50 克放入約 500 毫升水中攪混，然後靜放碗中，將上面澄清液加入中藥中一同浸泡後煎煮服下；

(7)腹痛較劇者，加鬱金 10 克、元胡 10 克、九香蟲 10 克。

第八節　胃下垂的養生調治

一、概述

胃下垂屬於中醫胃緩症、胃脘痛、消化不良等範疇。它可以作為一個單獨的疾病存在，也可以與其他疾病同時並在。其臨床症狀有：腹部疼痛、脹滿、飯後胃部有沉重感、消化不良、便秘或腹瀉、便溏、呃逆噯氣、反酸嘈雜、噁心嘔吐等。總之凡脾胃方面的症狀，幾乎都可以出

現。平臥位時用衝擊觸診法，可聽到振水音或有胃波動感。站位時常常有上腹部空虛下陷，下腹部突起飽滿。

此外，還有一些全身方面的表現，如精神不振、體倦乏力、頭痛、頭暈、失眠、憂鬱、血壓低下等，還可以和腎下垂、子宮下垂同時存在。用X光鋇餐透視對胃下垂診斷很可靠。

胃下垂的原因：第一是體質因素，如大病久病，營養不良致身體消瘦，胃壁肌肉弛緩，逐漸形成下垂。還有一種叫無力型體質，體型瘦長，脂肪靡薄，腹肌發育不良，張力低下。

第二是腹部因素：由於某種原因使腹部鬆弛，引起胃下垂，如經產婦多次妊娠，使腹肌變鬆，導致胃下垂。也可因腹部巨大腫瘤，經手術摘除後，引起胃下垂，再如大量放出腹水後也可出現下垂。

第三是精神憂鬱，肝氣不舒，致肝胃不和，加之長期缺乏體力勞動，使腹部肌肉缺乏鍛鍊。或飽食之後立即長途行走，或勞動過度出力。飽食後長期顛簸如汽車司機等。

中醫認為胃下垂是因脾胃長期虛弱，致中氣下陷，升提無力。中氣下陷是本，其餘症狀是標。

胃下垂雖非致命之疾患，但他給病人帶來了較大痛苦，因此防治原則應是減輕精神負擔，加強脾胃功能，重視體育鍛鍊，注意飲食調理，不吃飽飯（每頓飯只吃 8 分飽）避免食後顛簸急跑，避免過重體力勞動。結合中醫中藥，針灸按摩，標本兼治。治本是補中益氣，升舉脾胃，治標是消脹止痛，兼顧一般。

二、精神療養

精神是健康的靈魂，精神負擔太大，病就會加重和難於治癒。胃下垂是一個經常性痛苦的疾病，因此病人心理最易憂慮鬱結，而致肝胃不和加重病情。胃下垂並非不治之症，只是病程較長，兼症較多。所以要樹立樂觀的態度，必勝的信念，從整體方面應當藐視它，胃下垂沒什麼可怕，完全可以治好。

但在個別具體問題上還須重視，如吃飯、勞動、服藥、針灸按摩等，都得認真對待，一絲不苟。只有這樣才能使疾病達到痊癒，恢復健康的生活。

三、飲食調理

總的要求是營養要豐富，食量不宜多。營養豐富是為提高和增強體力，食量不能多是為了不增加胃的負擔，因此吃飯不能太飽（七八分飽），更不能暴飲暴食。

應該少食多餐，不要吃有刺激性和難消化得食物，每次食後可平臥床上短暫休息，不要立即走快或勞動，現介紹兩種飲食療法。

❶

> 生黃蓍 30 克　炒白朮 12 克　升麻 4 克
> 大棗 2 枚　紅糖 30 克　粳米 40 克

先將生蓍、炒白朮、升麻、大棗水浸 1 小時，然後熬煎 25 分鐘，去渣留汁待用。再將粳米和紅糖熬成稀粥，加入上述藥汁再熬三沸，即可食用，每晚一次當飯吃，共

服 10 ～ 20 天，對中氣不足者甚好。

❷ 生黃蓍 30 克、當歸 12 克、蓮肉 10 克、大棗 2 枚、紅糖 20 克、粳米 40 克。先將生蓍、當歸、蓮肉、大棗水浸 1 小時，煎煮 25 分鐘去渣留汁，再將粳米和紅糖熬成稀粥一碗，加入上述藥汁，一次服下，每晚一次當飯吃，共服 10 ～ 20 天，對氣血虛弱者甚效。

❸ 韭菜籽 60 克（研細末）、蜂蜜 120 克，分 12 次，每日 2 次。每次 5 克韭菜籽、10 克蜂蜜開水沖服，可服 2 劑。並可結合針灸，效果更好。

四、體育鍛鍊

胃下垂不宜做劇烈運動，但也不能臥床不起，慢條斯理，無精打采，而是做些對增強肌肉張力運動。

❶ 仰臥起坐法：

每日入睡前和起床前仰臥（平臥位更好）兩手交叉置於腦後，做起坐動作，坐起後再躺下，如此做 50 ～ 100 次，逐漸增加次數，這樣可增強腹部肌力。

❷ 胃下垂體操：

(1) 平臥，兩上肢直升於頭部，然後身體不動，兩上肢上下左右活動 20 ～ 30 次；

(2) 平臥，兩肘曲起，肘關節支撐上身，使胸腹部向上提起 1 ～ 2 分鐘，可做 3 ～ 5 次；

(3) 臥位，兩手平放，兩足在空中做蹬自行車的動作一足彎曲，一足伸直，交替進行 3 ～ 5 分鐘。

以上動作可選擇 1 ～ 2 項，每天堅持鍛鍊次數可逐漸增加，持之以恆，效果良好。

❸ 其他運動：

(1) 太極拳是溫柔的健體運動形式，他的動作柔和均勻，輕鬆自如。二十四式簡化太極拳對胃下垂病人較為適宜。但做時一定要動作緩慢，用意不用力，做完一套不能有氣短的感覺。

(2) 用坐位或仰臥位專門做腹式呼吸，每次可做 30-50 次，這樣可增強腹部的肌肉張力。

五、按摩拔罐

❶ 按摩法：

(1) 升提按摩：平臥位，右手掌在下，左手掌在上，從恥骨聯合上緣開始，一邊揉按，一邊向上推移，共 32 次，達到臍正中部。然後以右手掌小魚際靠近臍部中央，大部手掌壓於下脘穴至中脘穴，然後向上推按，共 100 次，每天一次，早晚均可。

(2) 穴位按摩：每日早晨平臥位右手掌在下，左手掌在上，揉按神闕穴，順時針揉按 50 次，逆時針揉按 50 次，然後再用左手中指頭，按下脘穴，右手拇指頭揉按中脘穴各 100 次。

❷ 拔罐法：

選穴：天樞、胃下垂（下脘穴旁開 4 寸）、氣海、中脘（氣海穴在腹部正中線，臍下 1.5 寸處），先用火罐拔天樞和胃下垂穴，每穴各 7 ～ 10 分鐘，起罐後再拔氣海和中脘穴，各 7 ～ 10 分鐘。以上四穴每日 1 次，共 7 ～ 10 天。

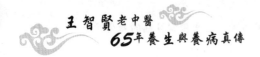

六、針灸法

❶ 針刺選穴：

中脘、胃下垂、提胃穴（中脘穴旁開 4 寸）、關元（腹部正中線臍下 3 寸）、足三里、天樞。中脘、胃下垂、足三里為一組，天樞、提胃穴、氣海為一組。每日一組交替應用。進針得氣後，留針 20 ～ 30 分鐘，每 5 分鐘行針 1 次，行針時捻轉角度要小，手法要輕，使針下有沉緊感即可。出針時要輕微捻轉，緩慢出針，急按針孔，揉按片刻。

❷ 艾卷溫和灸：

選穴：神闕、胃下垂、氣海、提胃穴。神闕、胃下垂為一組，氣海、提胃穴為一組，每日一組交替應用。每穴灸 10 ～ 15 分鐘，以灸後局部溫熱舒適感，持續 1 小時左右最好。

七、中醫中藥

中藥基礎方

生黃蓍 30 克　炒白朮 12 克　陳皮 12 克
黨參 12 克（或人參 5 克、太子參 10 克）
柴胡 6 克　炙甘草 3 克　當歸 10 克　升麻 6 克
茯苓 10 克　砂仁 8 克　生薑 3 片　大棗 2 枚

加減：

(1) 納呆食不化者，加炒穀芽 12 克、炒麥芽 12 克、雞內金 12 克；

(2) 腹瀉便溏者，加炒扁豆 12 克、芡實 12 克、炒薏仁 12 克；

(3)嘔惡者，加半夏 8 克、神趨 12 克、炒麥芽 12 克；

(4)脘腹脹滿者，加木香 8 克、白豆蔻 8 克；

(5)呃逆噯氣者，加佛手 12 克、柿蒂 10 克、香附 10 克；

(6)婦女帶下清稀色白者，加芡實 12 克，金櫻子 12 克、黑芥穗 10 克、炒扁豆 10 克。

第九節　便秘的養生防治

一、概述

便秘是便質乾燥堅硬，排便次數減少，二三日或五六日或更長時間不便一次。也有大便不乾硬，排不出或排不盡，入廁所須使勁方可排出。臨床主要症狀除大便秘結，排出不暢外，還可伴有脘腹飽脹疼痛，食慾不振，頭暈悶脹。也可有陰、陽、氣、血虛衰或失調的一些症狀表現。便秘可以作為一種獨立的疾病存在，也可與其他疾病合併存在，以合併存在者居多。它雖然不是大病，但令人痛苦不適，有時會出現意外，如老年高血壓因便秘入廁用力努勁，引起腦出血。

便秘的病因：一是過食辛辣，焦躁之品，或溫熱補藥，致胃腸結熱，傷陰，致便乾不暢；二是熱病傷陰、津液涸乏，失於濡潤；三是情志失調，氣機阻滯，運化失調，升降失常，引發便秘者亦不少見；四是大病久病，勞倦內傷，產後體弱，氣虛無力，血虛津枯，不能濡潤運行；五是素體氣陰虛衰、高年體弱，陰冷內寒，陽氣不能溫化，陰津虧虛不能潤行。

此外六淫外邪，飲食不當，腸內結聚之物阻滯。妊娠婦女，或久坐不動，運動減少，亦可引起便秘，還有因排便習慣而引起便秘者。

本病之養生防治，主要是針對病因，做些生活療養，飲食調理，精神疏導，藥物治療。氣虛者補氣通便；氣滯者行氣通便；陰虛者滋陰潤便；熱結者清熱潤燥；血虛者補血養陰。

二、生活起居

要保持有規律的生活方式。飲食有節，起居有時。要養成定時排便的習慣，早晨、中午或晚上均可，唯以早晨為好，要根據自己的情況和環境而定。蹲廁時間不宜過長，以大便排盡為宜，時間在 10 分鐘以內為好。入廁所後須忌看書、看報，否則會影響排便。一般三天不大便就應該引起注意。受精神因素影響者，應做心理工作，解除顧慮，疏導情志，通暢氣機，使升降正常。此外久坐少動者，要加強運動鍛鍊，方能排便通暢。

三、飲食調養

要多食蔬菜、水果、粗糧、吃些核桃仁、黑芝麻、蜂蜜等，既可濡潤通便，又可保健強身。洋蔥、韭菜也有通便作用。下面介紹幾種食粥療法。

❶何首烏 12 克、火麻仁 15 克、生地黃 10 克，先將上述 3 種藥水浸 60 分鐘，煎煮 30 分鐘，去渣留汁，再將粳米 50 克，熬成稀粥，加入蜂蜜 50 克，和上述藥液再熬 3～5 沸，每晚 1 次服下，亦可每日服 2 次，治療燥熱便

秘。

❷ 黑芝麻若干克，炒半熟研末，香蕉一根，吃時將香蕉沾上黑芝麻麵食下，每日 3 次，一般便秘甚好。

❸ 牛奶 250 毫升，蜂蜜 50 克，將牛奶加熱放入蜂蜜，一次服下，護胃通便，效果良好。

❹ 核桃仁 10 克、山藥蛋（馬鈴薯）50 克、菠菜 30 克、大棗 3 枚，香油 5 克，鹹鹽適量。先將核桃仁、山藥蛋、大棗煮熟，再將菠菜、香油、鹹鹽放入鍋中，熬煮 2 ～ 3 分鐘，1 次服下，對脾腎虛弱者較好。

❺ 木耳 8 克（煮爛），蜂蜜 20 克，調服，每日 3 次，對習慣便秘較好。

❻ 生黃蓍 20 克、枸杞子 15 克、大棗 5 枚、胡桃仁 10 克、桑葚 15 克、蜂蜜 50 克、粳米 50 克。先將前五味藥水浸 60 分鐘，煎煮 25 分鐘，去渣留汁。再將粳米熬成稀粥一碗，加入上述藥液和蜂蜜，熬煮兩分鐘左右，一次服下，每晚一次，3 ～ 5 次就可見效。本方對氣血虛弱，肝腎不足之便秘甚好。

四、體育鍛鍊

每個人可以根據自己的身體情況和愛好，或將現在已經學會的各種運動方式結合起來，如打太極拳、做五禽戲，體操鍛鍊、氣功、慢跑、快走等各種方法，可增強排便效果。

❶ **腰腹部活動：**

身體站立，兩足與肩同寬，上身及腰腹部儘量向左向右轉搖，同時兩手隨著搖擺，一手擊搗腹部，一手擊搗腰

部，20～30次，每日1～2次。

❷站立，兩足與肩同寬，雙手上舉，上身儘量向後彎到不能彎時，兩手及上身開始向前彎，並向下使兩手指頭觸到地面或自己足背為止（腿不能彎曲），如此20～30次。

五、按摩針灸

❶按摩：

(1) 腹部大推按，其方法是左手壓住右手從臍下二寸處開始，順時針向右推按至回盲部，再經升結腸推按至右上腹（肝曲部），再向左經橫結腸推按至左上腹（脾曲部），然後再向下經降結腸推至左下腹。然後再向右推按，如此圍繞臍部，推按一周為1次，共進行20～30次。即臍下二寸→回盲部→升結腸→右上腹（肝曲）→橫結腸→左上腹（脾曲）→降結腸→回盲部。以上所指部位只是相當於這些結腸所過之處，並不是像解剖學那樣準確，但臨床效果甚好。

(2) 入廁所前及入廁所的按摩：① 早晨起床後取坐位，兩小腿彎曲；兩手中指頭分別揉按兩側足三里穴5～10分鐘；② 入廁所前，兩手拇指頭揉按兩側孔最穴（掌側腕橫紋上七寸處）各揉按100次，再用兩手中指頭，揉按兩側迎香穴（鼻翼旁開5分處）各揉按100次；③ 入廁所排便時左手指揉按天樞穴，直到排出大便。孔最穴係肺經穴，肺與大腸相表裏，肺又是清肅之臟，故能促進腸蠕動。迎香穴為大腸經穴位，能直接增強排便的作用，以上三穴，不僅在理論上有依據，而且也是實踐中的經驗效方。

❷針灸：

(1)選穴：足三里、中脘、行間、合谷、上巨虛（足三里下三寸）、三陰交、天樞、照海。足三里、中脘、行間、合谷為一組，上巨虛、三陰交、天樞、照海為一組，每日一組，交替應用，10 天為一療程；

(2)針刺手法：進針得氣後，留針 30 分鐘，每 5 分鐘行針 1 次。行針時三陰交、足三里、照海、行間要輕微捻轉有感應即可，其餘穴位按常規行針。出針時三陰交、足三里、照海、行間四穴緩慢捻轉出針，急按針孔，揉按片刻，其餘諸穴出針時搖大針孔，迅速出針，不按針孔；

(3)一般便秘用灸法較少，但有體質衰弱、陽氣不足、中氣不運者，可艾捲溫和灸足三里、氣海、中脘穴，每日各穴 1 次，每次 7 ～ 10 分鐘，7 ～ 10 天為 1 療程。

六、中醫藥防治

❶熱結便秘方：

```
火麻仁 15 克　大黃 8 克　炒白芍 12 克
生地 12 克　天冬 12 克　厚朴 10 克
蜂蜜 20 克（化入藥液中）　甘草 3 克
元參 10 克　萊菔子 15 克
```

加減：

(1)口舌生瘡者，加石斛 10 克、黃芩 10 克；

(2)因鬱怒而肝火盛者，加梔子 12 克、黃芩 10 克、丹皮 10 克；

(3)兼有痔瘡發生者，加生地榆 15 克、敗醬草 12 克、

槐花 12 克；

(4)年老體弱或氣虛者，加生黃蓍 12 克、生白朮 10 克、太子參 10 克；

(5)兼有陰虛血虛者，加桑葚 10 克、元參 10 克、麥冬 10 克、枸杞子 10 克。

❷ 陰虛便秘方：

草決明 12 克　女貞子 12 克　元參 12 克

炒白芍 12 克　何首烏 12 克　黃芩 12 克

黑芝麻 15 克　火麻仁 15 克　生地 15 克

枳殼 10 克　甘草 3 克　桑葚 12 克

加減：

(1)貧血者，加枸杞子 15 克、熟地 10 克、圓肉 12 克、炒山藥 12 克；

(2)兼有失眠者，加炒棗仁 20 克、柏子仁 12 克、夜交藤 30 克；

(3)兼有氣虛者，加生黃蓍 20 克、太子參 10 克；

(4)咽乾口渴者，加玉竹 12 克、百合 12 克、沙參 10 克、桔梗 10 克。

❸ 氣虛便秘方

太子參 12 克　生黃蓍 20 克　生白朮 15 克

何首烏 12 克　陳皮 12 克　肉蓯蓉 12 克

火麻仁 15 克　甘草 3 克　當歸 12 克

大棗 2 枚　升麻 6 克

加減：

(1)納差腹脹者，加雞內金 12 克、厚朴 10 克、白豆蔻 10 克；

(2)失眠者，加炒棗仁 20 克、夜交藤 30 克、柚子 12 克；

(3)有胃下垂、子宮下垂者，加柴胡 6 克、枳實 10 克；

(4)口乾舌紅者，加女貞子 12 克、桑葚 12 克、玉竹 10 克；

(5)頭暈眼花、眼乾澀者，加菊花 12 克、草決明 12 克、蔓荊子 12 克；

(6)心悸心慌者，加遠志 12 克、柏子仁 10 克、麥冬 8 克。

第十節　泄瀉的養生防治

一、概述

泄瀉是指大便次數增多，糞便稀薄，或完穀不化，甚至水樣大便為特點的一種疾病。一年四季均可發生，尤以每年夏秋季較多。泄瀉是中醫病名，可見於現代醫學的很多疾病，如慢性腸炎、慢性胰腺炎、過敏性結腸炎、食物中毒、腸道吸收功能不良等，是消化器官的功能性疾病和器質性疾病所導致而成。

中醫認為脾胃受損是其根本，一旦濕邪內盛，胃腸運化受阻，大腸傳導失司，就可清濁不分，混雜而下。其主要病因有：

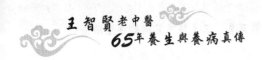
❶ 外邪侵襲：

如濕熱之邪、寒濕之邪、暑濕之邪壅滯中焦而發病。

❷ 飲食損傷：

如過食膏粱厚味，或進食腐敗不潔之物，或暴飲暴食，使脾胃受損，不能吸收消化而成。

❸ 情志失調：

如所欲不遂，憂思鬱怒，致肝失疏泄，侵犯脾胃，成為肝鬱脾虛之瀉。

❹ 臟器虛衰：

如脾胃素虛，運化無力，腎陽不足，溫化不立，既不能受納腐熟水穀，又不能運化水穀與水濕，使之清濁不分而成泄瀉。

本病臨床上應與痢疾、霍亂兩種傳染病做鑒別，尤其痢疾比較多見。此外也可借助現代化儀器，做些必要的檢查如結腸鏡、糞便化驗等，以便明確其疾病性質和部位，制定養生防治方案。

泄瀉的養生防治：中醫認為脾不虛不瀉，無濕也不能成瀉，因此養生防治原則是以健脾去濕為主，兼而治之。濕熱者清化為主；寒濕者溫化為主；暑濕者清暑化濕為主；傷食者，消食導滯和胃健脾為主；脾虛者健脾利濕；腎虛者溫腎健脾；肝鬱者疏肝健脾；脾虛下陷者補中益氣。

二、飲食調理

總的原則是忌食寒涼，不吃生冷，戒除不良的飲食習慣，不食油膩厚味，不吃生冷水果，忌喝生水和冷飲料，忌暴飲暴食，忌食不乾淨的食物和剩餘腐敗之品。

❶ 扁豆薏仁薑棗粥：

炒扁豆 15 克、炒薏仁 15 克、生薑 5 克、大棗 2 枚，粳米 60 克、紅糖 10 克，先將扁豆、薏仁生薑浸泡 50 分鐘再煎煮 30 分鐘（以旺火為主）去渣留汁，再將紅棗、紅糖、粳米與藥汁一同熬成稀粥，早晚分兩次食用。主要是治寒濕引起之脾虛泄瀉。

❷ 芡實扁豆粥：

芡實 12 克、炒扁豆 12 克、肉桂 3 克（研細末）、粳米 40 克。先將扁豆、芡實浸泡 50 分鐘，再煎煮 30 分鐘（煮爛）再與粳米同煮成稀粥，加入肉桂末熬 2～3 沸，每晚 1 次當飯吃，也可以每日服 2 次。對脾腎兩虛泄瀉較好。

❸ 黃蓍蓮子粥：

生黃蓍 15 克、蓮子 12 克、炒薏仁 10 克、紅糖 15 克、大棗 2 枚，粳米 40 克。先將生黃蓍、薏仁、連子水浸 60 分鐘煎煮 30 分鐘去渣留汁。再將粳米、大棗、紅糖共熬成稀粥，加入上述藥液，再熬 2～3 沸，每晚服 1 次，當飯應用。本方對體弱氣虛之人較好。

❹ 四仙消食止瀉粥：

山楂 10 克、麥芽 10 克、穀芽 10 克、神麴 10 克、雞內金 10 克、炒扁豆 15 克，將上述 6 味藥浸泡 60 分鐘，煎煮 30 分鐘，去渣留汁。再將粳米 40 克、紅棗 2 枚，熬成稀粥，然後加入上述藥液，再熬 3～5 沸，每晚服一次，亦可每日用二次。本方對傷食引起之泄瀉較好。

三、情志疏導

情志所傷引起的泄瀉，中醫稱之為肝氣乘脾，主要是

情志不通，憂思鬱怒，使肝的疏泄功能失常，鬱而乘脾，導致脾的運化失權而成泄瀉。這方面的病人多為性格柔弱，謹小慎微，感情脆弱，缺乏自信。因此要避免精神刺激，消除恐懼心理，樹立戰勝疾病的信心。家人要巧妙地分散患者注意力，使之從疾病的痛苦中解脫出來，勸其改變不良的生活習慣，緩和心理矛盾。

對病人的合理要求和慾望，儘量支持和滿足，而且要表示同情和理解。吃飯時要避免思考和談論不愉快的事。不能認為泄瀉與情志關係不大，而是關係很大，中醫有個痛要方就是專門治肝鬱脾虛之腹瀉。一定要穩定心態不因瑣事干擾，這樣才能使病情好轉和痊癒。

四、針灸拔罐

❶ 針刺法：

(1) 選穴：中脘、天樞、三陰交、關元（腹部正中線臍下三寸）、足三里、行間、氣海、陰陵泉。中脘、天樞、三陰交、關元為一組；足三里、行間、氣海、陰陵泉為一組。每日 1 組交替應用，10 天為一療程。

(2) 手法：進針得氣後，每五分鐘行針一次，手法要輕，捻轉角度要小，出針時緩慢捻轉出針，急按針孔，揉按片刻。

❷ 艾捲溫和灸：

(1) 選穴：神闕、關元、天樞、足三里、中脘。

(2) 灸法：每日用艾捲溫和灸上述穴位，每穴灸 5 ～ 7 分鐘，5 ～ 7 次為 1 療程。灸法對虛寒性病人效果較好。有暑熱濕邪者忌灸。

❸ 拔罐：

(1) 選穴：天樞、關元、足三里、中脘、神闕、上巨虛。關元、足三里、天樞為一組；中脘、神闕、上巨虛為一組。每日一組交替應用。

(2) 按照經穴部位，選擇不同口徑的火罐，每次每穴拔罐 5 ～ 8 分鐘。

五、中醫中藥

❶ 脾胃虛弱：

既不能運化水濕，又不能運化水穀者，應健脾益氣，除濕止瀉。

方藥應用：

> 黨參 12 克　炒白朮 10 克　茯苓 12 克　炙甘草 3 克
> 炒薏仁 15 克　蓮肉 10 克　炒扁豆 12 克
> 炒山藥 12 克　陳皮 12 克　砂仁 8 克　烏賊骨 12 克
> 桔梗 8 克　佩蘭 6 克　大棗 2 枚

加減：

(1) 胃納不佳飲食減少者，加雞內金 8 克、焦四仙各 8 克（用量不宜太大）；

(2) 腸鳴轆轆，腹部脹滿者，加木香 6 克、白豆蔻 10 克、厚朴 8 克；

(3) 疲乏無力，氣短懶言者，加生黃蓍 20 克、升麻 6 克、柴胡 6 克；

(4) 腹中冷痛，喜按喜溫者，加炮薑 8 克、肉桂 6 克。

❷肝氣鬱結：

事不遂心，或因鬱思不解，致肝鬱脾虛。誘發腹瀉或使病情加重者，應舒肝健脾。

方藥應用：

> 炒白朮 12 克　炒白芍 12 克　茯苓 12 克
> 防風 8 克　枳殼 8 克　蓮肉 10 克
> 炒薏仁 12 克　炒山藥 10 克　陳皮 12 克
> 甘草 3 克　大棗 2 枚

加減：

(1)腹瀉頻發不止者，加炒扁豆 12 克、烏梅 10 克、佛手 10 克；

(2)納差食不化者，加焦四仙各 12 克、雞內金 12 克；

(3)腹部脹滿者，加厚朴 12 克、木香 8 克、白豆蔻 10 克、香附 10 克；

(4)腹部疼痛者，加川楝子 12 克、鬱金 10 克；

(5)全身乏力，精神萎頓者，加黨參 12 克、生黃蓍 20 克。

❸傷食泄瀉：

過食生冷或暴飲暴食者，應消食導滯，和胃止瀉。

方藥應用：

> 焦山楂 12 克　生麥芽 12 克　炒穀芽 12 克
> 雞內金 12 克　神麴 10 克　陳皮 12 克
> 茯苓 10 克　炒白朮 10 克　甘草 3 克
> 厚朴 10 克　大棗 2 枚　生薑 3 片

加減：

(1) 腹部脹滿不適者，加檳榔 10 克、木香 8 克、砂仁 8 克；

(2) 情志不暢再加傷食者，加佛手 12 克、枳殼 12 克、炒白芍 10 克；

(3) 伴有嘔吐者，加半夏 6 克、川楝子 10 克。

❹ **腎虛五更瀉：**

應溫腎健脾，除濕止瀉。

方藥應用：

> 補骨脂 10 克　吳茱萸 10 克　五味子 10 克
> 肉豆蔻 10 克　訶 子 10 克　烏賊骨 12 克
> 芡實 12 克　茯苓 12 克　黨參 12 克
> 炒白朮 10 克　肉桂 8 克　大棗 2 枚

加減：

(1) 脫肛、胃下垂、子宮下垂者，加生黃蓍 20 克、升麻 8 克、柴胡 6 克、陳皮 10 克；

(2) 腹中冷痛者，加砂仁 10 克、公丁香 8 克、炮薑 8 克；

(3) 偏濕重者，加佩蘭 10 克、炒薏仁 10 克；

(4) 有肝氣不舒者，加香附 12 克、陳皮 12 克、枳殼 10 克；

(5) 有黏液狀大便者，加銀花炭 10 克、焦山楂 10 克、焦檳榔 8 克、石榴皮 10 克；

(6) 納食減少者，加焦四仙各 12 克、雞內金 10 克、蓮子肉 10 克。

❺濕熱泄瀉：

泄瀉多有腹痛，肛門灼熱、大便不爽，色褐而惡臭，應清化濕熱，清暑去濕。

方藥應用：

葛根 10 克　黃芩 8 克　川黃連 6 克

炒白芍 12 克　厚朴花 10 克　茯苓 10 克

車前子 10 克　炒薏苡仁 12 克　佩蘭 8 克

甘草 3 克　蓮　肉 10 克

加減：

(1)兼有傷食者，加焦四仙各 12 克、焦檳榔 10 克、雞內金 10 克；

(2)夏秋之際暑濕較甚者，加香茹 8 克、荷葉 8 克、藿香 10 克、滑石 10 克；

(3)發熱較甚者，加公英 12 克、銀花 12 克、葛根加至 15 克、黃芩加至 15 克；

(4)腹痛較重者，加川楝子 10 克、香附 10 克、陳皮 10 克；

(5)肛門灼熱，便後下重者，加馬齒莧 15 克、白頭翁 8 克、敗醬草 12 克。

第十一節　慢性肝炎的養生防治

一、概述

本病多為急性肝炎演變而來，屬中醫黃疸病後期的陰

黃範疇。急性肝炎常因誤治、失治（治療不及時）治療中合作欠佳，或飲食不節，嗜食甘肥，長期過量飲酒，不恰當使用有損肝臟的藥物，或休息不好，過早勞動，或情志失調，鬱怒不解，致使肝炎未能及時痊癒。凡病情延長一年以上者為慢性肝炎（六個月以上為遷延性肝炎）。

慢性肝炎的症狀，時輕時重，常有疲乏無力，精神萎頓，頭暈失眠，食慾不振，腹部脹滿，便秘或腹瀉，噯氣嘔惡。脅肋部隱痛不適，肝區有壓痛，化驗肝功能異常。病情波動時轉氨酶升高，亦可有黃疸出現。頸面部及胸背部等處可有蜘蛛痣，手掌發紅（稱肝掌）。病毒長期存在於肝組織中，病人的免疫能力逐漸低下。

中醫認為，慢性肝炎多有肝鬱脾虛，情志低沉，脅肋不適疼痛。食慾不振，腹脹便溏，舌脹暗。病程中亦可出現濕熱互結，肝失疏泄，致膽液外泄、發為黃疸。除消化道症狀加重外，肝區脹痛加重，皮膚可有紫點紫斑，牙齦出血，舌脹嫩，紫暗。在防治上應該是疏肝理氣，健脾調胃，活血通絡，扶助正氣。

慢性肝炎與肝硬化雖然發病原因有些不同，病情輕重也有一定差異，但從性質上均屬於肝細胞及肝組織的損害，因此，在養生防治方面既有共同之處，也有各自的特點，但慢性肝炎關係到病情的恢復痊癒和發展加重，甚至可成為肝硬化等難治之症。因此慢性肝炎的養生防治，就顯得更為重要。

二、飲食調養

❶ 飲食宜清淡，營養應豐富：

要食用高營養、易消化、含有維生素及蛋白質豐富的食物，如牛奶、豆製品、花生、紅棗、蘋果、大米、小米、玉米以及番茄、香菇類等。蛋白質是提供肝細胞修復再生的原料，並可保護肝臟，增強免疫功能；維生素可提供肝臟所需的輔酶，促進肝細胞修復、保護肝臟；菇類可促進肝細胞免疫功能的恢復，有利於病情康復。

❷ 忌食油膩、辛辣、甘肥厚味之品：

如豬肉、羊肉、蝦、蟹、辣椒以及油炸、薰、炙等食物，糖和鹽也應減少食用，因為這些食物容易助熱生火，袪陰傷肝，使病情發展加重。還要忌食黴變食品及發黴的花生、玉米、白薯乾等，這樣還可預防肝癌發生。

❸ 嚴禁抽菸喝酒：

酒精對肝細胞有直接的損害作用，導致其變性壞死，酒可以引起酒精性肝炎、脂肪肝、肝硬化。因此對慢性肝炎病人來說，飲酒等於雪上加霜，使病情更加發展加重，也會加速向肝硬化（臌脹）發生發展，還可能惡化癌變。所以無論哪種酒，如白酒、葡萄酒、啤酒、紹酒等都應禁忌。菸草含有尼古丁等大量有害物質，進入人體需經過肝臟代謝解毒，這樣不僅加重了肝臟的負擔，而且也損害和抑制細胞的再生與恢復，並影響肝炎的治療效果。

❹ 節制飲食：

吃飯要細嚼慢嚥，不能吃得過飽過快，每頓飯應吃七八分飽。飲食過量加重肝胃負擔，降低脾胃功能，影響消化，反而使營養物質不易轉化吸收，不利於肝炎的恢復與痊癒。吃飯過快，囫圇吞棗，不僅影響消化吸收，還可損害脾胃。

三、情志調節

肝為將軍之官，性喜條達，以疏泄為順，其志在怒，因此肝病與情志變化密切相關。「善養肝者切於戒暴怒」，鬱怒可以傷肝，肝失條達使疏泄不利，從而氣滯血瘀，血運不暢，易結成癖。如果情緒舒暢，肝氣條達，氣機通利，升降正常，代謝旺盛，氣血通行，病情就能好轉痊癒。因此一定要避免精神刺激，遇到不順心的事，要泰然處之，行若無事。如有煩惱，應及時安慰自己，自行排除，保持身心愉快。

古人說：「暴怒一發，如火斯熾，若不禁之，助我狂勢。調轉念頭，思量別事，須臾氣平，雲收雨霽。」就是說惱怒一旦發生，像著了火一樣，如不及時制止，就會更加厲害；越來越火，越來越怒。如果調轉一個想法，考慮別的事情，或轉移注意力，或認為區區小事，不足掛齒，很快就可心平氣和。這對疾病大有好處，絕不可輕視。

四、講好衛生

良好的個人衛生習慣和居室環境衛生，對預防其他疾病發生和肝炎的恢復痊癒有重要作用。經常保持房間乾淨、飯前便後洗手，預防病從口入。一定要不吃不乾淨的食物和腐敗、陳舊、變質的食品，如細菌污染後吃進去會感染其他病，影響肝炎的恢復痊癒。衣著穿帶要整齊清潔，經常洗曬，避免污染。要按氣候冷暖及時增減衣服。預防感冒及其他病侵入。

講究衛生可以提高機體免疫能力，防止和減少疾病的發生，不講衛生最易感染其他疾病，使舊疾未癒新病又

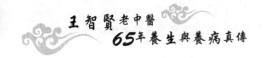

生，切不可輕視。

五、不濫用藥物

　　肝臟是最大的代謝解毒器官，人吃進去的各種藥物都要通過肝臟解毒排出，無論中藥、西藥，都要慎重對待，不要隨意亂服，以免加重肝臟負擔，引起不良反應。抗生素類藥有四環素、新生黴素、氯黴素、灰黃黴素等，抗結核藥有利福平、異煙肼等。對於氯丙嗪、苯巴比妥、阿片類藥也應禁忌服用。

　　此外，磺胺類、呋喃類、抗腫瘤藥、麻醉藥等切不可使用；中藥有蒼耳子、黃藥子、樟丹、鉛粉均應忌用。總之用藥要慎重，要按照醫生意見服用。

六、休息與運動

　　慢性肝炎活動期一定要注意休息，保持充足的睡眠，活動以不感到疲勞為原則。有關資料介紹，人在臥床時肝臟的血流量比站立時增加 15%左右，人體在活動時肝臟血流量比臥床休息時減少 20% ～ 50%。雖然如此，但也要適當活動，促進新陳代謝，改善血液循環。中醫所謂的肝藏血，就是調節人體各部位的血液，適應人體在休息時和活動時的需要。

　　人在活動時肝臟把所藏的部分血液輸送至全身，供給其活動時所用，在休息、安靜、情緒穩定時，身體外周的血液就會減少，部分血液便藏歸於肝臟內，以利肝臟的代謝調節，使病情得到恢復和痊癒。

　　《內經》的注釋者王冰說：「肝藏血，心行之，人動則

血運至諸經，人靜則血歸於肝。」明張景岳說：「人寤則動，動則血隨氣行至陽分而運于諸經；人臥則靜，靜則血隨氣行于陰分而歸於肝，以肝為藏血之髒也。」這些經文也說明休息與運動，都需要肝臟對血液的調節。

如果病情穩定好轉，根據自己的情況做一些有益的運動，如慢走、打太極拳、練習氣功（見前文），這樣也有利於增強正氣，恢復健康。但休息與運動，也要辨證對待。必須注意，所有的運動與活動，應以不感到疲勞，自己感覺良好為準則，切不可勉強從事，反而不利於康復。

氣功健身，防病治病，在我國已有悠久歷史，它是一門既古老而又新興的學科，是我國的寶貴遺產之一。它能疏通活絡，調和氣血，平衡陰陽，培育真氣，養生保健、延年益壽。對一些慢性病、老年病和中西藥療效不佳的疑難雜症，往往可達奇特效果。

現代醫學認為氣功在人體內可調整和改善中樞神經的功能，並對高級神經有抑制作用；能調節肝內外側支循環的異常情況，並能改善肝臟血流動力學狀態；能調節蛋白質代謝，增加肝糖原的合成；調節膽紅質的排泄，增加膽汁的分泌；促進胃腸運動，改善消化吸收功能；也能提高免疫能力。

氣功調節呼吸運動，使膈肌下降，對肝臟起到按摩作用，可以促進肝臟和全身血流暢通，促進肝功能恢復。在氣功師指導下或者自己練學靜養功，用坐位或平臥位均可，練氣功的關鍵是調節呼吸，思想入靜。（見前文氣功）

太極拳是屬於氣功中的動功之一，它內外兼顧，動靜結合，剛柔相濟，形神合一，科學系統，全面詳盡。是一

種有益於慢性病人和健康人鍛鍊的運動形式。太極拳能促使人體經絡臟腑，肌肉筋骨，氣血津液，相互協調，相互配合，透過心理活動引導改善和活躍生理功能。起到身心並修，防病治病，保健延年的作用。

人在打拳中由於思想集中，意志專一，從而脫離了病態心理，增強了健康信心，還能提高中樞神經的調節功能，有利於機體各個器官之間的協調活動，有利於各組織供血、供氧，有利於物質代謝的改善，從而也有利於疾病的恢復與痊癒。

七、慢性肝炎的針灸按摩

針灸對很多病有較好的療效，根據現代研究證實，針灸可調節機體的免疫功能，包括細胞免疫與體液免疫。且有雙向性調節作用。針灸對慢性肝炎的治療也有較成熟治法，臨床上已取得良好效果。主要用疏肝理氣，散結止痛，健脾利濕，強身健體等辨證理論做指導。根據不同的病情用不同的施針補瀉手法，效果甚為滿意。

灸法對慢性肝炎也可以提高其免疫機能。一般多用於靜止期慢性肝炎。灸的方法多用艾捲溫和灸，可教給病人自己進行。

按摩的作用基本上與針灸相同，適應於慢性肝炎靜止期患者，可以教給病人自己去做。

❶針刺穴位：

第一組內關、太衝、陽陵泉；第二組足三里、三陰交、陰陵泉。每日一組交替應用，10 天為 1 療程，休息3-5 天，再進行 1 療程。施針手法是進針得氣後，留針 20

分鐘，中間每隔 5 分鐘行針 1 次。陽陵泉、太衝、內關，出針時搖大針孔，迅速出針，不按針孔，起疏肝利膽之效。三陰交、足三里、陰陵泉出針時緩慢出針，急按針孔，揉按片刻。起健脾胃，和氣血，增強體質，提高免疫機能之效。針刺多用於慢性活動性肝炎。

❷艾捲溫和灸穴位：

氣海、三陰交為一組，陰陵泉，足三里為一組。每日 1 組交替應用，每穴每次溫和灸 10 分鐘。灸後局部溫熱感應保持 1 小時左右，多用於慢性靜止期肝炎。

❸按摩穴位、足三里、陽陵泉、三陰交，太衝。

每日早晚用中指頭按摩，每穴 100 次（兩手同時進行），10 天為 1 療程，休息 3-5 天再按摩，可疏肝利膽、健脾和胃，增強人體免疫機能，對慢性靜止期肝炎甚好。其方法可教病人學會穴位，自己按摩，既方便，又有效。

八、中醫藥防治

❶慢性肝炎活動期中醫藥處方：

```
敗醬草 12 克    鬱金 12 克    柴胡 10 克
炒白芍 15 克    枳殼 12 克    枳實 10 克
白花蛇舌草 12 克    茵陳 15 克    靈芝 12 克
草河車 10 克    丹參 15 克    枸杞 15 克
炒白朮 10 克    茯苓 10 克    雞骨草 12 克
大棗 2 枚
```

加減

(1)轉氨酶增高者，加垂盆草 15 克、五味子 15 克、升

麻 10 克;

(2)肝脾腫大者,加虎杖 12 克、水紅花籽 12 克、鬱金 12 克;

(3)有黃疸者,加田基黃 12 克、金錢草 15 克、茵陳量加至 30 克;

(4)消化不良,食慾不振者,加焦四仙各 10 克、雞內金 12 克;

(5)脅肋脹痛者,加薑黃 12 克、佛手 12 克;

(6)腹部脹滿者,加檳榔 10 克、香附 10 克、厚朴 12 克;

(7)腹瀉便溏者,加蓮肉 12 克、炒薏仁 15 克、芡實 12 克;

(8)足手心發熱,口乾陰虛者,加女貞子 12 克、桑椹 12 克、地骨皮 10 克、玉竹 10 克;

(9)體虛乏力者,加生黃蓍 20 克、太子參 12 克。

❷ 慢性靜止期肝炎中醫藥處方:

丹參 12 克　炒白芍 12 克　鬱金 12 克
枳實 10 克　生黃蓍 15 克　柴胡 10 克
靈芝 10 克　雞內金 12 克　虎杖 10 克
枸杞 15 克　　炒白朮 10 克　枳殼 12 克
甘草 3 克　茯苓 10 克　大棗 2 枚

加減

(1)肝脾腫大者,加炙鱉甲 12 克、水紅花籽 10 克;

(2)食慾不振者,加神麴、麥芽、穀芽、生山楂各 10

克；

(3) 足手心發熱，口乾陰虛者，加女貞子 12 克、桑葚 12 克、玉竹 10 克；

(4) 腹瀉便溏者，加炒薏仁、蓮肉、芡實各 10 克；

(5) 脅肋不適者，加佛手 12 克、青皮 10 克、薑黃 10 克；

(6) 腹部脹滿者，加白豆寇 10 克、陳皮 12 克、厚朴 12 克；

(7) 體弱乏力者，加太子參 12 克、黃精 15 克、炒山藥 15 克。

第十二節　肝硬化如何養生防治

一、概述

本病是多種因素所致肝組織損傷，引起慢性肝臟疾患的後期表現，其中主要是病毒性肝炎長期不癒，最後形成肝組織纖維變化。其他如長期過度飲酒損害肝臟，成為酒精性肝硬化；心臟功能不全以致肝臟長期充血、缺氧最後形成所謂心源性肝硬化；還有營養不良，不恰當地使用損害肝臟的藥物，以及血吸蟲病等形成肝硬化。也有一部分病人，病因一時難以找到，但肝病日見增重，稱為隱匿型肝硬化。

肝硬化屬於中醫臌脹範疇（水蠱、蜘蛛蠱、單腹脹、蠱脹）因黃疸失治，濕熱蘊結，久羈不退，肝脾失調，氣滯血瘀而後水停成臌（肝炎致肝硬化）；姿食膏粱厚味，長期嗜酒過度，結濕生熱，布化失調，氣血瘀結，聚水而

為臌證（脂肪肝、酒精性肝硬化）；感染蟲邪水毒（瘧原蟲、血吸蟲）內傷肝脾，致淤血結聚，水毒存留於腹，成為臌證；勞欲失度，精血受損，勞倦傷脾，縱慾傷腎，脾腎不足，肝失疏泄、水液代謝失調，淤滯水停，結聚於腹成為臌證；情志不遂，鬱怒不解，久而氣滯血瘀，傷肝損脾，升降失調，清濁相混，濕濁內停，結聚成臌。

肝硬化的症狀：大致可分為肝功能代償期（早期）和肝功能失代償期（晚期），因起病和病程經過，相當緩慢，而且早期症狀和晚期症狀的分界線常不明顯，並時有重疊性，部分病人可以長期停留在代償期。

由於肝臟有較強的代償功能，早期症狀多不明顯，部分病人在體檢時才被發現。代償期主要有消化不良，食慾不振，腹部脹滿，厭食油膩物及肉類食品，易疲勞，常有乏力。脅肋部不適或隱痛，肝脾腫大。面頰胸背等處可見蜘蛛痣，並有肝掌。

失代償期（晚期）除代償期症狀加重外，尚有營養不良、精神萎靡、貧血水腫、四肢乏力、面容憔悴、暗褐、皮膚粗糙、色素沉著、腹脹腹瀉、噁心嘔吐、鼻出血、牙齦出血、皮膚紫斑、黃疸、肝脾腫大堅硬。有不同程度的腹水，量大時可影響病人呼吸、心跳和進食。最後出現一系列錯綜複雜的表現和嚴重的併發症，如出血、昏迷、肝腎綜合徵、癌症等。

中醫認為膨證早期腹大脹滿，按之較軟，叩之如鼓，主要是以積氣為主。晚期腹脹緊繃，青筋暴露，脈絡怒張，按之堅滿，有波動感，臍心突出，這時主要是以水聚為主。在病程中可出現，氣滯血阻，寒濕困脾，濕熱蘊

結，肝脾淤血，脾腎陽虛，肝腎陰虛等症候，需辨證論治注意養護。

肝硬化的病理表現，主要是肝細胞不同程度地變性壞死，肝組織纖維化程度增大，肝臟對生物活性物質，攝取、合成等運轉功能障礙。肝臟的局部微血循環發生阻滯，血管床減少，使肝臟的代謝作用、解毒功能、排泄功能受到影響。

從中醫病機上來說，肝失疏泄，血絡壅遏，氣滯血瘀，漸成癥結，由於癥結凝滯，脾運不健，水穀精微布化失權，正氣漸虛，進一步使肝腎功能受損，運化水濕，氣化水液，均受到影響，故出現臟證。因此其養生原則是疏肝理氣，健脾強腎，活血通絡，化瘀散結為章法。但肝硬化的養生調理仍應注意代償期和失代償期，因二者既有相同之處也有不同之點，養生方面很難截然分開。

二、精神情志調節

人為萬物之靈，是思想情緒最活躍的動物。「肝為將軍之官，謀慮出焉」，情緒變化至關重要，因此要保肝長壽，必須注意情緒變化。肝喜疏泄條達，忌鬱悶苦惱，也就是凡事愛順氣舒暢，和諧愉快，最不能苦悶煩惱，鬱鬱不樂。但人活在世上很難避免磕磕碰碰，不順心的事時有發生。故不能斤斤計較，而要樂觀處世，豁達開朗。臨床觀察，大多數肝硬化病人，程度不同地存在精神、情志、性格、思維等方面的障礙。如思慮過度、情緒緊張、心煩不安、急躁易怒，悶悶不樂、悲傷欲泣。這種表現都會加重病情發展，影響藥物的治療效果。因此必須採取身心同

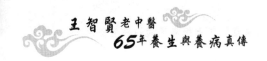

時防治，才能起到良好的作用。

第一要心胸寬敞，悠閒自在，無欲無求，不妄想妄為。應靜心安神，和悅開達，使身心真正得到休息。

第二意志堅強，對治癒疾病有十足的信心，無思慮之患，保持大無畏的樂觀心態。

第三遇事不怒，平和而理智地對待一切事物。

第四要涵養性格，陶冶氣質，修練精神，熱愛生活，創造條件，促進疾病痊癒。

醫務人員和家屬親人，要善於開導病人。正如兩千年前的古籍《靈樞・師傳篇》所說：「告之以其所敗」「語之以其所善」「導之以其所使」「開之以其所苦」。

這幾句話大意是說：

第一句要告訴病人，如不注意精神情志的調節、七情內熾、驕恣縱慾，不僅對身體不利而且會使病情發展加重。

第二句是要告知患者疾病是可以治癒的，不必憂愁恐懼，不必過於擔心，心情舒暢，樂觀無畏，樹立戰勝疾病的信心和決心，才能使病情好轉痊癒。

第三句是，教給患者養生和防治疾病的知識，認真養護，持之以恆，才可達到病癒目的。

第四句是要消除患者的消極悲觀心理、調動病人的主觀能動性，振奮精神，增強機體的調節功能，氣血就會舒暢運行。從而創造條件，不但能使病情減輕，而且對藥物治療也能增強效果，有利於病情緩解和痊癒。精神情緒的調節，對代償期和失代償的肝硬化基本是相同的。

三、飲食調理

肝硬化病人應以新鮮飲食、富有營養與易消化、清潔可口、量少質精、軟綿清淡為原則。調整得好可保護肝臟功能，減輕肝臟負擔，控制病情發展。

❶ 高蛋白飲食：

蛋白質能保護肝細胞，能使損傷的肝細胞恢復再生。對於低蛋白血症的患者更為適宜，但對晚期肝硬化伴有昏迷的患者應適量減少蛋白攝入。

含蛋白較多的食品有鯉魚、黃魚、甲魚、瘦豬肉、雞肉、鴨肉、雞蛋、牛奶、豆漿、豆腐、黃豆、綠豆、香菇類等。這些食物根據病人食慾，製成香嫩可口的飯食，肉類還可燉成湯料吃喝。有記載嚴重肝硬化患者應少吃魚或不吃魚，理由是可產生氨，防止誘發肝昏迷。有出血傾向者也不宜多吃魚。

❷ 低脂肪攝入：

一天的脂肪攝入量不應超過 30 克，以植物油為好，油太少，會影響食物味道，會降低病人食欲。在一些食品中不同程度的都含有一些脂肪成分，脂肪過多，易在肝內沉著，影響肝臟功能，所以寧少勿多。

❸ 碳水化合物：

碳水化合物能使肝臟有充分的糖原儲備，不僅能提供人體熱量，而且能阻止毒素及有害物質對肝臟的損傷。每日攝入 300 ～ 500 克左右就可維持這種功能，如大米、小米、薏仁、玉米、麵食、紅棗、蓮肉、馬鈴薯等。

❹ 維生素：

維生素是維持肝臟代謝的主要物質，對肝功能的恢復也很重要。含有維生素A、維生素D、維生素E、維生素

K、維生素C的食物很多，如番茄、胡蘿蔔、紅棗、枸杞、桑葚、西瓜、南瓜、玉米以及新鮮蔬菜等。前面所舉的含蛋白、脂肪、碳水化合物的食品，也不同程度的含有各種維生素。

❺肝硬化患者應儘量少吃鹽，如有腹水，對辣椒、生薑等辛辣刺激的食物均應禁忌。各種酒類如白酒、啤酒、含酒精的飲料，要絕對禁忌，不吸菸並改掉吸菸的習慣。

❻肝硬化患者應根據消化功能及病情輕重調整食物，每日 3 ～ 5 次少量多餐。應選擇細、軟、有營養、易消化而且無刺激性的食物，禁止吃生、冷、硬、油炸焦燥之物。這些食物不僅不易消化，還可損傷胃及食管引起出血。吃飯必須細嚼緩咽，切忌狼吞虎嚥，暴飲暴，食這一點非常重要，每次吃飯都要記住，不能麻痹大意。

❼食譜舉例：

早餐：番茄蛋湯（雞蛋一個、番茄適量）蒸饃一個（50克），玉米、花生 20 克，小菜共 20 克。也可用豆漿 200 毫升加糖 5 克，代替蛋湯。

午餐：大米飯 100 克，清燉魚類，50 ～ 70 克（吃肉喝湯），炒豆腐 100 克，水果 1 個。也可用番茄炒雞蛋代替魚類。

晚餐：米粥一碗（小米 20 克，大米 10 克，燕麥片 5克，玉米片 5 克，黃豆錢錢 5 克），蛋糕或花捲一個（50克）小菜 10 克。

❽食療舉例：

(1)大棗 5 枚，枸杞 15 克，生黃蓍 15 克，茵陳 15克，粳米 50 克。生黃蓍、枸杞、茵陳煎煮去渣，再放入

大棗和粳米熬成稀粥，每日或隔日服 1 次當飯食用，適應於各期肝硬化。

(2)茯苓 10 克（研細末），炒薏仁 12 克，蓮肉 12 克，炒山藥 12 克，大棗 3 枚，粳米 30 克。將蓮肉、山藥、薏仁、大棗洗淨，水浸 1 小時再與粳米一同熬成稀粥，再將茯苓粉撒入粥內，煮 2～3 分鐘即可食用，每日或隔日服 1 劑。對肝硬化脾虛泄瀉、消化不良均可。

(3)赤小豆 150 克，鯉魚 500 克，加入佐料，慢火燉熟，分 10 次服用，每日 1 次，吃肉喝湯，對肝硬化腹水有效

(4)玉米鬚 30 克，水紅花籽 12 克，大棗 2 枚，紅糖 10 克，粳米 40 克。玉米鬚，水紅花籽用水浸泡煎煮去渣，再將紅糖和粳米放入藥汁內熬成稀粥每日 1 次，共服 5 次，治肝硬化腹水。

四、休息與運動

肝硬化患者一般以靜為主，也就是注意休息，不要過勞，少貪房慾，避免傷及肝脾腎。在代償期的患者（早期）要適當運動，如打太極拳、慢跑、散步、練氣功、坐功、臥功均可，代償失調者應以臥功為好。平臥，入靜，意守丹田，調節呼吸，可以培補元氣，祛邪扶正，平衡陰陽，調整氣血，通經活絡，改善症狀。

有腹水的患者平臥有困難，可取側臥位，要思想集中，意守水分穴（在腹正中線臍上一寸處），能通調水道，理氣消腫，（對臟脹者有一定作用）腹水消失後可意守丹田，扶助正氣，以利恢復。氣功還可以恢復肝功能，降低

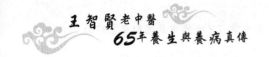

門靜脈壓，促進脾臟回縮。

五、針灸按摩

❶ 針刺穴位：

足三里、陰陵泉、行間為一組。三陰交、陽陵泉、血海為一組。每日一組交替應用，10 天為一療程。休息 5 ～ 7 天在行 1 療程，一般可用 3 ～ 5 個療程。代償期肝硬化患者，針刺效果較好。代償失調者特別是有腹水者，多針下肢穴位，忌針腹部穴位。

❷ 艾灸穴位：

三陰交、足三里、氣海、水分、神闕，一般情況下只灸三陰交、足三里每日 1 次，每穴灸 10 分鐘左右。如腹部脹滿者可加灸氣海、神闕，（也可單灸氣海、神闕）各灸 10 分鐘，如有腹水者可再加灸水分穴，陰陵泉穴，有較好的利尿作用。

❸ 按摩穴位：

(1) 代償期患者：

三陰交、陽陵泉、行間為一組。足三里、陰陵泉、血海為一組。每日一組交替應用，10 天為 1 療程，每次每穴按摩 1 ～ 2 分鐘（100-200 次），也可以單獨按摩足三里、三陰交，還可以隨時按摩，不講療程。如有腹部脹滿，納食不佳，可按摩天樞、氣海、中脘、神闕，每日每穴按摩 1 ～ 2 分鐘（100 ～ 200 次），患者應在醫生指導下，找準穴位，學會方法，每天自己按摩，就可獲得滿意效果。

(2) 失代償期患者：

尤其是腹水病人，應重點按摩足三里、陰陵泉、陽陵

泉，每日按摩一次每次每穴按摩 2 ～ 3 分鐘（時間也可多一點），還可按摩腹部的水分穴，每日可按摩 1 ～ 2 次，每次 2 ～ 3 分鐘，能起到較好的利水排尿作用。

(3) **腹部推按：**

不僅適應於代償期患者，而且也適用於失代償期患者。從臍部下一寸處開始，向右至回盲部→升結腸→橫結腸→降結腸→再回至臍下。方法是先將兩手搓熱，左手掌貼到臍下部，右手壓住左手，沿上述方向圍繞臍部順時針推按 50 次，然後再將兩手搓熱，右手掌貼到臍下，左手壓住右手，如前法順時針推按 50 次，每日可進行 1-2 次。本法可以促進腸蠕動，使排便、排尿順利，減輕腹部脹滿，幫助消化。

六、中醫中藥防治肝硬化

❶ 代償期肝硬化中藥方：

丹參 15 克　　茵陳 12 克　　炒白芍 15 克

靈芝 12 克　　枳實 12 克　　雞內金 15 克

鬱金 12 克　　虎杖 12 克　　柴胡 10 克

香附 12 克　　甘草 3 克　　水紅花籽 12 克

枸杞 15 克　　大棗 2 枚

加減：

(1) 體虛乏力者，加生黃蓍 20 克，當歸 12 克，黨參 10 克；

(2) 脅肋脹痛者，加薑黃 10 克、青皮 12 克、佛手 12 克；

(3)腹脹便溏者，加白豆蔻 10 克、陳皮 12 克、蓮肉 12 克、炒薏仁 15 克、芡實 10 克；

(4)手心煩熱，腰膝軟酸者，加桑葚 12 克、女貞子 12 克、炙鱉甲 12 克、炒山藥 12 克；

(5)食慾不振，消化不良者，加炒穀芽 10 克、炒麥芽 10 克、神麴 12 克、山楂 10 克。

❷ 失代償期肝硬化中藥方：

> 丹參 15 克　柴胡 10 克　炒白芍 12 克　枳實 12 克
> 虎杖 12 克　雞內金 15 克　鬱金 12 克　桃仁 10 克
> 生黃耆 20 克　枳殼 12 克　當歸 12 克
> 王不留 15 克　水紅花籽 15 克　炒薏仁 12 克
> 大棗 3 枚

加減：

(1)腹部脹滿者，加厚朴 12 克，大腹皮 12 克，白豆蔻 12 克，陳皮 15 克。

(2)肢冷浮腫者，加桂枝 8 克，茯苓 12 克，澤瀉 12 克，炒白朮 12 克。

(3)舌紅少津，咽乾口燥者，加麥冬 12 克，玉竹 12 克，元參 10 克。

(4)鼻出血牙齦出血者，加炒梔子 12 克，黃芩炭 12 克，三七參 3 克（沖），茜草 10 克。

(5)腹水量多，小便量少者，加玉米鬚 30 克，大腹皮 15 克，冬瓜皮 15 克，雲苓皮 12 克，生黃耆用量可加至 30～50 克，赤小豆 20 克。

(6)大便秘結，腹部脹滿者，加大黃 8 克，火麻仁 15

克，厚朴 12 克。

(7) 脅肋脹痛較甚者，加元胡 12 克，薑黃 12 克，佛手 12 克，荔枝核 12 克。

第十三節　談談脂肪肝的養生防治

一、概述

脂肪肝是現代醫學病名，是指肝臟組織中脂肪過度蓄積所引起的一種病理狀態。正常情況下肝臟內脂類物質的含量為肝臟總量的 3% ～ 5%左右。這些脂類物質，包括磷脂、甘油三酯、脂肪酸、膽固醇、膽固醇脂等，如果這些脂類物質在肝內的蓄積量超過肝臟重量的 5%以上時，就可稱為脂肪肝。

上世紀 70 年代前，脂肪肝在臨床上還是比較少見。隨著生活水準的提高，人們以車代替步行，以機器代替工農業生產的體力勞動，減少了人們的勞動強度，使身體能量消耗大大減少。隨著生活習慣的改變（尤其是飲食），人們過食甘肥油膩，過食精米、精麵和含糖量較多的食物，濫用保健品及補藥，從而使營養處於過剩狀態，致使脂肪肝的發生率也在增高。

據資料記載發病率占平均人口的 10%。與此同時糖尿病、肥胖症、高血脂也在增多，而且在這些病人中，脂肪肝的發病率高達 50%左右，更為驚人的是過度酗酒的人群中脂肪肝的發病率為 75%。還有一些肝炎病人在治療期間過於強調營養和休息，過多地應用葡萄糖及糖類甜食，使過多的糖分轉化為脂肪，形成肝炎後脂肪肝。

人們在治病時所用藥物，或不恰當的用藥，這些藥易促使脂肪在肝內積聚，如四環素、眠爾道、對氨水楊酸等造成藥物性脂肪肝。還有一種因長期嘔吐厭食，腸胃功能低下，消化吸收不良，致使體內缺乏趨脂物質和蛋白質維生素等，形成營養不良性脂肪肝。臨床上有一些脂肪肝找不到確切的病因，平時又無任何症狀，只是在體檢或因其他疾病，做超音波時被發現。

中醫認為，脂肪肝主要是肝、脾兩臟功能失調所致。肝鬱之人多有疏泄失常，升降失調，轉化無能。安逸之人，多有脾失健運，轉化無能，過食甘肥或酗酒無度，致食積不化，膏脂物質，留滯不去，蓄積於肝，久成瘀滯。

脂肪肝在早期一般沒有明顯的自覺症狀，也缺乏特異的臨床表現。多在健康檢查或診療高血壓、糖尿病、膽結石、冠心病等疾病時才被發現。隨著病情發展，肝臟腫大，出現右上腹飽脹不適，脅肋部隱痛，食慾減退，如為肝炎後脂肪肝，還可有黃疸或轉氨酶增高等。有些病人還可有膽固醇、甘油三酯、β-脂蛋白增高，後期病人可進一步形成肝硬化，出現一些相應的症狀。

二、精神情志的調養

精神情緒好壞，對疾病有重要影響，良好的心態，頑強的意志，堅強的信念，對疾病的好轉痊癒起到藥物所起不到的作用。不論何種疾病，情志的變化起著主要作用。《素問‧舉痛論》說：「喜則氣和志達，營衛通利。」就是說有良好的情緒，能使臟腑經絡，氣血營衛通暢無阻。脂肪肝是一個經過適當調整完全可以痊癒的疾病。脂肪肝的

病人往往有三種表現。

　　一種是發現有脂肪肝，心理負擔迅速加重，老怕發展成肝硬化等不治之症。他們憂心忡忡，惶惶不安，情緒抑鬱，不知所措。這種心情反而使病情更為加重，實在是沒有必要。其實脂肪肝大都是因不良生活習慣所造成，只要飲食調理，運動鍛鍊，精神放鬆，解除顧慮，完全可以痊癒。既來之則安之，應信心十足，意志堅強，無憂無慮，就能勝利。

　　第二種人是檢查有脂肪肝，並有一些症狀，醫生雖有告誡，但仍滿不在乎，不加注意。仍然是大酒大肉，飽食終日，安閒自逸。對飲食調理，覺得口淡無味，吃不到香辣東西。運動鍛鍊又是自討苦吃。他們認為，人活著就是為了享受，以酒為漿，以妄無常，嗜欲無窮，貪得無厭。今朝有酒今朝醉，明日愁來明日憂，活一天就要美美地享受一天，不管今後健康如何，到時再說。他們不懂生命的真正價值，殊不知沒有健康就沒有了一切，也就失去了享受的條件。

　　實際上不是真正的享受而是糟蹋自己，一旦病情惡化，悔之晚矣。這種人要自重自勸，自養自防，才是上策，別人也要多加勸解和教育，猛擊一掌使之清醒。

　　第三種情況是，對脂肪肝有一種正確的認識，既無精神負擔，又無思想恐懼，而是定心，定志，樹立戰勝疾病的信心。對每一項防治措施，不粗心大意，而是細心謹慎，如飲食調理如何吃、吃什麼、吃多少等生活細節特別注意。運動鍛鍊也是講究方法，注意時間，持之以恆，認真對待。這種戰略上藐視疾病，戰術上重視的防治心態，

大大有益於病情的早日恢復和痊癒，何樂而不為？

三、飲食調整

改善飲食結構，調節營養代謝，限制脂肪和碳水化合物的過量攝入，控制熱量，減輕體重，防治脂肪在肝內浸潤。

每天主食的米麵應在 400 克以下，晚餐不能吃飽，不能太快，不能過於豐盛，不足部分加點蔬菜水果，緩解饑餓感。蛋白質，每公斤體重每日應攝入 1.2～1.5 克，如 60 公斤體重的人，每天可進入 80～100 克。可以吃脫脂牛奶、豆漿、豆腐、魚、蝦、瘦肉。蔬菜水果可以多吃點，如芹菜、菠菜、白菜、黃瓜、木耳、海帶、蘑菇等。植物油可以使用，幫助炒菜。

不吃動物油脂和動物內臟，忌食蔗糖、果糖、葡萄糖和含糖的糕點，食用鹽限制在 6 克以下，忌食辛辣食物，不喝肉湯、雞湯、魚湯，絕對禁止飲酒。

食譜舉例：

早餐：大米稀粥 50 克，饅饃 50 克，蔥頭炒豆腐 100 克，小菜 20 克

午餐：白麵 100 克（也可用大米、筱麵、豆麵），白菜 100 克炒瘦肉約 50 克，或番茄 50 克，炒雞蛋 50 克，紫菜湯一碗。

晚餐：小米粥 50 克，腐竹芹菜各 50 克，豆麵煎餅 50 克（或瘦包子 50 克）。每日可用食用植物油 20～30 克，炒菜調味。

四、排除病因、治療相關疾病

這是阻止控制和治癒脂肪肝的重要措施。因患肝炎而得者，應從防治肝炎著手；如果是糖尿病應積極治療糖尿病；濫用藥物引起者應中斷用藥；酒精性脂肪肝者應首先戒酒；高血脂症者治療高血脂。

五、運動鍛鍊

運動是一種較理想的辦法，它不僅能夠防治和減輕體重，也能促進神經肌肉的協調和關節的靈活與穩定。改善心肺功能，預防動脈硬化，減少脂肪在肝內沉積。

運動項目，應根據個人情況，如慢跑（每天跑 20～30 分鐘，每分鐘 70～90 步）、打太極拳（打到微微出汗），還可以做體操、打乒乓球、羽毛球、爬山等。運動量應逐漸增加。肝炎後脂肪肝的病人，也不必過分強調休息，而是應該從小量活動開始，適當做些運動，循序漸進。

六、針灸按摩

❶ 針刺穴位：

足三里、血海、三陰交、陽陵泉、行間。每隔日針一次，八次為一療程。中間休息五日再進行一個療程，一般三至五療程。其手法是進針得氣後，留針 20 分鐘，中間每 5 分鐘行針 1 次，出針時搖大針孔，迅速出針，不按針孔。如果是營養不良性脂肪肝，出針時要緩慢出針，急按針孔，揉按片刻。

❷ 艾灸穴位：

三陰交、足三里、血海，每隔一日灸一次，每穴灸

10 分鐘，每 10 天為 1 療程，中間休息 7 日，共 3 ～ 4 個療程。可以起到疏通經絡，流暢氣血，運化濕濁瘀滯之功。

❸ 按摩穴位：

三陰交、陽陵泉、足三里、陰陵泉，每日或隔一日按摩一次，每次揉按各穴位 100 ～ 150 次，堅持 1 ～ 2 個月。

七、中醫藥防治藥方

❶ 一般脂肪肝中藥方

丹參 12 克	川芎 12 克	炒白芍 12 克
山楂 12 克	檳榔 12 克	何首烏 12 克
澤瀉 12 克	香附 12 克	威靈仙 12 克
木耳 10 克	海藻 12 克	夏枯草 12 克
枸杞 15 克	枳實 15 克	草決明 15 克

加減：

(1) 有糖尿病者加天花粉 20 克，炒薏仁 20 克。

(2) 肝區疼痛者加虎杖 12 克，鬱金 12 克，青皮 12 克。

(3) 有高血壓者加鉤藤 20 克，羅布麻 12 克。

(4) 舌紅少津，咽乾口渴者，加麥冬 10 克，元參 10 克，生地 10 克，玉竹 12 克。

(5) 腹部脹滿者，加萊菔子 12 克，厚朴 15 克，陳皮 15 克。

(6) 肝功不正常，轉氨酶增高者，加五味子 15 克，垂盆草 12 克，白花蛇舌草 15 克，升麻 8 克。

❷ 肝炎後脂肪肝中藥方

```
丹參 15 克　枳實 12 克　茵陳 12 克

虎杖 12 克　枳殼 12 克　山楂 12 克

香菇 15 克　香附 12 克　柴胡 8 克

枸杞 15 克　澤瀉 12 克　大黃 3 克

夏枯草 12 克　炒白芍 12 克　大棗 2 枚
```

加減：

(1)轉氨酶增高者，加五味子 15 克，垂盆草 15 克，升麻 6 克，白花蛇舌草 15 克。

(2)肝臟腫大者，加王不留行 15 克，水紅花籽 12 克，桃仁 10 克，雞內金 12 克。

(3)肝區及脅肋疼痛者，加鬱金 12 克，薑黃 12 克，青皮 12 克，佛手 10 克。

(4)舌紅少津，足手心發熱者，加生地 12 克，女貞子 12 克，桑葚 12 克，地骨皮 15 克，黃精 12 克。

(5)腹部脹滿者，加厚朴 12 克，陳皮 12 克，檳榔 10 克，白豆蔻 8 克。

(6)食慾不振，消化不良者，加雞內金 12 克，焦檳榔 12 克，陳皮 12 克。

第十四節　膽囊炎、膽石症的養生防治

一、概述

膽囊炎、膽石症是現代病名，屬於中醫的脅痛、結胸症、膽脹、癖黃等範疇。急性發作時也可以出現黃疸（陽

黃症）。早在兩千年前《素問》、《靈樞》這兩本經典著作中就記載，「邪客于足少陽之上（膽經），口中苦令人脅痛不息」，「膽脹者，脅下脹痛，口中苦善太息」。

膽囊炎、膽石症，均係膽道疾病，二者關係密切，據統計，70％的膽囊炎病人同時患有膽石症。故二者臨床上常同時併發。急性膽囊炎的症狀，主要是右脅部疼痛，向右肩背放散，發熱惡寒，口苦口乾，噁心嘔吐或兼有黃疸。化驗白細胞增多，膽紅素增高，超音波檢查有膽囊炎和結石現象。

慢性膽囊炎及膽石症緩解期，自覺症狀較少，也可有脅部不適或隱痛。不想吃飯，脘腹部痞滿、消化不良，亦可有腹瀉或便秘，膽囊區可有壓痛。

膽囊炎、膽石症的病因病機基本是相同的，主要有如下幾種：

❶ **飲食損傷**：過食油膩厚味或辛辣生冷之物，飲酒過度，暴飲暴食。

❷ 憂思鬱怒，肝氣鬱結，情志不暢，樞機不利，升降失常，而瘀滯生熱或結為砂石。

❸ 六淫之邪入侵膽府，蘊熱內積，或寒濕積滯，脈絡不通，使膽液排泄不暢，進而發炎結石。

❹ 也可因蟲體雜物，進入膽府與膽液積聚結石。

慢性膽囊炎、膽石症的診斷主要是反覆發作的右脅疼痛，並向右背部放散，伴有噯氣、胃脘腹脹、口苦等，現代檢查有科學儀器如超音波、X光等，故診斷不難。臨床上應與胃炎、潰瘍病作鑑別。

二、舒暢情志

人常說肝膽相照，表裏相應，中醫認為肝如將軍之官，能運籌，能謀慮，以疏泄為順。膽是中正之官，不偏不倚，善於斷決以通暢為喜。故在生活中要心胸寬闊、豁達開朗，遇事站得高，看得遠，不順心事一笑了之，絕不耿耿於懷，悶悶抑鬱，而要瀟灑解脫。學會寬恕，寬容是人生美德，也是改善人際關係的潤滑劑。這樣能使人心寬體泰，氣血和暢，可使病情減輕或痊癒，同時也少生疾病。氣量狹小，不易容人或常懷疑忌妒，多有神志錯亂，鬱而不解，結於胸脅，傷害身心，易使邪氣侵入肝膽，反易得病或使病情發作加重。

總之要保持至善至美，恬淡寧靜的心志，舒暢快樂的情志。才能精神內守，真氣從之，也能使肝膽疏利，膽液膽石排泄通暢，達到健康無病。

三、飲食調理

❶ **多吃清淡**：多吃水果，多吃蔬菜，多吃低脂肪、低膽固醇的食物；

❷ 攝入適量的蛋白質及含有維生素A、B、C、E的食物，必要時可適當補充；

❸ 飲食要定時定量，不能吃的過飽，切忌暴飲暴食及過冷過熱，它們都不利於膽液排出；

❹ 水分的攝入很重要，每日應為 1000 ～ 1500 毫升，這樣可稀釋膽汁，利於排出。

❺ 忌食辛辣等物，如芥末、辣椒、菸、酒、咖啡以及煎、炸、炙、熇等助熱生火，爍煉津液之品。

❻ 少吃或不吃動物性脂肪，如肥肉、動物油、動物的肝、腎、腦、骨髓等內臟。適量增加植物油如花生油、葵花油等。

❼ 防治食粥：

(1) 魚腥草 12 克，金錢草 20 克，白蘿蔔 20 克，粳米 50 克，冰糖 10 克。先將魚腥草、金錢草、白蘿蔔（切條狀）水泡 60 分鐘，然後煎 20 分鐘，去渣留汁。再將粳米與冰糖熬熟成粥，加入藥汁，再熬 2 ～ 3 沸。1 次服下，每晚 1 次。對膽囊炎、膽石症均有效、

(2) 白蘿蔔 30 克（切條狀），番茄 50 克，豆腐 50 克，芝麻油（花生油亦可）5 克，加入蔥、薑、大料、香菜、鹹鹽等，做湯 1 碗。花捲 50 克，苦瓜菜 30 克，喝湯吃饅頭，就菜，每天 1 次，預防膽囊炎發生。

(3) 玉米鬚 20 克，綠豆芽 30 克（無綠豆芽可用 10 克綠豆代替），金錢草 20 克，雞內金 15 克，陳皮 10 克，粳米 50 克，冰糖 10 克，先將玉米鬚、金錢草、雞內金、陳皮水浸 60 分鐘，煎 20 分鐘去渣留汁，再將粳米和冰糖、綠豆芽熬成稀粥，最後加入藥汁熬沸 3 ～ 5 次，服下。每日 1 次，對膽結石有效。

四、體育鍛鍊

有很多慢性疾病，經過體育鍛鍊，能得到很好效果。慢性膽囊炎、膽石症同樣如此。

第一是氣功鍛鍊，練氣功的關鍵是入靜，在靜的狀態下，機體才能主動調節各臟器得功能，使病理狀態向生理健康方面轉化，逐漸達到痊癒。靜態下，全身經絡氣息，

仍在內動運行，即所謂「靜者靜動，非不動也。」入境較難的就是排除雜念、靜下心來，開始鍛鍊往往是一坐下來，雜念叢生，心猿意馬，越是想靜，越靜不下來，反而憂慮煩躁，心神不安。這時不需急躁，要思想專一，以一念代替萬念，心靜神寧，清靜虛無，時間一久，自然成功。如何入靜，請參考氣功一節。

第二是練太極拳。太極拳是氣功中的動功形式。以動引靜，形動心靜，內外兼顧，形神合一，能起到運行氣血，通暢經脈，驅邪祛病，健體強身作用，但練太極拳也需要專心、耐心、細心，逐漸深化提高。

第三是慢步或慢跑，也可起到很好的作用。慢跑每分鐘 70 ～ 80 步，應以氣不短、心不跳，輕鬆愉快為宜。每日可 1 次或 2 次，每次 20 ～ 30 分鐘。慢走每分鐘 60 ～ 70 次時間 20 ～ 30 分鐘。

五、針灸按摩

❶針刺選穴：

陽陵泉、膽囊穴、足三里、支溝、丘墟、行間、三陰交、中脘。陽陵泉在小腿腓骨小頭前下方一指凹陷處；膽囊穴在陽陵泉前下方一寸處；支溝穴在陽池穴上三寸，尺橈骨之間；丘墟在外踝前下緣凹陷處。其餘穴位請參考慢性胃炎、潰瘍病等有關章節。以上八穴分為兩組，第一組陽陵泉、足三里、中脘、支溝；第二組膽囊穴、丘墟、行間、三陰交。每日 1 組，交替應用，10 天為 1 療程，每次留針時間為 30 分鐘。三陰交、足三里，出針時緩慢捻轉出針，急按針孔，揉按片刻（補法）。其餘穴位出針時應

搖大針孔，迅速出針，不按針孔（瀉法）。

❷按摩選穴：膽囊穴、三陰交、足三里、陽陵泉。

一手中指按膽囊穴，一手中指按足三里穴，2～3分鐘後再換一手拇指揉按陽陵泉，另一手中指揉按三陰交，每次2～3分鐘，每日1～2次均可。

六、中醫藥防治

❶單純膽囊炎方：

> 柴胡 10 克　枳殼 12 克　炒白芍 12 克
> 枳實 10 克　甘草 3 克　鬱金 10 克
> 佛手 12 克　香附 12 克　蒲公英 12 克
> 虎杖 10 克　大黃 5 克　茵陳 12 克　大棗 2 枚

加減：

(1)腹脹噯氣者，加陳皮 12 克，厚朴 12 克；

(2)食慾減退，消化不良者，加雞內金 12 克，焦四仙 12 克；

(3)腹瀉者，加炒薏仁 12 克，炒扁豆 10 克；

(4)便秘者，加萊菔子 15 克，鬱李仁 12 克；

(5)口苦咽乾者，加龍膽草 10 克，黃芩 10 克；

(6)急性發作者，加大黃加至 10 克，黃芩 12 克，連翹 12 克，梔子 10 克，白花蛇舌草 12 克，丹參 12 克。

❷ 單純膽石症方：

> 柴胡 10 克　炒白芍 12 克　枳殼 10 克
>
> 枳實 12 克　甘草 3 克　雞內金 20 克
>
> 金錢草 30 克　虎杖 12 克　威靈仙 15 克
>
> 檳榔 10 克　王不留 15 克　鬱金 12 克　大黃 6 克

加減：

(1) 便秘者，加萊菔子 15 克、火麻仁 15 克；

(2) 腹脹納差者，加焦四仙各 12 克、陳皮 15 克、厚朴 12 克；

(3) 噯氣泛酸者，加瓦楞子（煆）15 克或烏賊骨 12 克；

(4) 疼痛劇烈者，加川楝子 12 克，元胡 12 克。

❸ 膽囊炎合併結石方：

> 柴胡 10 克　枳殼 12 克　炒白芍 12 克　枳實 12 克
>
> 甘草 3 克　金錢草 30 克　雞內金 20 克
>
> 王不留 20 克　鬱金 12 克　虎杖 12 克
>
> 蒲公英 12 克　茵陳 12 克　香附 12 克
>
> 威靈仙 13 克　陳皮 15 克　大黃 6 克　大棗 2 枚

加減：

(1) 腹脹納差者，加厚朴 12 克、焦四仙各 12 克；

(2) 疼痛較甚者，加元胡 12 克、川楝子 12 克；

(3) 便秘者，加萊菔子 15 克、火麻仁 15 克；

(4) 口苦較甚者，加龍膽草 10 克、黃芩 8 克；

(5) 急性發作者，加白花蛇舌草 15 克、連翹 12 克、丹

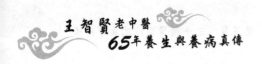

參 12 克、黃芩 10 克。

第十五節　冠心病的幾點養生防治措施

一、概述

　　冠心病是嚴重危害人類健康的疾病，它是發達國家人們主要的死亡原因。據資料記載 2006 年中國冠心病患者人數已達到 4000 萬人，最近每年新發現的病人約為 200 ～ 600 萬人，每年死亡人數約為 260 萬人，我國心腦血管死亡率占到病人總死亡率的 40%，而冠心病在心臟病中占 29%，所以，心血管病已成為世界公害，人類健康大敵。

　　冠狀動脈是供給心臟自身血液的小動脈，如果血液中脂質代謝紊亂，使脂類物質不斷在冠狀血管中沉積，產生動脈硬化和斑塊形成，導致血管狹窄，甚至堵塞，致血流不暢，心臟供血不足，缺血缺氧。產生胸悶、心絞痛、心肌梗死、甚至猝死，故需特別注意。

　　冠心病的真正原因還不太清楚，一般認為與肥胖、吸煙、酗酒、內分泌低下、遺傳、年齡大、高血壓、糖尿病、高膽固醇血症等有密切關係。

　　冠心病的症狀一般有如下幾種類型：

　　① 心絞痛，在情緒刺激、飽食、遇寒或運動出力時發作，胸骨後悶、脹、壓迫感，持續 3 ～ 5 分鐘，左側肩部、臂部、背部、咽部等處有疼痛不適，休息和含硝酸甘油後可緩解；

　　② 心肌梗塞：發病前七八天往往有心絞痛的一些表現

和疲憊感。發作時的表現是持續性劇烈的胸部悶塞壓迫感，刀割樣疼痛，較心絞痛更甚，時間更長，休息和含硝酸甘油不能緩解；

③ 無症狀性心肌缺血，有些病人雖有廣泛動脈阻塞，卻未感到過心絞痛，部分病人發生心臟性猝死後才被發現，還有一些人，因心律失常，檢查心電圖和冠狀造影時才發現。所以應特別注意；

④ 心力衰竭和心律失常，由於病變有廣泛的心臟纖維化，心絞痛反而逐漸減少。出現氣短、水腫、乏力等心力衰竭的表現，常伴有心律失常；

⑤ 心臟性猝死，這是不可預測的突然死亡，在急性症狀出現後 6 小時內發生心臟驟停。

中醫沒有冠心病這個名詞，但很早有類似的記載，如《素問‧臟器發時論》有「心病者，心中痛，脅發滿，脅下痛，膺背肩甲間痛，兩臂內痛。」等描述，這與現代之心絞痛症很相似。本病屬中醫「真心痛」、「厥心痛」、「胸痹」、「心胃痛」等範疇。

① 因腎陽虛衰，心陽不振，推動血脈無力，心血瘀阻而發病；

② 情志不暢，肝氣鬱結，氣滯血瘀，心脈痹阻，不通則痛；

③ 飲食失節，過食膏粱厚味，膏脂留於心腦。或飲餐無度，體胖脂厚，痰濁內生，阻遏心脈不通而病；

④ 寒邪侵犯經絡，血脈凝滯，血行不暢，而發生疼痛。辨證有，寒凝心脈，心血瘀阻，痰濁阻滯，氣血不足，心陽不振，心陽欲脫等，治法上理氣、活血、豁痰、

益氣、養陰、補心、流通經脈等。

　　冠心病雖是一種較嚴重的疾病，但並不是不可防治，如果得了冠心病，只要平常很好地養生防護，就可預防危險症狀發生，大量病人證實，只要做好平時的養生防治措施，還是有很好的效果。

二、調節情緒，減少心理負擔

　　冠心病人往往心理負擔重，認為自己得了危及生命的疾病。憂愁苦悶，又驚又怕，焦慮煩躁，情緒不寧，容易激動，也易發怒，這些卻都是冠心病最忌諱的行為。所以要減輕心理負擔，樹立堅強的意志，必勝的信心。事實上有很多冠心病患者由於他們能正確的自我調節，穩定心態，向好的方面努力，正確對待疾病，堅持養生防護，仍然可以健康生活。因此，要自我調節，穩定心態，心胸開闊，寬宏大量。不恐慌，不急躁，特別要忌怒。心情愉快，血脈和暢，血流通順，就可改善心臟供血，減輕病情，所以要心平氣和、泰然處之。

三、生活規律、飲食合理

　　冠心病患者，一定要培養良好的生活習慣，注意休息，不要過勞，要有充足的睡眠，按時睡覺，按時起床，晚上溫水泡澡，白天適當活動。冬季要注意保暖，避免冷風、冷水刺激。一日三餐，定時定量，每餐吃七八分飽，尤其是晚餐更要少吃，吃多了就會促發危險，更不能暴飲暴食。減少吃糖，糖多了也會變成脂肪，增加肥胖。食鹽每天限制在 2 克左右為好，不吃肝、腎、腸等動物內臟，

不吃肥肉，松花蛋、黃油、奶油、動物油，不吸菸少喝酒。多吃冬瓜、蘿蔔、海帶、五穀雜糧、豆製品、新鮮蔬菜，水果，要保證大便通暢。

經過合理膳食，保持理想體重，如超過標準體重20%，冠心病突發的危險就能增加一倍。

四、適當鍛鍊

冠心病的運動鍛鍊是一個非常微妙的問題，既不能不鍛鍊，又不能過量運動，特別在危險發作期更要注意。根據身體情況，病情輕重，選擇適當項目，如緩步行走、自然散步、打太極拳、練氣功、打門球、慢跑。過去認為對冠狀病應以休息為主，大量研究表明，最佳的效果，並不決定單純的用藥，還應適當運動，合理飲食，心理療法，配合起來。

「動則生陽」以動為通，運動可改善心肌功能，減少合併症發生，運動能改善冠脈循環，改善這期預後，防治冠心病加重。運動鍛鍊要有計劃，持之以恆，爭取輕微體力活動，增進全身健康。

五、積極治療相關疾病

糖尿病、高血壓、高血脂等病人同時有冠心病患者，應按醫囑進行積極治療。因為這些病不僅會導致中風猝死，同時也會增加冠心病猝死和心肌梗塞的危險。因此應該隨身攜帶硝酸甘油、消心痛、速效救心丸等保健藥盒，可以在疾病發作時立即服用，減輕發病程度，有利於救治。平時也要預防感冒等疾病。

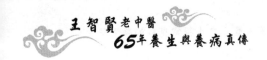
六、冠心病的針灸按摩

❶ 針刺穴位：

第一組，內關、神門；第二組，間使、通里。每日一組，交替使用，10天為1療程。手法是進針得氣後，留針20分鐘，5分鐘行針1次，用溫和的平補平瀉手法，使病人在針後局部有一種舒適感。

內關、間使同屬心包經穴位，可治心痛、心悸、心暴痛、心煩失眠以及內臟諸疾病。通里、神門係心經穴，主治心悸、怔忡、心痛、心煩、失眠、恍惚、健忘以及內科、婦科等疾病。

❷ 艾捲溫和灸：

本辦法可以交給病人自己進行，穴位：內關、膻中。先灸內關將點燃之艾捲距離內關穴0.5～1寸許，用溫和灸法，使患者局部有溫熱感，而無灼痛為宜，施灸5～7分鐘左右，局部皮膚稍有紅暈為度。然後用同樣方法灸膻中穴，應敞開衣服，暴露出穴位，灸5～7分鐘（感覺與熱度同內關），上2穴每日1次連續7天為1療程，休息2～3日，再灸1個療程，可以灸3～5個療程更好，有溫通血脈之效。

膻中穴在兩乳中間，胸骨正中線上，平第四肋間隙，主治心胸疼痛，喘息氣短、呃逆反胃等病。

❸ 按摩：

用兩手指指頭，同時擦兩外耳道口對面的甲腔（耳穴心區）10～20次，待局部有發熱感；再用雙手拇指交替掐按兩內關穴，每穴60～100次，稍加用力，使穴位有酸困感為宜；膻中穴中指頭揉按50～100次，稍加用力，

使局部有酸困感。每天晨起和晚上睡覺前進行一次，如能持之以恆定有良效。

七、中醫中藥防治冠心病

❶ 中藥方：

太子參 12 克　麥冬 10 克　五味子 12 克

生山楂 12 克　遠志 12 克　黃精 12 克

丹參 15 克　當歸 12 克　枳殼 12 克

薤白 10 克　茯神 12 克　大棗 2 枚

刺五加 10 克　川芎 12 克　鬱金 12 克

加減：

(1) 體虛乏力，動則氣短者，加生黃蓍 30 克；

(2) 偏心氣不足者，加生黃蓍 15 克，人參 5 克；

(3) 偏心陰虛者（口乾舌紅少津），加西洋參 6 克，玉竹 12 克，乾地黃 10 克；

(4) 偏心陽虛者（畏寒肢冷），加桂枝 8 克，炙甘草 3 克；

(5) 心血瘀阻者（舌紫暗胸痛），加三七參 5 克沖服，桃仁 10 克，赤芍 10 克，紅花 10 克；

(6) 四肢不溫，胸悶氣短者，加乾薑 6 克，細辛 3 克，桂枝 8 克，葶藶子 10 克（包煎）；

(7) 肝氣鬱結，氣滯血瘀者，加柴胡 10 克，炒白芍 12 克，枳實 8 克，香附 12 克；

(8) 痰濁阻滯者，加全瓜蔞 12 克，陳皮 12 克，半夏 8 克；

(9) 失眠多夢者，加酸棗仁 20 克，夜交藤 20 克，合歡

花 12 克；

　　⑽大便密結不通者，加火麻仁 15 克，何首烏 12 克，萊菔子 15 克；

❷ 藥粥：

　　⑴**體虛乏力，氣短懶言，心悸，便溏者：**

　　蓮肉 12 克，炒山藥 12 克，圓肉 8 克，生黃蓍 15 克，紅棗 3 枚，粳米 50 克。先將蓮肉、山藥、圓肉、大棗、生黃蓍加水適量，浸泡 1 小時，煎 30 分鐘去渣留汁，再將粳米加入，熬成稀粥當飯食用，每日 1 劑，共服 10 天；

　　⑵**咽乾口渴、舌紅少津、心悸、無力者：**

　　黃精 12 克、玉竹 12 克、生黃蓍 15 克，乾地黃 15 克，麥冬 12 克，粳米 30 克，小米 20 克，綠豆 10 克，先將前五味中藥水浸 1 小時，煎煮 30 分鐘去渣留汁，再將粳米、小米、綠豆加入藥汁中，熬成稀粥，當飯食用。每日 1 劑，共服 5 ～ 10 天；

　　⑶**心悸氣短、浮腫者：**

　　生黃蓍 20 克、五味子 10 克、人參 3 克、赤小豆 20 克、玉米鬚 12 克、麥冬 10 克、粳米 30 克、小米 20 克、大棗二枚。先將生黃蓍、麥冬、五味子、赤小豆、玉米鬚水浸 1 小時，煎 30 分鐘，去渣留汁，然後將人參搗碎和粳米、小米、紅棗一起加入藥汁，熬成稀粥 1 碗，每晚當飯服下，每日 1 次，共服 5 ～ 7 日；

　　⑷**形寒肢冷，心悸胸悶者：**

　　當歸 12 克、桃仁 10 克、桂枝 8 克、紅棗 2 枚、紅糖 10 克、粳米 50 克，先將桂枝、桃仁、當歸水浸一小時，

煎 30 分鐘，去渣留汁，再將紅糖、紅棗、粳米一起加入熬成稀粥，當飯使用，每日 1 劑，5 ～ 7 劑。

第十六節　高血壓的養生防治

一、概述

　　高血壓是一種常見病，也是最易被人們忽視的重要疾病。有資料顯示中國有一億八千萬人患有高血壓。在 18 歲以上的人群中發病率為 18.8 ％（1952 年為 5.1 ％），而且還在逐年增加。60 歲以上的老年發病率為 50 ％，即兩個人中就有一人患有高血壓。這些數字是很驚人的，必須引起注意。

　　據調查，人們對高血壓的知曉率僅有 50 ％，得到治療和控制的人數就更少了。資料記載，全國只有一千多萬高血壓病人得到了控制，還不足患病率的 1/10。

　　在日常生活中，有很多人把高血壓不當回事，更不注意高血壓會引起嚴重後果。有些人說自己身體很好，就是血壓有點高，不會有大問題。還有些高血壓病的人，雖然吃點降壓藥，一旦血壓降低，就停止服藥，再升高再吃一點，斷斷續續，時間一長，反而使血壓持續上升。有的人認為血壓雖有點高，但自我感覺良好，不必吃藥，日復一日，拖延下去。

　　不少人對於生活起居，精神休養，運動鍛鍊，飲食調整等等更是覺得沒有必要。這些認識都是錯誤的，也是對高血壓病的一種無知。實際上高血壓是腦中風、冠心病、心力衰竭和腎病的主要危險因素，也是這些病形成的重要

基礎。目前已經成為我國 40 歲以上人群死亡率的第一因素。有些人發生腦血管意外和冠心病發作，突然死亡或致殘，才知是高血壓所致，此時引起注意，豈不晚矣。

因此要大力宣傳，加強這方面的知識教育，使人們對高血壓有一個正確認識，防微杜漸。使知曉率，治療率、控制率迅速提高。這是一個非常重要的戰略措施，要引起全民族的重視。

二、影響高血壓的因素

❶ 精神因素：

一個人的精神處於緊張和心裏有壓力時，他的血壓就會增高，如果負擔減輕，精神放鬆下來，血壓也就降低了。長期而反覆的精神緊張及情緒受到刺激時，體內的自主神經系統和內分泌系統，會產生一種物質使血壓升高。如果刺激得不到解除，經常存在，久而久之，血壓就會長期升高，最終成為高血壓。因此精神情緒的正常與否對高血壓的成因也很重要。

❷ 遺傳因素：

高血壓是多種基因的遺傳性疾病。據調查父母都有高血壓者，遺傳性因素可達到 60％，也就是子女中有半數人是高血壓。父母中有一人是高血壓，其遺傳幾率為 30％，即子女中 1/3 的人可能會患有高血壓。

雙親均為正常血壓者，子女多為正常。如父母皆為低血壓，子女幾乎都是低血壓。

以上所述不排除其他因素引起高血壓，只是說明遺傳因素對血壓影響的一個方面。

❸ 飲食與營養因素：

長期過量飽食，可致營養過剩，體重超標，成為肥胖病且可引起高血壓。過食動物脂肪，飽和脂肪酸就會增加，易致動脈粥樣硬化，血壓升高。

❹ 鈉鹽因素：

大量資料證實，鈉鹽代謝與高血壓有密切關係。食鹽過多使心臟排出量增多，組織過分灌注，周圍血管阻力增加，而血壓增高。減少鈉鹽攝入，服用排鈉利尿藥，血壓就會降低。調查表明，中國北方人吃鹽比南方人多，北方人的血壓比南方人普遍增高，形成南低北高的明顯差異。

❺ 生活方式：

不規律、不講究的生活方式會影響血壓升高。勞逸失度，作息倒錯，頻繁應酬，思慮過度，情緒鬱怒，睡眠不足，工作忙無頭緒，生活無節奏，違背生物鐘規律，都可造成血壓升高。

❻ 菸酒因素：

過度飲酒會使血壓升高，度數越高，對血壓的影響就越大。如果戒掉酒，血壓就可以下降。吸煙可以升高血壓，更可以引起動脈粥樣硬化，後果很不好。

此外年齡、體型、性別、時差、季節也可以對血壓有一定影響，如小孩和年輕人血壓就比較低一些，不過有些情況是暫時的。成年和老年人血壓就高一些。肥大的人，血壓也高一些，瘦小的人血壓大都低一些。男性的血壓一般比女性高一些。晚上入睡後血壓就會降低一些，第二天早晨又會增高，但一天的變化不會超過 20 毫米汞柱。冬季氣候寒冷血管收縮，外周阻力加大，故而血壓就會升

高。夏季天熱，血管舒張，外周阻力減少，血壓就低一些。夏季人們出汗也多，體內的鈉鹽也隨汗液排出，這也是血壓降低的一個因素，冬夏之差也不超過 20 毫米汞柱。春秋季節氣候一般較暖和，血壓的變化也就不大。

三、高血壓的診斷

高血壓的診斷一般不太難，當收縮壓等於或超過 140 毫米汞柱，舒張壓等於或超過 90 毫米汞柱時即可診斷為高血壓。但不能因 1 ～ 2 次側的血壓較高就下結論，而是要認真的在相同的時間和合適的條件下，多次重複檢查，方可得出正確的診斷。而且還應該瞭解和掌握輕度、中度、重度的診斷標準，目前世界衛生組織和我國應用的血壓標準，列表如下：

血壓水平的定義和分類

類別	收縮壓（mmHg）	舒張壓（mmHg）
理想血壓	<120	<80
正常血壓	<130	<85
正常高值	130 ～ 139	85 ～ 89
亞組：臨界高血壓	140 ～ 149	90 ～ 94
1 級高血壓（輕度）	140 ～ 159	90 ～ 99
2 級高血壓（中度）	160 ～ 179	100 ～ 109
3 級高血壓（重度）	≥180	≥110
單純收縮壓高血壓	≥140	<90
亞組臨界收縮期高血壓	140 ～ 149	<90

高血壓分為原發性高血壓、繼發性高血壓（也叫症狀性高血壓）。繼發性高血壓是因患有其他疾病引起的高血

壓，如腎病性高血壓（急慢性腎炎等）、內分泌性高血壓
（甲狀腺、腎上腺、腦垂體等疾病）。此外，還有妊娠毒血
症、更年期綜合徵等疾病，也有高血壓。本文主要是討論
原發性高血壓。

四、高血壓的症狀表現

高血壓的症狀可分為自覺症狀與他覺症狀。

❶ 自覺症狀：

(1)頭痛、頭重、頭悶、早期可能時有時無，隨著血壓
的增高，這些症狀逐漸加重。但與感冒、睡眠不足和酒後
的表現沒有關係。

(2)眩暈比較常見，有時也較嚴重，但不像內耳眩暈
症，天旋地轉，失去平衡。

(3)耳鳴也較多見，一般都是雙側發生，有時也很嚴
重。

(4)腰背酸困雖不是高血壓特有的症狀，但有些病人常
會有這種感覺。

(5)手足麻木，多在晨起時發現，一般較為短暫，如時
間長了應引起警惕，去醫院檢查。此外還可以出現視力下
降，記憶力減退等。

❷ 他覺方面：

主要是測量血壓時有明顯的升高（經過多次測量）。
根據血壓升高的數值，可以分為輕度、中度和重度的不同
（見表）其次通過眼底檢查，也可知道血壓的輕重程度。
此外，用現代儀器，還可以檢查出血壓對心臟、腦血管、
腎臟等損害的變化。

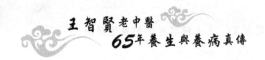

五、中醫對高血壓的認識

高血壓屬於中醫的眩暈、頭痛、肝風等範疇。其病因主要有：

(1)飲食失節，姿食甘肥，飲酒無度、食鹽過多，致脾失健運，聚濕生痰，上蒙清竅；

(2)肝失條達，情志鬱結，化火耗陰，風動陽升，肝陽上亢；

(3)內傷虛損，精血不足，髓海失充，眩轉耳鳴；

(4)房事不節，縱慾過度。腎陰虧虛，腎陽不足；

(5)心腎不交，肝腎皆虛，出現眩暈失眠、心悸多夢；

(6)更年期婦女月經失調、天癸盡竭，陰虛於下，陽亢於上；

(7)內臟虛損，多為後天所致，但亦有先天腎氣不足，來源父母遺傳；

(8)再者腎為先天之本，水火之臟、精血所藏，為各臟腑之本，也是高血壓病因之根本所在。

高血壓對臟器之損害多為肝、腎、心、腦，但中醫認為基本以肝、腎為主。一般以肝腎陰虛為本，肝陽上亢，痰阻血瘀為標。病程中可以出現陽亢生風，肝風內動，痰阻血瘀，氣血並走於上，從而蒙閉清竅，抽搐驚厥、昏迷等現象。也可因病久陰損及陽，陰陽兩虛，出現心腎衰竭。在施治中，應以平肝熄風為第一要法，或滋陰潛陽，或清肝瀉火，或疏肝解鬱，或清化痰濁，或理氣活血，或調整心脾，或滋補陰陽，孰先孰後，孰輕孰重，應全面衡量，臨證發揮，才是上策。

六、高血壓的養生防治

現代詢證醫學表明，積極有效地防治高血壓，不僅能夠使人長壽健康，而且可使高血壓所致的腦中風危險性降低 40%，冠心病危險性降低 20%以上。降低血壓是提供早期和長期保護心、腦、腎等靶器官受損害的重要而有效的辦法。

防治高血壓要藥物防治和非藥物防治兩種措施並舉。一方面要合理應用降壓藥物，另一方面要運動鍛鍊、精神休養、情志調節、飲食調理（低鹽、低脂、低膽固醇），戒菸限酒，減輕肥胖等。除藥物防治外，現將非藥物防治高血壓的一些措施簡介如下：

❶ 飲食調養：

合理的飲食調養其效果不亞於降壓藥物，因此在高血壓的防治中佔有十分重要的地位。

(1)控制熱能：正確攝入三大營養素，千萬不要肥胖。一般而言，蛋白質每公斤體重每日應攝入 1.5 克，一個體重 55 公斤的人每日可攝入 80 克左右。含蛋白質較多的食物有乳製品、牛乳、雞蛋、魚類、雞肉、瘦豬肉、牛肉等，這些都是動物性蛋白食品。另一種是植物性蛋白食品如大豆、豆腐、米、小麥、筱麵、蕎麵等，它們的營養價值也很高，是不可缺失的蛋白質。

碳水化合物是人體活動的熱量來源，如米、麥等穀類物質，以及薯類澱粉、糖類等。一天中一個成年人的所需量大約是 350～400 克，如攝取過量也會引起肥胖。

脂肪產生的熱量比蛋白質和碳水化合物都高，如果食入過多的脂肪，會導致肥胖、膽固醇增高、動脈硬化。所

以要少吃，特別是動物脂肪儘量少吃，植物脂肪一般不會有大的影響，成人每日應限制在 25 克以下。

(2) 限制食鹽攝入：調查證明，食鹽攝入量與高血壓的發病率是正相關作用。食鹽量大的地區或家族，高血壓的發病率顯著升高。根據研究，成人每日食鹽量應該控制在 6 克以下，一般有 2 ～ 4 克就足夠了，只是人們為解饞而已。對於水腫和心力衰竭的病人食鹽更應嚴格控制，每日 1～2 克，最好不吃。實際上只要能吃飯，各種食物中都會含有一定量的鈉鹽。

(3) 戒菸限酒：過量飲酒就會使血壓升高，經常飲酒，不僅會增加高血壓的發病率，還會影響降壓藥物的效果。度數越高發生的後果越嚴重。有高血壓者應注意，飲酒量每日如控制在 25 毫升以下血壓就會明顯降低。飲酒越少，降壓效果越好，完全戒掉更好。

吸菸的危害盡人皆知，實際上能戒掉的人很少。吸菸會使動脈硬化，據調查最易引起惡性高血壓。還會增加冠心病與腦中風死亡的危險性。奉勸人們絕對戒菸。

(4) 多吃一些含維生素C、鈣、鎂、鉀的食物，如番茄、青椒、洋蔥、芹菜、白菜、胡蘿蔔、菠菜、茄子、南瓜、木耳、海帶、蘋果、橘子、香蕉、西瓜、葡萄、梨等。

❷ 運動鍛鍊：

實踐證明運動和體力勞動，對降低血壓和穩定血壓有良好作用。運動的方法很多，主要應選擇如下幾個方面：

(1) 散步：簡單方便，隨時都可進行，對各種年齡，各期高血壓都有幫助。較長時間有規律的散步可以使舒張壓明顯下降。據研究證明，堅持散步一年後還可使動脈硬化

的點斑消退 10%。散步可以在早晨和傍晚進行每日 2 次，每次 30 分鐘左右。

(2)打太極拳：太極拳適用於各個年齡和各期高血壓，且效果良好。「評推用意終何在，延年益壽不老松」，太極拳靜心用意，輕鬆自然，使人意識集中，排除雜念，免受不良干擾。使神經系統受到自我意識的控制，大腦處於均衡狀態，並改善其功能。

太極拳能使全身放鬆，使全身血管阻力減少，改善血液循環，減輕心臟負擔。太極拳的動作，中正不偏，緩慢柔和，不急不躁，對修身養性，產生積極影響。使人的胸懷寬廣，厚德載物，這些對高血壓病人，有很好的降壓作用。

此外，還可以慢跑、長跑、游泳等，但速度不能太快，時間不能太長。每次 15 ～ 30 分鐘，要根據自己的體質和高血壓的程度而定。強度也不能太大，以中小強度為好。切忌大強度、爆發式的運動，尤其是老年人更應注意。運動結束時要緩慢停止，減少意外。一般運動，心率不要超過 120 次。50 歲以上的老年人可用「170 －年齡＝心率」為妥當。

❸ 精神心理調節：

心理因素對高血壓起著重要作用，良好的心理狀態，能預防高血壓發生，也能使高血壓降低並得到穩定。不良情緒，精神緊張，心理負擔增重，都會使血壓增高。重大的精神刺激，還會誘發腦中風。曾遇一例高血壓病人，因為劇烈吵架，突然腦出血，經搶救無效死亡。

高血壓病人要性格開朗、胸懷暢寬，善於自慰，達不

到的慾望，不勉強，不苛求，不煩惱，不耿耿於懷。對現實生活中人與人，人與社會的關係，也要有一個正確的看法，既要積極進取，又要隨遇而安。知足常樂、助人為樂、自得其樂。

千萬不能生氣、憤怒、抑鬱、消沉、嫉妒、仇恨，也不能大喜、大悲、大怒。遇事一定要泰然處之，行若無事。要自我調節，消除煩惱，消除負面影響，保持內心世界的和諧平靜。

《內經》有句明言「恬活虛無，真氣存之，精神內守，病安從術」應很好體悟。

❹ 積極認真的藥物治療：

現代研究認為，高血壓是因多種心腦血管危險因素，如遺傳、肥胖、不合理的生活方式、吸菸、酗酒、不良的心理狀態和負面精神情緒以及年齡偏大等並存。這些因素導致心、腦、腎、大血管、微血管結構和功能發生病理改變的一種心血管綜合徵。

而且高血壓病常與高血糖、高血脂、高血凝、高血黏度、代謝綜合徵並存。

循證醫學證明，積極有效地抗高血壓治療，不僅能減少腦中風和冠心病的發病危險，而且也是提供早期和長期保護心、腦、腎等靶器官免受損害的重要措施。因此要遵照醫生意見、積極、嚴格、認真的服用必要的藥物。並同時和非藥物防治結合起來，只有這樣才能全面、徹底改善症狀，取得良好的防治效果。

❺ 針灸按摩：

(1)針刺穴位：行間、太谿、血海、足三里、三陰交、

豐隆、曲泉、太衝。行間、太谿、血海、足三里為第一組，太衝、三陰交、曲泉、豐隆為第二組。每日一組，交替應用，10 天為 1 療程。中間休息 5 ～ 7 天，再針 1 療程，一般 3 ～ 5 個療程效果就良好。

針刺手法：進針得氣後，留針 20 ～ 30 分鐘，每隔 5 分鐘行針一次。

出針時第一組穴，行間、血海用瀉法，即搖大針孔，迅速出針，不按針孔。起疏肝解鬱、通絡降壓之效。足三里、太谿、用補法，即緩慢出針，急按針孔，揉按片刻，起滋陰潛陽，理氣降壓之效。

第二組手法是太衝、豐隆出針時搖大針孔，迅速出針，不按針孔，能平肝降壓，祛除痰濁。三陰交、曲泉、出針時緩慢捻轉出針，急按針孔，揉按片刻。起理氣健脾、滋腎降壓之效。

(2) 艾灸穴位：足三里、懸鐘，每日用艾捲溫和灸一次。每次每穴各灸 10 分鐘，10 天為 1 療程。中間休息 3 ～ 5 天再灸 1 療程，一般可灸 3 ～ 5 個療程。

(3) 按摩穴位：百會穴、湧泉穴、三陰交、足三里，每日一次或二次，睡前或晨起時進行，每個穴位揉按 100 次，可以長期堅持，不僅有降壓作用，而且能強身健體，預防疾病。

❻ 中醫藥防治

(1) 陰虛陽亢者：症見頭暈目眩，心煩易怒、手足心煩熱、咽乾口燥、腰背酸困、耳鳴如蟬，脈弦，舌紅少津有裂紋，應滋陰潛陽。

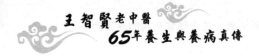

防治方藥：

乾地黃 15 克　菊花 12 克　丹皮 12 克

女貞子 12 克　枸杞 15 克　天麻 12 克

羅布麻 12 克　鈎藤 20 克　黃柏 10 克

知母 10 克　炒白芍 15 克　丹參 12 克

加減：

①頭痛悶重者，加川芎 15 克，川牛膝 20 克，密蒙花 10 克，夏枯草 12 克；

②咽乾口苦較甚者，加龍膽草 10 克，梔子 12 克，黃芩 10 克，蘆根 10 克；

③便秘尿赤者，加大黃 8 克，澤瀉 12 克，豬苓 8 克；

④舌質紫暗，頭痛不已者，加益母草 12 克，地龍 10 克，川芎 15 克；

⑤心煩不寐者，加夜交藤 30 克，炒棗仁 20 克，合歡花 12 克，遠志 12 克。

偏方：

菊花 8 克，葛根 6 克（切碎），羅布麻 6 克，混合後，開水浸泡當茶飲用。喝完再加水，直至味淡為止，每日 1 劑，共服 10 ～ 15 天。

(2)痰阻血瘀證：症見頭痛頭暈，頭悶如裹，體胖多痰，胸悶腹脹，頭重足輕，舌脹嫩，有瘀點，或紫暗。化驗血脂和血黏度增高，脈弦有結代。

防治方藥：

炒白朮 10 克　　茯苓 12 克　　陳皮 12 克

益母草 12 克　　丹參 12 克　　川芎 15 克

羅布麻 12 克　　紅花 10 克　　枳實 10 克

川牛膝 15 克　　天麻 12 克　　鈎藤 15 克

半夏 6 克　　桃仁 12 克

加減：

①眩暈噁心、痰多者，加旋覆花 12 克（包煎），竹茹 6 克，代赭石 12 克。

②肢體麻木者，加僵蠶 15 克，地龍 12 克，天南星 10 克。

③語言澀滯不流利者，加菖蒲 10 克，鬱金 12 克，地龍 10 克，老蔥 3 寸，紅棗 2 枚。

④血脂高者，加草決明 12 克，絞股藍 12 克，月見草 10 克，三七參 6 克。

⑤肥胖者，加枳實 12 克，何首烏 12 克，山楂 10 克，大黃 6 克。

⑥視物不清者，加白蒺藜 10 克，茺蔚子 12 克，菊花 10 克。

偏方：白梅花 6 克，羅布麻 8 克，玳玳花 6 克，混合後，開水浸泡，當茶飲用，可再次加水，直到味淡為止，每日 1 劑，10 天為 1 個療程。

(3)衝任失調證：多見於女性更年期，頭暈目眩、烘熱汗出，情緒不穩，失眠多夢，憂慮悲傷，心煩易怒，亦可

有肥胖、高血脂。

防治方藥：

丹參 12 克　川芎 15 克　炒白芍 15 克

枸杞 12 克　首烏 10 克　女貞子 12 克

枳實 12 克　天麻 10 克　羅布麻 12 克

香附 12 克　鈎藤 15 克　乾地黃 10 克

加減：

①心煩失眠較重者，加夜交藤 30 克，炒棗仁 20 克，合歡花 12 克，遠志 12 克。

②情志變異，喜怒無常者，加珍珠母 20 克，川黃連 3 克，合歡花 12 克，遠志 12 克，磁石 15 克。

③肝氣不舒、煩躁易怒者，加黃芩 8 克，柴胡 6 克，丹皮 8 克，佛手 10 克，僵蠶 12 克。

④乳腺脹痛者，加王不留 15 克，荔枝核 10 克，川楝子 12 克，鬱金 10 克。

⑤高血脂、肥胖者，加絞股藍 12 克，月見草 12 克，草決明 10 克，生山楂 10 克。

⑥高血糖者，加天花粉 20 克，炒薏仁 30 克。

⑦皮膚發癢有蟻行感者，加蟬蛻 12 克，地骨皮 15 克，浮萍草 10 克，地膚子 10 克。

⑧手足心發熱，咽乾口渴者，加知母 8 克，黃柏 8 克，麥冬 8 克，黃芩 8 克，元參 8 克。

⑨烘熱汗出較甚者，加旱蓮草 12 克，地骨皮 15 克，浮小麥 15 克，五味子 12 克，麥冬 10 克。

⑩腰膝酸軟者，加木瓜 15 克，懷牛膝 15 克，杜仲

12 克。

⑪腹部脹滿、下肢浮腫者，加大腹皮 12 克，陳皮 12 克，厚朴 12 克，澤瀉 12 克。

偏方：羅布麻 8 克，菊花 6 克，槐花 6 克，桑葉 6 克，上藥混合後，開水浸泡，當茶飲用，每日 1 劑，10 天為 1 療程，可以多飲幾個療程。

第十七節　慢性肺源性心臟病的養生防治

一、概述

慢性肺源性心臟病也叫肺心病，是肺部、胸部等病變，最後導致呼吸衰竭，心力衰竭的一種疾病。

患者主要臨床表現是咳嗽、咳痰、氣短、心悸、胸悶、紫紺、尿少、浮腫等，嚴重時可以出現意識模糊，神昏譫語，嘔血便血。本病的各個階段屬中醫的咳嗽、喘症、血症、肺脹等。

病人一般多有相當長時期的咳嗽、咳痰。每遇寒冷季節常會有急性發作，如咳嗽氣短加劇，痰量增多，呈黃色。在緩解期咳嗽氣短有所減輕，痰量減少，轉為白色稀薄痰液。隨著病情發展加重，上樓梯、快走步、輕微運動，甚至在休息時也感到氣短，遇到急性發作病情加重，可出現紫紺、浮腫、呼吸急促。

肺心病的診斷不太困難，主要靠慢性肺病史，慢性胸腔疾病史，和明顯體徵以及一些現代的檢查方法，如肺動脈壓測定，X 光檢查，心電圖等。

本病很大程度上取決於能否得到正確及時的治療和養

生防護。一般而言，新病者，病程較短，正氣尚旺，病情較輕，經過正確的及時治療，積極養護，可以使病情逐漸減輕甚至可能痊癒。

病程長，正氣漸衰，邪氣漸盛，再加上反覆感染發作，病情增重，就會出現危症。但只要經過扶正祛邪，正確治療養護，使正氣漸復，病邪漸退，病情也可以由重轉輕，逐漸向好的方向發展。

因此及時正確的治療，積極有效的養生防護，往往成為性命攸關的大事。但肺心病是一種較嚴重的疾病，說起來容易做起來難，確實難度較大，這就需要家屬與病人很好配合，要有堅強的意志，必勝的信念，始終如一，天天療養，持之以恆，方可得到理想的療效。

二、精神調養

首先要精神愉快，思想解放，不恐慌，不緊張。既已得病，愁有何益，要正確對待，樹立戰勝疾病的信念。信念是一個人的主心骨，不能產生失望和自卑的心理。生命對人來說只有一次，非常寶貴，因此要千方百計活下去。這就要戰略上蔑視疾病，不為疾病所嚇倒。家人也要鼓勵病人堅持養治。

在戰術上要重視每一個細節，不能粗心大意，絕對馬虎不得。如吃什麼飯，怎樣吃，服什麼藥，怎樣服，如何作息，如何活動，都必須嚴肅對待，一絲不苟。

只有在每一個戰術上（每一個細節上）取得勝利，也就是做好每一個防治養護的微細事情，最後得到戰略上的勝利，才能使疾病慢慢達到減輕或痊癒。

三、飲食調理

原則是供給足夠的能量，充足的蛋白質，如雞蛋、牛奶、豆製品（豆漿、豆腐），還應吃蔬菜水果等含纖維素及維生素較多的食物，如大白菜、菠菜、胡蘿蔔、白蘿蔔、蘋果、番茄等，便秘者可服香蕉。應忌過敏性食物和有刺激性的食品，如蝦、蟹、菸、酒、茶、咖啡、辣椒等。

食物中少選寒涼的品種，或在偏涼的食品中加些生薑等調味劑。一般應是低脂肪、低熱和清淡易消化的食物為主。如有浮腫，可控制食鹽的攝入。現介紹幾種藥粥：

① **胡桃杏仁粥：**

胡桃仁 2 個（打碎），杏仁 6 克，花生米 10 克，粳米 40 克，煎煮成稀粥，一次服用，每晚一次。

② **赤小豆薏仁粥：**

赤小豆 30 克，黃豆錢錢（將黃豆煮至半熟，壓成薄片）8 克，蓮子 10 克，炒薏仁 10 克，粳米 40 克，共同熬成稀粥，每日 1 次共服 5 日，對有水腫者甚效。

③ **人參粥：**

人參 2 克（切薄片），西洋參 3 克（切薄片），粳米 40 克，花生 10 克，蓮子 10 克。先將人參、西洋參及蓮子用水浸泡一小時，然後與粳米、花生同煮成粥。一次服用，每日 1 次，共服 10 天。對心衰體弱者療效明顯。

④ **陳皮茯苓粥：**

陳皮 15 克，水浸 40 分鐘煎煮 25 分鐘去渣。茯苓 10 克研細末，粳米 40 克，蓮子 8 克，大棗二枚。粳米與蓮子、大棗熬成粥，再將陳皮汁和茯苓粉加入粥中，煎熬 2 ～ 3 沸，即可食用，每晚一次當飯吃。本方健脾祛疾，

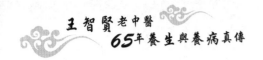

調中和胃，可以多吃。

四、體育鍛鍊

除在心力衰竭發作期應臥床休息外，根據不同病情和體質強弱，應適當有選擇的鍛鍊，如氣功、太極拳（太極雲手法）呼吸操、散步等。

可參考慢性氣管炎運動章節。

五、日常生活養生防治

要經常注意氣候的變化，探索適應規律，做到天人合一。

①氣溫變化超過5℃以上時儘量不能出門；

②颱風下雨不能出門；

③秋天和冬天，早晚不宜出門，因為此時早晚溫差較大最易感冒發病；

④大霧、陰天，或沙塵暴天氣不能出門，此時空氣最不清潔不新鮮；

⑤遇到異味特別是自己過敏的氣味，絕對不能聞；

⑥遇有煙霧、灰塵之處立即躲開，不能聞；

⑦油煙、煤氣、辣椒等有刺激的氣味不能聞。

六、按摩拔罐

緩解期肺心病患者可以自行按摩膻中穴、華蓋穴、內關穴、足三里穴，方法請參考氣管炎一章。拔罐應取膻中穴和玉堂穴，方法請參考氣管炎一文。但拔罐時間要短些，不能超過8分鐘。

七、針灸

❶ 針刺選穴：

足三里、內關、魚際、三陰交、太淵、太谿（平齊內踝高點，在內踝後緣與跟腱內側前緣之間凹陷處），其餘穴位見氣管炎一文（略）。

上述穴位分為兩組；足三里、內關、魚際為一組：三陰交、太淵、太溪為一組。每日一組，交替應用，十天為一療程。肺心病患者在緩解期，大部分病人多為虛症，故進針得氣後留針時間不宜過長，一般以 15 ～ 20 分鐘為宜，5 分鐘行針一次，手法要平緩輕柔，出針是緩慢撚轉出針，急按針孔，揉按片刻。

❷ 艾捲溫和灸：

選穴：中脘、膻中、氣海（氣海穴在腹部正中線臍下一寸五分處是穴）。

灸法：用艾捲溫和灸，可以教病人自灸，每日灸 1 次，每穴灸 10 分鐘。10 天為 1 療程，或隔 1 日灸 1 次均可。熱度以自覺溫和，舒適為準，並可自行調節。

八、中藥養生防治

❶ 發作期肺心病中藥方：

葶藶子 12 克　麥冬 10 克　五味子 12 克
太子參 12 克　魚腥草 12 克　連翹 10 克
赤小豆 20 克　冬花 12 克　杏仁 12 克
百部 10 克　茯苓 12 克　紫菀 10 克
蟬衣 12 克　桔梗 10 克　大棗 2 枚

加減：

(1) 水腫較重者，加玉米鬚 20 克、冬瓜皮 15 克；

(2) 唇甲青紫者，加桃仁 10 克、丹參 12 克、益母草 12 克；

(3) 意識模糊者，加菖蒲 10 克、鬱金 12 克、膽南星 10 克

(4) 痰多喘咳者，加炙麻黃 5 克、陳皮 12 克、半夏 8 克；

(5) 發熱喘咳者，加麻黃 6 克、石膏 20 克先煎、黃芩 12 克、桑皮 12 克；

(6) 煩躁不安，不時抽動者，加僵蠶 15 克、鉤藤 15 克；

(7) 正氣欲脫者，加人參 10 克、生黃蓍 20 克。

❷ 預防中藥方：能預防感冒增強體質

> 防風 8 克　炒白朮 10 克　生黃蓍 12 克
> 太子參 12 克　麥冬 8 克　五味子 10 克
> 刺五加 10 克　大棗 2 枚　每隔 1 日或 2 日服 1 劑，
> 每年立秋後可服 20 餘劑。本方適應於病情較輕者

> ❸ 西洋參 30 克　人參 20 克　防風 25 克
> 炒白朮 30 克　刺五加 30 克　五味子 30 克　麥冬
> 30 克　炙甘草 20 克　共為細末，每日二次，每次
> 服 5 克，空心開水送下。　本方適應於病情較重者

❹西洋參 30 克　人參 25 克　麥冬 30 克
五味子 30 克　刺五加 30 克　蛤蚧兩對
胡桃仁 40 克　益母草 30 克　桂枝 20 克
魚腥草 40 克　浙貝母 30 克　連翹 30 克
葶藶子 40 克　防風 20 克　杏仁 30 克
生黃蓍 40 克　冬花 30 克　炒白朮 30 克
百部 30 克　茯苓 30 克　蟬蛻 30 克
冬蟲夏草 20 克（可以不用）
本方適應於較長期防治者

共為細末，每日服 2 次，每次 5 克，同時服用麻油燈燒棗 2 枚，揉按天突穴（在胸骨上窩正中凹陷處）10 分鐘。

本方還可以製成丸藥，每丸重 10 克，日服 2 次，空心開水送下。

第十八節　慢性腎炎及腎功能不全的養生防治

一、概述

慢性腎炎是多種病因所致的一種慢性腎臟病變，以水腫、蛋白尿、高血壓、腎功能衰竭等為主要表現，病程較長，呈慢性進行性發展。尿的改變，幾乎存在於整個過程中，只是程度不同而已，如尿蛋白（±）、（＋）、（＋＋）、（＋＋＋）、（＋＋＋＋）不等。水腫也是常有的症狀，可以全身水腫，亦可暫時緩解或消失，一部分病人晨起眼瞼較重，午後下肢較重。高血壓，以舒張壓增高為特點。最後導致尿素氮增高，肌肝清除率下降，腎功能衰竭。

　　中醫沒有慢性腎炎及腎功能衰竭的病名，在虛勞，水腫，眩暈，尿濁，水毒瀦留等症中都有類似慢性腎炎，腎功能衰竭的記載，這也是中醫辨證論治的特點。其病因病機主要是臟氣虛弱，稟賦不足，外邪乘虛侵襲，繼而損傷肺、脾、腎三臟功能。脾虛不能運化水濕，疏布失常，而停聚於肌膚之間，形成水腫；脾虛，升提無力，精微物質下泄溢出，故出現蛋白尿等；腎氣不足，關門不利，氣化失常，水濕內聚，泛發肌膚，成為水腫；腎虛固攝失權，精微物質下瀉，形成蛋白尿；還有一種腎陰不足，水不涵術，肝陽上亢，頭暈目眩，耳鳴失聰，血壓增高等；肺失宣肅，布化失常，水道不通，決瀆失權，亦可水腫。

　　本病最後導致多臟功能低下，陰血不足，元氣大損，精不能化血（貧血）氣不能攝血（出血）。由於脾腎虛弱，最終導致水毒瀦留，泛及全身，上逆下閉，（嘔吐、尿少、尿閉）。真陰虧耗，水不涵木，陰虛陽亢，肝風內動（高血壓、抽搐）。水氣凌心（心包積液）心神失養，陰陽離絕，不期而盡。故應及早辨治，以求康復。

　　慢性腎炎的治療，主要是調節脾腎功能。脾能健運，可利水滲濕，升提中氣，補攝精微物質，但亦需腎陽溫煦，而腎氣旺盛，固攝充實，亦賴脾之涵養。因此在治療慢性腎炎，處理好脾腎關係很重要，二者必須兼顧才能療效顯著。至於肝肺等臟器在病程中亦多涉及，如高血壓，易感冒，要適當用藥，各得其宜。慢性腎炎是一個較長的遷移延程，在正虛的基礎上往往會夾雜一些邪實的現象，如濕熱，瘀血，熱毒，外感等，這些也是蛋白尿反覆的因素。因此要加強養生防護及用藥治療，使病情穩定痊癒。

二、精神情緒的養生防護

❶ 有信心，有決心，有耐心，爭取康復：

慢性腎炎是一個慢性反覆的疾病，是一個很緩慢的過程，不是幾天或幾個月就可以完全治好，而是要做長期治療和調養的思想準備。要經常保持身心安靜，情緒平穩，不能急躁憂慮，也不能遺忘疏忽，既來之，則安之，積極治療，認真調養，使臟腑功能旺盛起來，體內產生抵抗力，最後戰而勝之。腎在志為恐，恐懼憂慮會加重病情。家屬親人和周圍的人也不能將不良情緒，恐懼心理，悲觀意念以及不幸的語言帶給患者，而是要鼓勵患者樹立必勝信心，產生對生命的希望，堅強起來戰勝病魔。

❷ 培養良好的睡眠習慣：

前文說過睡眠是生命的修復工程，腎炎患者如能得到充分睡眠，就能保持腎臟的血液循環，保證腎臟的血流量。慢性腎炎患者一定要避免熬夜，每晚 10 點以前必須就寢。由於病症的痛苦，思想上又有負擔往往難以入睡，所以要創造睡眠的環境，研究睡眠的方法。如果仍然睡不著，可以經過醫生指教吃點安眠的藥物（最好是中藥），或做些氣功，靜坐。

❸ 要學會自己管理自己：

要充分瞭解自己生病的原因症狀及身體狀況，克服和糾正這些不利因素，使自己的病情好轉痊癒。要在戰略上藐視疾病，戰術上又要重視，就是要抱著有信心治好自己的慾望。但在每一個生活細節上須特別留意，不該吃的東西不吃，不該辦的事不辦，絕對注意，不能存僥倖心理。

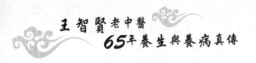

自己的身體自己要管好，不能只依靠別人，有恒心者必能
達到痊癒目的。

三、慢性腎炎的飲食養生

慢性腎炎是一個病程較長，容易反覆的疾病，飲食療
法是一個很重要的養生防護措施。合理的飲食又可阻止病
情惡化，並向痊癒的方面轉化。如果不注意飲食的宜忌和
食療的使用，就會影響疾病的康復。但每天要實行這種嚴
格的飲食宜忌，也是一件不容易的事情，必須要有持之以
恆的決心和信心。因此在制定飲食和食療計畫時，要充分
考慮既有營養又能治病，既品種多樣，又能互相更換，既
不能單一乏味，又要可口樂食，實在是一件難事。現介紹
一些慢性腎炎宜忌的食品供讀者參考：

❶**慢性腎炎適宜之食品：**

① **粳米**：補中益氣，健脾益腎，和五臟，調血脈，為
人間第一補物，凡虛弱之人均宜。多種食品或藥品都可與
粳米熬煮同服。

② **薏苡仁**：健脾胃，除濕熱，最善利水消腫，為慢性
腎炎常用之品。

③ **山藥**：健脾補虛，滋腎固精，對慢性腎炎水腫及有
蛋白尿者甚好。

④ **赤小豆**：健脾去濕，消腫除滿，對慢性腎炎水腫有
較好療效。

⑤ **花生**：健脾養肺，扶正補虛，滋潤調氣，慢性腎炎
者宜服之。

⑥ **大棗**：善補陰陽氣血，一切虛損，尤能健脾益氣。

⑦ **小米**：健脾和胃，滋養腎氣，腎病者最宜服之。

⑧ **扁豆**；健脾化濕，利水消腫，調和五臟，滋補強身（要煮熟吃，不能半生半熟吃）。

⑨ **大紅豆**：含豐富蛋白質，可補腎健脾，消食除脹，每次熬粥時放入 10 ～ 20 粒。

⑩ **黃豆**：健脾益氣，消脹利水，調補氣血，增強營養。

⑪ **黑豆**：補腎強身，活血消腫，滋腎健脾，對浮腫脹滿者甚好。

⑫ **綠豆**：清暑止渴，消腫利水，補充營養，增強體質，本品性涼，虛寒者不能多食。

⑬ **雞肉**：健脾養血，益氣補血，滋腎養精，增強體質，如童子雞赤小豆湯，既增加營養，又利水消腫。

⑭ **鴨肉**：利水消腫，補血行水，強身健體，滋腎養肝，如老鴨冬瓜湯，治慢性腎炎浮腫。

⑮ **鯉魚**：性平味甘，健脾益腎，利水消腫，如鯉魚赤小豆湯，可治慢性腎炎水腫。

⑯ **鯽魚**：高蛋白質食物，能健脾利濕，調中和胃，對慢性腎炎水腫乏力，營養不良者甚好，如鯽魚冬瓜皮湯。

⑰ **冬瓜**：性微寒，味甘淡，利水通淋，消腫除滿，治腎炎水腫，如玉米鬚冬瓜赤小豆湯。

⑱ **南瓜**：性溫味甘，補中益氣，降壓解毒，能消除腎功能不良所產生的有害物質。

⑲ **白菜**：微寒味甘，利尿通便，清熱解毒，對腎炎水腫有較好的保健效果。

⑳ **番茄**：性微寒，味甘酸，健胃消食，清熱解毒，補

腎利水，降壓利尿，對腎炎患者有較好的輔助治療作用。

㉑ **茄子**：性涼味甘，健脾和胃，活血化瘀，降壓消腫，對慢性腎炎有效。

㉒ **白蘿蔔**：味辛甘，性涼，下氣寬中，健胃消食，通滯解毒，通便行氣，對慢性腎炎有高血壓者甚好。

㉓ **香菇**：性平味甘，健脾補中，補腎強身，能降低腎炎患者的蛋白尿，並能降壓、補血。

㉔ **蘋果**：性平味甘微酸，健脾開胃，益氣養心，生津除煩，可促進體內鈉鹽排出，故對高血壓，腎炎水腫均效。

㉕ **桂圓肉（龍眼肉）**：性溫味甘，益心脾，補氣血，安神志，治虛損，對慢性腎炎患者甚好。

㉖ **胡桃仁（核桃）**：性溫味甘，滋補肝腎，健脾補血。

㉗ **蓮肉**：性平味甘，健脾補腎，固精安神，對慢性腎炎有蛋白尿者宜服。

㉘ **馬鈴薯**：性平味甘，健脾益氣，強身補腎，利尿消腫，和胃調中。

㉙ **葫蘆**：性平味甘淡，消腫利尿，消食導滯，對各種水腫病有很好的利尿作用。

㉚ **黃花菜**：性平微涼味甘，清熱利濕，養血強身，消腫利尿，和胃通便，對心悸，眩暈，水腫等均有效。

此外，還有五穀雜糧、蔬菜瓜果以及調味品。不少食品對腎炎都有益處。，可根據病情適當選用。莜麥麵、小麥麵（白麵）、蕎麥麵。豆麵、玉米、豌豆、山楂，桑葚、橘子、西瓜、芹菜、菠菜、百合、黃瓜、芫荽（香菜）、蓮藕、生薑、蔥、花椒、小茴香、白糖、紅糖、醋、蜂蜜、大蒜（糖醋蒜可降壓利尿）等。根據每日自己的飲食

愛好以及病情變化情況，在各段時期，各種證型中應用，或在醫生指導下，適當選擇一些菜肴調料製成可口飯食。

❷ 慢性腎炎禁忌食品

① **吸菸**：吸菸是最難戒掉的一種嗜好，特別是病情不重的時候。但是菸對病人一點好處也沒有，前文多次有過論述，因此要下決心戒掉，從而有利於疾病的恢復。

② **喝酒**：酒性溫熱，味甘辛有毒，是一把雙刃劍，利弊參半，實質上弊大於利。雖能通血脈，厚胃腸，殺百邪，消憂愁，溫中散寒，增進飲食。但酒也能傷神損壽，易人本性，對心肝腎均能造成損害。無論是哪一種酒，如白酒，葡萄酒，啤酒總是含有或多或少的酒精（乙醇），酒精度數不同，造成的損害不一，但對慢性腎炎病人仍是有害的，因此也應該禁忌。有記載慢性腎炎病情穩定，恢復社會生活時，可以喝些啤酒和紹興酒，患者可以自酌（作者感到最好不用）。

③ **吃鹽問題**：鹽是鈉和氯的化合物，主要成分是氯化鈉，還有少量的鉀、鎂、碘等，是維持細胞內外滲透壓，為體液、血液和組織的基本物質，有很重要的作用。當慢性腎炎腎臟功能低下時，鹽和水分一直蓄積體內不能正常排除而發生水腫，或使水腫加重。食鹽和血壓也有密切的關係，當腎臟病有高血壓時，食鹽也能促使血壓更加升高。因此慢性腎炎就必須減少和限制食鹽的攝入。但慢性腎炎是一個很長的疾病過程，絕對要限制或禁止食鹽，也會影響患者飲食。因此應根據各階段的病情輕重，浮腫和高血壓程度，適當吃一點鹽（每日 1～2 克）實際上每種食品中或多或少都含有鹽，因此患者要學會自己控制食鹽

入量。有些病人，經過長期少鹽飲食的鍛鍊，已經能夠不吃鹽了。總之慢性腎炎病人少吃鹽比多吃鹽好，不吃鹽比少吃鹽更好，只要飲食正常，鈉鹽問題在其他食品中基本可以達到需要。對市場上買來的食物，如罐頭、火腿、鹽漬，醬製等食物，大都有過多的調料和鈉鹽，要嚴格限制或禁止。

④ **蛋白質攝入問題**：蛋白質是人體最需要的營養元素，是製造組織和血液的主要成分，能維持體力助長發育，它和脂肪糖是維持生命活動的重要物質。慢性腎炎病人大量蛋白隨尿排出，這時就需適當補充蛋白質。當腎功能不全時，蛋白質的代謝廢物排不出去，又要控制蛋白質的攝入，因此如何食用蛋白質，要請醫生根據病情來決定不能自作主張。一般說慢性腎炎患者應按每公斤體重，每日宜食入蛋白 0.8 ～ 1.0 克，並且要選用優質蛋白如蛋類，乳類，大豆，瘦肉等。

四、慢性腎炎的休息與運動

運動會給精神生活帶來愉快和活力。因為慢性腎炎病人往往是情緒低落，精神頹喪，認為自己已經不行了，終日悶悶不樂，其實大可不必。因此要鼓勵其增加活動，調節良好的心態和情緒，有益於疾病的恢復。

病程中除了尿液有稍微的變化以外，如果沒有什麼特別的症狀表現，可以做一些不太劇烈的運動，如散步，打太極拳，氣功等等。

二十四式簡化太極拳不一定全部打完，可以選擇一些難度較小，運動量不大的，又有利於身體鍛鍊的套路，如

野馬分鬃，雲手，攔雀尾，左右玉女穿梭等，一個動作可以反覆多次。

氣功以靜功為主，可以用三線放鬆意導法，取自然平臥位或坐位，體質較好者可取站樁。平臥位是把兩腿自然伸直，兩手放於兩大腿外側，呼吸平靜。

第一步由頭頂兩側開始有節奏地放鬆，至兩頸部，兩肩部，上臂下臂至手梢。

第二步從頭頂、面部、胸部、腹部、兩大腿前面、小腿前面直至足底足趾。

第三步由後腦開始由頸部，背部，腰部，臀部，兩大腿後部，膕窩，小腿，兩腳底。

三段全部放鬆後，意守丹田（臍下三寸處）約五分鐘，再將意念轉至背部命門穴，意守五分鐘。

然後將兩手搓熱，一手壓住一手，揉按丹田部位 100 次，再將兩手半握拳，按摩背部兩側的腎俞穴（兩髂脊平第二至第三腰椎間歇，兩側旁開一寸五分處）同時各揉按 100 次。每日早晨或晚上進行一次

五、針灸按摩

慢性腎炎病程較長，扎針次數較多，故要針刺穴位少，留針時間短，易使病人接受。每個療程需 10～20 天，共針 2～3 個療程，休息 1 個月再針 1～2 個療程。

①針刺穴位，第一組：足三里、三陰交；第二組：腎俞、陰陵泉。每日一組，交替應用，10～20 天為一療程。進針得氣後，留針 20 分鐘，中間行針 1 次，用平補平瀉法。

②艾灸穴位，第一組：氣海、足三里、關元。第二組穴：腎俞、三陰交、命門。每日一次，交替應用，每次每穴溫灸 10 分鐘左右，10 天為 1 療程。休息 5～7 天，還可再灸 1 療程。總之艾灸多用有好處，無副作用，也無甚痛苦。本項治法可以教給家屬或病人自己進行。

③按摩穴位：氣海、湧泉，每日 2 次，每次各穴按摩 150～200 次。氣海穴：平臥位，用兩手中指頭適當用力，交替按摩。湧泉穴：取坐位，用同側的一手拇指按摩湧泉穴，另一手拇指和其他四指，前後扳動五個腳趾，與湧泉穴同時進行。一側揉按完，再揉按另一側，每側按摩 150～200 次，本項按摩可以教病人每日自己進行，如長期堅持，定有良效。

六、中醫中藥

❶ 治療蛋白尿為主的中藥方

黨參 12 克　炒白朮 12 克　雲苓 12 克
生黃蓍 20 克　炒山藥 15 克　炙甘草 3 克
杜仲 12 克　桑寄生 20 克　枸杞 15 克
熟地 12 克　菟絲子 12 克　山茱萸 15 克
續斷 10 克　白花蛇舌草 20 克　僵蠶 20 克
芡實 12 克

加減：

(1) 貧血較重者，加桂圓 15 克、當歸 15 克、大棗 3 枚、阿膠珠 10 克；

(2)頭暈目眩，有高血壓者，加天麻 12 克、鉤藤 15 克、菊花 10 克、炒白芍 10 克；

(3)腰酸背困者，加金毛狗脊 12 克、木瓜 15 克；

(4)失眠者，加炒棗仁 20 克、夜交藤 30 克；

(5)水腫較甚者，加大腹皮 12 克、赤小豆 20 克、玉米鬚 20 克；

(6)有瘀血徵象者，加丹參 15 克、澤蘭葉 12 克。

❷ 治療水腫為主的中藥方

炒白朮 15 克　炒薏仁 15 克　生薑皮 12 克

大腹皮 12 克　雲苓皮 12 克　赤小豆 20 克

川牛膝 15 克　陳皮 15 克　桂枝 6～10 克

生黃蓍 20 克　熟地 12 克　枸杞 15 克　澤瀉 12 克

加減：

(1)水腫較甚者，加冬瓜皮 12 克、玉米鬚 30 克、沉香 6 克；

(2)血壓高者，加天麻 12 克、鉤藤 15 克、羅布麻 15 克；

(3)蛋白尿多者，加僵蠶 15 克、白花蛇舌草 15 克、芡實 10 克；

(4)肢冷畏寒者，加制附子 8 克、補骨脂 8 克；

(5)腹部脹滿者，加白豆蔻 12 克、厚朴 15 克、枳殼 12 克。

(6)納呆食不化者，加焦四仙各 12 克、雞內金 12 克。

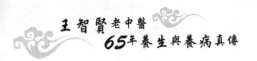
❸ 治療腎衰為主的中藥方

> 生黃蓍 30 克　丹參 15 克　炒薏仁 20 ～ 30 克
>
> 茯苓 12 克　山茱萸 12 克　炒白朮 15 克
>
> 熟地 12 克　枸杞 15 克　炒山藥 15 克
>
> 丹皮 8 克　澤瀉 12 克　懷牛膝 12 克
>
> 大黃 6 ～ 12 克　桂枝 6 ～ 10 克　制附子 6 ～ 10 克

加減：

(1)尿量少，水腫較甚，且有腹水者，加大腹皮 12 克、玉米鬚 30 克；

(2)水腫兼有胸水或心包積液者，加葶藶子 12 克、大棗 5 枚、赤小豆 20 克、玉米鬚 30 克；

(3)嘔吐者加竹茹 10 克、半夏 8 克、生薑 6 克；

(4)血壓高者，加天麻 12 克、鉤藤 12 克、羅布麻 10 克；

(5)四肢抽搐者，加地龍 15 克、僵蠶 20 克；

(6)元氣暴脫，陽氣暴亡者，加人參 10 克、製附子 6 克；

(7)意識模糊者，加鬱金 12 克，菖蒲 10 克。

(8)造血功能低下有貧血者，加阿膠珠 10 克、桂圓肉 10 克、黃精 12 克、人參 3 克。

第十九節　急性前列腺炎的養生防治

一、主要症狀

起病較急，病程較短，尿頻、尿急、排尿灼熱澀痛，

或淋漓不禁，時時緊尿，而又排不盡。尿道口發癢有白色分泌物。會陰、睪丸、少腹部有墜脹不適感。全身酸楚無力，有熱或無熱，頭痛納差。舌邊紅，中後部有較厚之黃苔，濕重者苔黃而膩，熱重者苔黃而燥，脈弦數。

二、中藥治療

> 澤瀉 12 克　豬苓 15 克　赤茯苓 10 克
> 萹蓄 12 克　連翹 10 克　魚腥草 12 克
> 黃柏 8 克　丹　皮 12 克　乾地黃 12 克
> 車前子 12 克（包煎）　甘草 3 克
> 竹葉 3 克　琥珀 3 克（研末沖服）

加減：

(1)尿血者，加白茅根 15 克、小薊 10 克、生地榆 10 克；

(2) 會陰及睪丸墜脹、疼痛較甚者，加元胡 10 克、烏藥 10 克、川楝子 12 克；

(3)尿道分泌物較多者，加蒲公英 10 克、敗醬草 12 克；

(4)大便秘結者，加大黃 10 克（後下）；

(5)遺精早洩者，加金櫻子 12 克、女貞子 12 克、煆龍牡各 15 克；

⑥大便呈裏急後重者，加馬齒莧 10 克、白頭翁 10 克；

⑦口苦咽乾者，加黃芩 10 克、龍膽草 8 克、蘆根 10 克；

⑧少腹脹滿硬痛、舌紫暗者，加川牛膝 15 克、益母草 10 克、桃仁 10 克。

三、針灸按摩

❶針刺穴位：

太衝、陽陵泉、太谿、中極、曲池為第一組穴；行間、氣海、合谷、陰陵泉、血海為另一組穴，每日針一組，交替使用，10 天為 1 療程，急性前列腺炎一般一療程就可好轉痊癒，甚至用不了一個療程，就大有好轉。針刺手法以瀉為主，進針得氣後，（醫生針下有沉緊感，病人自覺局部有酸、麻、脹、觸電等感覺）留針 30 分鐘，每 5 分鐘行針 1 次，出針時仍應捻轉使局部有酸、麻、脹等感覺，然後搖大針孔，迅速出針，不按針孔。針後局部留一種涼爽感覺，起到清涼瀉火作用。

❷按摩：

(1) 少腹揉按法：右手掌放于恥骨聯合上方五指外展，左手掌壓在右手掌上，向左揉按 50 次，然後左手掌壓在右手上，向右揉按 50 次，每日早晚各 1 次。

(2) 穴位按摩：陰陵泉、陽陵泉：用兩手拇指頭按住兩小腿內側的陰陵泉穴，中指和無名指頭揉按兩小腿外側的陽陵泉穴，每次各穴位按摩 100 次，也可以一側按摩完了，再按摩另一側，這種方法簡便易行，療效良好，病人可以自行按摩。

四、飲食防治

首先應禁止飲酒，忌食辛辣炙焯等有刺激性的食物，

對甘肥厚味之品，也要少吃或不吃。其次在急性期要多飲開水，每日應喝 800 毫升左右。第三是應多食西瓜、黃瓜、梨、葡萄、菠菜、大白菜、茄子、西葫蘆、番茄、綠豆芽、黃豆芽、綠豆、冬瓜、南瓜、南瓜子、薏仁、蕎面、粳米等。

食譜舉例：

早餐：豆漿 200 毫升，或番茄蛋湯一碗，炒綠豆芽 100 克、蒸饅或麵包 100 克。

午餐：冬瓜 100 克、大白菜 150 克、馬鈴薯 100 克、味精 3 克、食鹽 2 克、花生油 10 克，熬成一碗，外加蕎麵麵條 200 克食用。

晚餐：粳米 30 克、薏仁 20 克、綠豆 10 克、南瓜 100 克，熬成稀粥，蒸饅一個（50 ～ 100 克）黃豆芽 50 克、芹菜 10 克，混合就飯。

五、生活起居

急性期應臥床休息，多飲水，吃清淡流質飲食。避免尿道機械檢查，不宜久坐和騎自行車，不能過分用力，避免受涼、感冒，不坐陰冷潮濕之地，不可直接按摩前列腺，急性期禁止性生活。

六、心理養生

本病對身體健康影響不是太大，只要在急性期積極治療，完全可以痊癒。有不少患者對本病心情緊張，情緒焦慮，大可不必，要解除顧慮，正確對待，與醫生配合。建立良好的生活習慣，樹立戰勝疾病的信心，可以收到很好

的效果。

第二十節　慢性前列腺炎的養生防治

一、主要症狀

本病病程較長，反覆性大，病情複雜。其主要表現有：

① 排尿障礙，有反覆發作的尿頻、尿痛、尿不盡等，尿道口時有分泌物排出；

② 會陰部、腰骶部、少腹部、睪丸、腹股溝等多有酸痛墜脹等不適感；

③ 有陽痿、早洩、性冷淡、射精痛等性功能障礙表現；

④ 頭暈胸悶，乏力倦怠、失眠多夢、腰膝酸困；

⑤ 由於病程較長，對各臟器均受影響，因此，還可出現肝腎陰虛，脾腎不足，瘀血停滯以及急性發作等。

二、中藥防治

❶ 中藥方：

赤茯苓 10 克　丹參 12 克　炒白朮 12 克
益母草 12 克　連翹 10 克　魚腥草 10 克
荔枝核 10 克　豬苓 10 克　川牛膝 10 克
車前草 12 克　桂枝 6 克　澤瀉 12 克
王不留行 15 克　甘草 3 克

加減：

(1) 小便淋漓不暢且有澀痛者，加石韋 10 克、五靈脂 8 克、瞿麥 10 克；

(2) 會陰部及睪丸墜脹疼痛者，加桃仁 10 克、元胡 8 克；

(3) 陽痿早洩、偏陽虛者，加菟絲子 12 克、巴戟 10 克、蓯蓉 10 克、金櫻子 10 克；偏陰虛者，加女貞子 10 克、桑葚 12 克、山萸肉 12 克；

(4) 睪丸及會陰部隱痛綿綿，前列腺腫大，脈弦，舌暗者，加當歸 10 克、川芎 10 克、炮甲珠 6 克、紅花 10 克；

(5) 氣虛無力，精神不振者，加生黃蓍 20 克、陳皮 8 克、炒山藥 12 克；

(6) 脾虛濕重，舌胖有齒痕者，加黨參 10 克、蓮肉 10 克、炒薏仁 12 克；

(7) 有急性發作者，加萹蓄 10 克、石韋 10 克、去桂枝；

(8) 失眠多夢者，加夜交藤 30 克、酸棗仁 20 克、遠志 10 克；

(9) 頭暈目眩者，加菊花 12 克、枸杞 12 克、旋覆花 10 克（包煎）。

❷ 偏方：

① 桃仁 10 克　益母草 10 克　劉寄奴 10 克　敗醬草 10 克　瞿麥 10 克　香附 8 克

每日一劑，連服一個月，適應於慢性前列腺炎，會陰部脹痛，排尿困難者；

②　川草薢 12 克　土茯苓 15 克　車前子 10 克
　劉寄奴 10 克　沙苑子 10 克　菟絲子 10 克
　芡實 12 克　桃仁 10 克　甘草 3 克　每日 1 劑
　服 15 ～ 20 天，適應於慢性前列腺炎有陽痿
　早洩者；

③　凌霄花 8 克　馬齒莧 8 克　沙苑子 8 克

混合後，開水浸泡，當茶使用，每日 1 劑，10 ～ 20
天為 1 療程，對慢性前列腺炎有消腫、利尿、消炎、補腎
作用。

三、生活起居及兩性問題

生活要規律，按時作息，勞逸適度。騎自行車時間不
宜過長，也不宜久坐。

慢性前列腺炎應當有適度而有規律的性生活，（每 10
天或半月 1 次）有利於前列腺液及精液得以正常排泄，也
能使殘瘀敗精，排出體外。但要切忌過度縱欲，性交頻繁
等。避免性交中斷，忍精不泄，反使精道及前列腺增加充
血水腫，加重病情。

性生活前男女雙方都應清洗外生殖器，如果配偶生殖
器有感染時應積極治療，同時避免性生活，避免性衝動。
此外還要克服不正常的情欲妄想，禁止手淫。

四、飲食宜忌

❶ 適宜食物：
芹菜、油菜、馬齒莧、茄子、黃花菜、百合、海帶、

大白菜、南瓜、番茄、西葫蘆、豆角、綠豆芽、黃豆芽、黃瓜、馬鈴薯、冬瓜、蘋果等，西瓜、葡萄、梨、椰子、大棗、花生、胡桃仁、南瓜子、粳米、玉米、高粱米、蕎麵、白麵、豆麵、黃豆、綠豆、豆腐、鯉魚等；

❷ 不宜或應少吃之食物：

首先戒菸、禁酒，不吃或少吃辛辣炙煿，及甘肥厚味之品。如辣椒、胡椒、大蒜、李子、石榴、柿餅、紅糖、羊肉、烤羊肉串等。

五、運動鍛鍊

慢性前列腺炎，雖是不能做劇烈之運動，但適當鍛鍊還是很有益處，如散步、太極拳、氣功等，這裏再介紹兩種較簡單之氣功方法。

❶ 臥式動作：

睡前平臥於床上，先將兩手搓熱，扶托睪丸，然後用深長緩慢而均勻之腹式呼吸。

吸氣時做提肛收縮，同時兩手將睪丸扶升；呼氣時放鬆肛門，同時雙手鬆開睪丸使之下降，如此升提肛門，升降睪丸動作，連續做 30 ～ 50 次，然後用手揉捻睪丸 100 次，即可入睡。

❷ 站立動作：

立正姿勢，兩腿分開，兩足與肩同寬，兩眼微閉，仍用腹式呼吸，吸氣時做提肛收縮，同時意感睪丸上升，呼氣時放鬆肛門，意感睪丸下降，如此 30 ～ 50 次，然後自然呼吸，慢步行走 3 ～ 5 分鐘。

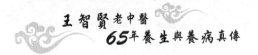

六、針灸按摩

❶ 針刺穴位：

次髎、腎俞、三陰交、太谿、陽陵泉為一組，中極、氣衝、陰陵泉、行間、足三里為一組，每日或隔日一組，交替應用，20 次為 1 療程。

進針得氣後，留針 20 分鐘，每 5 分鐘行針 1 次，均應有得氣感，用平補平瀉手法。

❷ 艾灸穴位：

氣海、中極、陰陵泉、血海為一組，命門、腎俞、次髎、三陰交為一組，每日或隔日一組，交替艾捲溫灸，10 次為 1 療程，每次每穴灸 5 ～ 7 分鐘，灸後局部應有溫熱感，留存一小時左右。

❸ 按摩：

① 早晨未起床前平臥，先用右手掌放於恥骨聯合上緣少腹部，左手掌放在右手掌背部，從左向右順時針揉按 50 次，然後右手放在左手掌背部，逆時針揉按 50 次，同時意守少腹部，做上述按摩後再用兩手中指揉按恥骨聯合聯兩測腹股溝部柔軟處，上下揉按各 100 次；

② 早晨未起床前取平臥位，兩腿分開屈膝 70 度左右，用一手中指頭按摩肛門前、陰囊後骨縫間的柔軟部位（會陰穴）共 100 次，然後再用另一手中指頭按摩該穴 100 次，按摩後坐起披衣，用右手拇指按摩右足心湧泉穴（足底部正中前三分之一處）共 100 次，完了再用左手拇指按摩左足心之湧泉穴 100 次，最後用同種方法按摩左側和右側三陰交穴（內踝上三寸，脛骨後端）各 100 次。

第二十一節　前列腺增生的養生防治

一、概述

前列腺增生症，也叫前列腺肥大，是因前列腺纖維肌肉組織，不同程度的增生肥大，由此而引起以排尿障礙甚至尿閉的一種疾病，一般多發生在 60～70 歲之間，是老年男性常見疾病。病情緩慢，病程較長，症狀逐漸加重。西醫對本病的病因尚不明確，認為與內分泌功能紊亂失調有關。

中醫沒有這個病名，根據發病過程的各階段，屬於淋病、癥積、癃閉等範疇。其病因有：

❶ 老年體弱：

脾腎不足、升降失調、運化無力、氣血運行阻滯、久而積聚，致排尿無力，或成癃閉。

❷ 房事不節：

恣情縱慾、色勞損腎，傷精傷氣，致腎虛開闔失調，排尿無力。因房勞過度，瘀血敗精阻滯，留積不去，阻滯尿道，塞而不通，形成癃閉。

❸ 飲食不節：

恣食油膩，甘肥辛辣，吸菸酗酒，致濕熱內生，阻滯下焦，淤血不化，通調失司，而致小便不利，亦可因寒濕凝滯，氣血不通，阻滯水道，形成癃閉。

❹ 肝氣鬱結：

情緒不暢，氣滯血瘀，疏泄失利，導致尿路不同通。

❺ 急慢性前列腺炎未能及時治癒者。

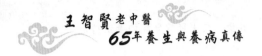

二、前列腺增生之症狀表現

本病開始大多無明顯症狀，首先出現小便次數增多，尤以夜間較甚。逐漸產生排尿無力或困難，尿線變細，有尿不盡之感覺，尿時需要用力努爭才能排出。排尿終了，又有尿液滴出，即使用力排尿也難以排盡。隨著腺體增大，排尿更加困難，逐漸出現尿瀦留，排尿越來越困難，形成點滴難下或出現尿閉。

在病程中如因房事過度，過食辛辣及有刺激食物，或飲酒感冒等，可誘發尿路充血，排尿時膀胱及尿道疼痛，突然尿閉，輾轉不安甚是痛苦。

有些病人出現血尿，尿失禁，或晚上尿液溢出。因長期尿路梗阻，膀胱瀦尿，腎盂積水，引起腎功能衰竭。如果併發尿路感染者，還可引起膀胱炎，腎盂腎炎，出現尿頻、尿急、尿痛、腰痛、發熱等泌尿系感染的症狀。還有一些病人因長期用力排尿，腹壓升高，出現脫肛、疝氣或痔瘡加重等。

三、中醫藥防治

❶ 一般前列腺增生的中藥方

當歸 12 克　生黃蓍 20 克　炒白朮 12 克
熟地 12 克　澤瀉 12 克　川牛膝 20 克　丹皮 12 克
茯苓 15 克　益母草 15 克　枳實 12 克　桃仁 12 克
白花蛇舌草 12 克　琥珀 3 克（研末沖服）
車前子 12 克（包煎）　甘草 3 克

本方對一般前列腺增生病有較好療效，如能多服不僅可改善症狀，還可抑制腺體增生，並使之縮小。

隨症加減：

(1) 口乾、舌紅、少津，手足發熱，小便色黃，點滴者，加魚腥草 12 克、生山藥 12 克、黃柏 8 克、乾地黃 10 克；

(2) 手足不溫，喜暖怕冷，夜尿增多，排尿無力者，加菟絲子 12 克、桂枝 8 克、炮甲珠 6 克；

(3) 伴有情緒不暢，脅肋脹痛者，加柴胡 8 克、炒白芍 10 克、香附 12 克、荔枝核 12 克；

(4) 尿頻、尿急、尿痛者，加萹蓄 12 克、瞿麥 10 克、豬苓 10 克；

(5) 有血尿者，加白茅根 15 克、小薊 12 克。

❷ 急性尿瀦留的中藥方

> 炒白朮 12 克　澤瀉 15 克　豬苓 15 克
> 赤茯苓 15 克　桂枝 8 克　琥珀 5 克（沖）
> 白花蛇舌草 12 克　魚腥草 10 克

本方對前列腺增生突然發生尿閉者，經臨床多人服用效速而良好，可避免導尿和穿刺之苦。對已插入尿管，欲去而又怕尿不出者，服用後也可使尿液通暢排出。

❸ 將大蒜瓣削成尖圓柱條狀（一分許粗細），插入尿道 1 公分左右，可刺激排尿。插入時間，一般 3～5 分鐘，如經過此時間，仍排不出尿來，可去掉蒜柱條。避免刺激時間太長。插入蒜條時外面留 1/3 長，防蒜條全部進入尿道不易取出，或者在蒜條頭上拴一根細線便於拉動。

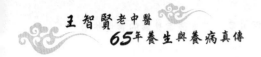

❹ 外用中藥

> 大黃 30 克　川牛膝 20 克　丹參 20 克
>
> 益母草 20 克　澤蘭葉 15 克　肉桂 3 克
>
> 白花蛇舌草 15 克

　　將上藥混合，第一煎加水 2000 毫升，浸泡兩小時，煎半小時，取液；第二煎加水 2000 毫升泡 40 分鐘，煎 20 分鐘，留液去渣。將兩次之藥液合併起來，分兩次，每晚加熱坐浴，一次坐 20～30 分鐘（待水涼後結束）。如果藥液過少，可加適量熱水，共坐浴 10 ～ 20 次，也可幾日坐浴一劑。

❺ 針灸按摩

　　(1)針刺穴位：第一組穴：中極、三陰交、陽陵泉、血海；第二組穴：氣海、足三里、陰陵泉、照海。每日一組，交替應用，10 天為 1 療程，可用 3 ～ 4 個療程，不僅能改善症狀，而且對腺體增生也有抑制作用。

　　進針得氣後留針 20 ～ 30 分鐘，每 5 分鐘行針一次。行針捻轉時仍要有得氣感。用平補平瀉手法。

　　急性尿閉的針刺穴位：第一組穴：中極、血海、水分穴，進針後反覆捻強刺激，使針感從腹部放散到大腿內側，療效良好。如療效不佳可用第二組穴：腎俞、次髎、秩邊，進針得氣後反覆捻轉使針達到大腿及會陰部為度。

　　(2)艾灸穴位：第一組穴：關元、氣海；第二組穴：足三里，三陰交。每日一組交替應用，每穴灸 8 ～ 10 分鐘，本組艾灸穴位對年老體弱之前列腺增生症，引起排尿困難

者甚效。

(3) 按摩

① 早晨或晚上睡覺前，兩腿伸直稍微分開，自然呼吸，然後儘量用力收縮臀部肌肉，並同時提縮肛門，然後放鬆，如此做 10 ～ 15 次。再用兩手中指交替按摩會陰穴，各 100 次，再按摩兩側腹股溝各 100 次。

② 一手中指按摩氣海穴，一手中指按摩中極穴，同時進針，各按摩 100 次。然後左手掌壓在右手背上逆明針按壓神闕穴 50 ～ 100 次，然後右手掌壓在左手背上順時針揉按神闕穴 50 ～ 100 次。最後兩手中指同時按摩兩側氣沖穴各 100 次。

筆者體會以上按摩方法對抑制前列腺增生和輔助順利排尿有很大效果。

四、前列腺增生如何注意生活起居

❶ 生活規律：

起居有常，作息有度。不過度疲勞，但也不能懶的不動。避免經常在寒冷潮濕處工作。不要久站或久坐。根據天氣冷暖增減衣服，要注意保暖，不要受寒。

❷ 關於性生活：

有規律而適度的性生活，使精液得以宣洩，減少前列腺增生的機會，但也不能性交過於頻繁。忌忍精不泄，或體外排精和手淫。消除過多的性慾妄想，要養心煉性，清心寡慾，才是正道。

❸ 精神調養：

消除緊張情緒，保持愉快精神。心理上要寬鬆，要定

時排尿,不要使膀胱過度充盈。排尿前解除顧慮,若無其事,輕鬆自如。

精神緊張可使神經系統的反射紊亂,越怕尿不出,就越尿不出來,結果形成惡性循環,使本來可以順利排尿,反而尿不出來。

❹ 遺傳問題:

長輩和近親中有前列腺增生者,本人可能會有遺傳因素,應注意及早調養。

除本文介紹的一些調理方法外,還須吃些中藥,如益精補腎(先天之氣),健脾和中(後天之氣)稍許加一些導滯之藥(不能太多)。如有發病,應及時治療。每半年或一年,檢查一次前列腺方面的問題,有利於早期發現,早期防治。

❺ 不濫用藥物:

得了前列腺增生後,不要亂用藥,更不能道聽塗說,亂服保健品、補品。因為滋補太過,會阻滯氣血流通,於病不利。但導滯太過,也會損及臟腑之氣。故應按時到醫院檢查治療,免出問題。對激素類藥物最好不用,它會擾亂體內性激素的平衡,於病不利。

還有一些藥物如顛茄、阿托品、麻黃素片、異丙嗪、腎上腺素等可引起排尿困難,劑量過大還可引起急性尿瀦留。因此前列腺增生患者需慎用或最好不用。

❻ 預防重於治療:

本病應在青壯年時期就開始預防,尤其年過半百,更應注意調理,防止發病。既發之後,就要注意養生防護,避免病情加重形成排尿困難或尿閉。

五、前列腺增生的飲食養生

❶ 對前列腺有益的食物

① **西瓜**：清熱，生津，止渴，除煩，利小便。

② **南瓜子**：生熟皆可食用，是一味防治前列腺疾病的有效食品，可消炎止痛，利小便等作用。

③ **冬瓜**：解毒消腫，清熱通便，利小便，除脹滿。為慢性前列腺炎和前列腺增生的佳品。

④ **洋蔥**：化濕利尿，健胃散寒，抑菌，抗癌，抗衰老，抑制血脂增高，更能維持男性激素平衡。

⑤ **海帶**：清熱利尿，軟堅散結，減小前列腺增生，應常食用。

⑥ **番茄**：入肝、脾、腎經，可利尿降壓，清熱解毒，預防前列腺癌，預防前列腺增長。

⑦ **茄子**：消腫止痛，活血利尿，收斂止血，預防癌症。

⑧ **薏苡仁**：健脾去濕，消腫利尿，通淋排石，清熱消癰，防癌抗癌。

⑨ **綠豆**：清熱解毒，消暑止渴，利尿消腫。

⑩ **芹菜**：清熱利尿，降壓降脂，治泌尿系感染。

⑪ **萵苣**：利五臟，通經脈，開胸利氣，治小便不利，血尿，乳汁不通。

⑫ **金針菇**：寬胸膈，利濕熱，通利小便，對尿赤澀痛者甚好。

⑬ **紫菜**：軟堅散結，清熱利尿，治小便不通，泌尿系結石，前列腺肥大。

⑭ **葫蘆**：治淋病，消脹滿，除水腫，利小便，消炎解毒。

⑮ **胡桃仁**：補肝腎，養心脾，和胃氣，益腦髓，降壓降脂，治療尿路結石，小便澀滯。

⑯ **葡萄**：補氣血，強筋骨，治淋石，消水腫，對前列腺疾病引起的小便短赤澀痛有良效。

❷ **前列腺增生不宜之食品：**

① **白酒**：尤其是烈性酒，可以使前列腺及膀胱頸部充血水腫，也刺激前列腺發生腫脹。酒性辛溫助熱，多飲可耗傷精液，動火生熱。

② **辛辣之物**：如辣椒，味辛辣，大熱，傷陰劫液。胡椒性溫味辛，可助熱傷陰，故應少吃或不吃。總之辛溫之品均宜少吃或不吃。

六、前列腺增生症的體育鍛鍊

❶ **屈膝抬臀縮肛法：**

平臥，兩手放於頭後枕部，雙下肢屈曲九十度，足掌著地後，一次一次地抬高臀背部，同時做收縮肛門的動作。一呼一吸做一次，共做 30 到 50 次。每天 1 次也可以隔日 1 次。

❷ **平臥抬臀縮肛法：**

平臥，兩手放於胸前，兩腿伸直，吸氣時將臀部抬起，同時收縮肛門，呼氣時放鬆（用深呼吸法）。如此做 30～50 次，每日做 2～3 次。

❸ **慢步秧歌舞：**

兩臂半曲肘，半握拳，左右擺動，臀部及腰部做扭轉動作，幅度不要太大。兩腿隨之扭動，成扭秧歌步態。要求比扭秧歌輕鬆緩慢，每分鐘走 50～60 步，可做 5 到 10

分鐘。

❹ 散步、慢跑、打太極拳前面已述，請參閱。

以上動作能加強會陰部及前列腺等處的血液循環，減少瘀血停滯，阻止前列腺增生肥大，並能加強會陰部、膀胱、直腸、尿道等處的肌肉功能，有利於排尿。

第二十二節　陽痿的調養防治

一、概述

陽痿是青壯年男性性交時陰莖痿軟不舉，或舉而不堅，不能形成性交的一種症狀。隨著年齡的增長，人到一定時期性功能逐漸低下，陽器不舉，或舉而不堅均為正常現象，不能一概而論。在中青年時期，不能進行正常性生活，達三個月以上者，應視為異常。

陽痿大多為功能性疾患，如過度疲勞，心情抑鬱，夫妻不和，女方缺乏吸引力，精神緊張等。偶爾一次性交失敗，或短時間性交不理想，不要懷疑自己有大問題而成為負擔。這樣會影響精神生活，影響夫妻關係，形成壓力。如果心裏著急，便會越急越痿，越痿越急。每次性交，精神上首先敗下陣來，老怕不成功，結果就不成功，時間一長，形成惡性循環。陽痿如能經過適當調理，解除精神負擔，均可恢復，不必過於憂慮。

但是也有因其他疾病如糖尿病，肝臟病，腎臟病，睪丸病，附睪病，前列腺病，內分泌病，某些腫瘤，心血管病，肥胖，高血脂等均可引起陽痿，那就應當積極治療。還有一些是與使用藥物有關的陽痿，如抗血壓藥，阿托品

類藥，抗精神病藥，鎮靜藥等等。此外還有先天發育不良者，中醫叫「天宦」，比較難治。陽痿一般起病較緩，逐漸增重，但遇到天冷寒涼，精神挫傷，突受驚恐，悲傷不幸，也可突然出現陽痿。

中醫學對陽痿的認識已有兩千年之久，理論實踐豐富，臨床療效較高。中醫認為陽痿主要與心、脾、肝、腎四臟失調有關。如謀慮不遂，肝氣鬱結；憂思過度，勞傷心脾；恣情縱慾，耗傷腎氣；驚恐傷腎，興陽無力；濕熱下注，陽器不舉；暴寒陰冷，腎陽虛寒，皆可治痿。

臨床上遇有陽虛症狀明顯者，也不一定有陽痿，而一些中青年人，體質健壯且無陽虛表現者，陽痿卻較嚴重。故陽痿有虛，有實，有寒，有熱，要審因論治，不能一遇陽痿，通峻補命門。

《醫鏡》說：「老人經決，少年失志，暑月濕熱，皆令陽痿，不可誤服辛熱。有因情志不遂所致者，宜其抑鬱則陽氣舒而痿立起，勿概作陽虛補火。」實為經驗之談。因此說陽痿並不是皆因陽虛而得，其他原因也可致萎。現就筆者在臨床防治方面較有效的幾種症型做些養生防治的介紹，供讀者參考。

二、心脾不足，興陽無力之養生防治

❶ 症狀表現：

本證多見於腦力勞動者，因工作負擔重，書寫用腦，導致思慮過度，勞傷心脾。除有陽痿外還兼有失眠、遺精、乏力倦怠、心悸健忘、食慾不佳，面色少華，脈細，舌淡苔白。

❷ 中醫藥治療

炒白朮 12 克　生黃蓍 20 克　人參 5 克（黨參 10 克）

茯苓 12 克　　五味子 12 克　　巴戟 10 克

淫羊藿 12 克　　炒山藥 15 克　　肉蓯蓉 10 克

陽起石 10 克　　遠志 12 克　　炙甘草 3 克

加減：

(1) 消化不良，食慾不振者，加雞內金 10 克、焦四仙各 10 克；

(2) 遺精者，加芡實 10 克、金櫻子 12 克、山萸肉 10 克、桑寄生 15 克；

(3) 腰膝酸軟者，加懷牛膝 15 克、續斷 12 克、金毛狗脊 12 克；

(4) 睡眠不佳者，加夜交藤 30 克、炒棗仁 20 克、合歡花 10 克；

(5) 精神不振，乏力倦怠者，加刺五加 12 克、黃精 12 克、枸杞 15 克；

(6) 有早洩者，加金櫻子 12 克、益智仁 12 克、黃柏 5 克。

❸ 針灸防治

(1) 針刺穴位：第一組穴：足三里、內關、中極；第二組穴：氣海、三陰交、關元。每日 1 組，交替應用。10 天為一療程，以後視病情還可再針。進針得氣後，留針 30 分鐘。每 5 分鐘行針 1 次，行針同樣要有得氣感。出針時緩慢出針，急按針口，揉按片刻，使針下有舒適感。

(2) 艾捲溫灸：穴位：第一組：內關、中極、足三里；

第二組：間使、關元、陰陵泉。每日1組，交替應用。10天為一療程。本辦法可教給病人自己操作，用市賣之艾捲，點燃後，在要求之穴位上溫灸。距離皮膚以局部感覺溫熱舒適為度。每穴灸7～10分鐘。

❹ **按摩：足三里、內關、中極、曲骨。**

方法：取坐位，兩膝屈曲九十度：

(1) 兩手食指、中指、無名指，按壓兩膝眼下三寸，兩筋間凹陷處，以中指為中心，然後稍加用力，揉按100～150次；

(2) 右手托於左手前臂背部，然後右手拇指頭掐住左手內關穴（掌橫紋正中上二寸處兩筋間），揉按100～150次，再用同樣方法左手拇指掐按右手內關穴100～150次；

(3) 平臥位，解開衣服，一手中指揉按曲骨穴（恥骨聯合上緣中點處）。一手中指頭揉按中極穴（曲骨穴上一寸處），兩手中指同時揉按上述兩穴100～150次。

❺ **氣功靜坐：**

睡前盤膝坐於床上，坐正身直，兩眼微閉，兩手放於少腹部左下右上，放鬆身體，自然呼吸（稍微緩慢均勻一些），意識集中，排除雜念，然後用意守丹田（臍下三寸處）20～30分鐘，每晚1次。

❻ **運動鍛鍊：**

(1) 散步，每日1～2次，用較快的步伐，每分走60～80步。每次走30分鐘；(2) 慢跑，每日跑一次30分鐘，每分鐘70～90步為宜；(3) 二十四式簡化太極拳一次可做2個套路。

❼ 飲食療法

(1)炒山藥 30 克、肉蓯蓉 15 克、蓮肉 15 克、粳米 50 克，先將山藥、蓮肉、肉蓯蓉搗碎，裝入紗布袋內，水浸一小時煎煮 30 發展撈出擠乾留汁，再和粳米、蓮肉、大棗一起加水適量，熬成稀粥，每晚 1 次，一般可服 10 ～ 15 天。

(2)小麥 50 克、肉蓯蓉 15 克、巴戟天 12 克、粳米 50 克、大棗 5 枚，先將小麥、蓯蓉、巴戟天加水浸泡 40 分鐘，然後煮熟 30 分鐘，去渣留汁，再加入粳米，大棗熬成稀粥一碗，每晚 1 次服 10 天。

三、腎陽虛衰之養生調理

❶ 症狀表現：

多因恣情縱慾，房事過度，致腎精虧損，陰損及陽。或驚恐傷腎，寒冷傷陽，致命門火衰，陽事不舉。其兼症有形寒肢冷，腰膝酸軟，頭昏耳鳴，氣短聲低，精神不振，面白無華，尿清便稀，乏力疲倦。脈沉遲而細，舌淡苔白。

❷ 中醫中藥防治：

方藥：

炒山藥 12 克	熟地 10 克	山萸肉 10 克
淫羊藿 15 克	當歸 10 克	鹿角片 10 克
菟絲子 15 克	枸杞 12 克	陽起石 12 克
韭菜籽 20 克	蓯蓉 12 克	巴戟 12 克
蛇床子 10 克	大棗 2 枚	

加減：

(1) 氣短乏力較重者，加生黃蓍 30 克；

(2) 四肢冷甚者，加桂枝 8 克；

(3) 寒冷傷陽者，加附子 8 克、肉桂 8 克；

(4) 驚恐後陽衰者，加胡桃仁 10 克、刺五加 12 克、遠志 10 克；

(5) 面白無華，精神不振者，加當歸 10 克、人參 5 克；

(6) 有早洩者，加金櫻子 12 克、覆盆子 12 克。

❸ 針灸按摩

(1) **針刺穴位**：第一組穴：中極、氣海、三陰交。第二組穴：腎俞、命門、次髎。每日 1 組，交替應用。10 天為一療程。可以針 2～3 個療程。

手法：進針得氣後，留針 30 分鐘。每 5 分鐘行針 1 次，每次行針，要求針下仍有酸、麻、脹或沉緊等得氣感。出針時緩慢出針，急按針孔，揉按片刻。

(2) **艾灸穴位**：命門、氣海。第 2 天，溫和灸氣海 10 分鐘，第 2 天溫和灸命門 10 分鐘。要求灸後局部留有溫熱感，持續 30～60 分鐘。

(3) **拔罐**；第 1 天艾灸氣海後，可在神闕穴拔罐 7 分鐘。第 2 天灸完命門後，可在兩腎俞穴各拔罐 7 分鐘。

(4) **按摩**：

背部穴位：腎俞穴、次髎穴部位。取坐位，兩手半握拳，以手背掌指關節，按摩兩腎俞穴，稍加用力，按摩 100～150 次。然後再按摩次髎穴部位，上下共按摩 100～150 次，使局部稍有熱感。

按摩腹部穴位：中極、曲骨、關元。取平臥位，左手掌壓住右手背，右手掌貼近下腹部關元和中極穴，中指頭按住曲骨穴，同時啟動，左右上下按摩一圈為一次，共100 次。然後右手掌壓住左手背，左手掌貼近下腹部，在上述三穴部位，用同樣方法按摩 100 次。本法可以 1 天按摩 1 次。在睡前或起床前進行。

❹ 體育及氣功鍛鍊

(1)散步、慢跑、打簡化太極拳，已如前文所述（略）

(2)氣功升陽法：姿勢取坐位或平臥位，待入靜後，先意守命門，吸氣時以意引氣一直催向睪丸，再由睪丸返上來催向生殖器官達龜頭，反覆 36 次後，仍靜守命門。每天練 1 ～ 2 次，每次約 30 ～ 60 分鐘。

❺ 飲食療法：

(1)蝦皮 6 克、鮮韭菜 30 克、胡蘿蔔 50 克、羊肉 50 克、以上為一次量，做成肉餡，加入蔥、薑、鹽、香油等調料，用適量的白麵，包成餃子，每天中午吃 1 次，共吃10 至 15 天。

(2)巴戟 12 克、蓯蓉 12 克、粳米 50 克、大棗 2 枚。先將巴戟、蓯蓉水浸一小時，然後煎 30 分鐘，去渣留汁，再將粳米和紅棗加入藥汁內，熬成稀粥 1 碗。每晚服1 次，共服 10 次。

四、肝鬱不達、宗筋不舉之養生防治

❶ 症狀表現：

多因情志失調，肝氣鬱結而得，如謀慮不遂，事不順心，鬱怒不解，憂思日久；久病不癒，膽怯多疑；夫妻不

和，或非意中情侶等。肝經繞陰器而抵少腹，肝失調達，宗筋弛緩，發生陽痿，兼證有多疑善慮，急躁易怒，唉聲歎氣，失眠頭暈，腰膝酸軟，胸脅不適，脈弦細，眼周有褐色或煙煤狀顏色，舌兩旁有條狀白苔或黃苔，舌邊亦可有瘀點。

❷ 中醫中藥防治

柴胡 8 克　當歸 10 克　炒白芍 15 克

炒山藥 15 克　枳殼 12 克　炒白朮 10 克

甘草 3 克　香附 10 克　女貞子 10 克

枸杞子 15 克　陽起石 10 克　巴戟 10 克

淫羊藿 12 克　蓯蓉 10 克

加減：

(1) 鬱而化火者，加黃芩 8 克，梔子 10 克；

(2) 心悸不寧者，加遠志 10 克、合歡花 12 克；

(3) 頭暈目眩者，加菊花 12 克、石決明 10 克；

(4) 驚恐失眠者，加合歡花 12 克、遠志 12 克、炒棗仁 20 克；

(5) 咽乾口渴者，加黃柏 8 克、蘆根 10 克、桔梗 10 克。

❸ 針灸按摩：

(1) 針刺穴位

第一組：中極、氣海、行間、三陰交；第二組：曲骨、關元、太衝、陽陵泉，每日針一組，交替應用。每次留針 30 分鐘，每 5 分鐘行針 1 次，均需有針感。10 天為 1 療程，可以針 2～3 個療程。關元穴、氣海穴、中極

穴。曲骨穴用補法，即出針時緩慢捻轉出針，即按針孔，按揉片刻。其餘穴位用瀉法，即出針時搖大針孔，迅速出針，不按針孔。

(2)按摩：先用兩手掌上下按摩兩側肋間，微有熱感時即可停止，然後再用兩手掌按摩腹股溝及大腿內側各100～150次，每日一次。

❹ 氣功導引

(1)提肛：先排出大小便，然後取坐位或站式，屏除雜念，放鬆全身，呼吸柔細深長，舌抵上腭，入靜。緩緩吸氣，以意引氣從鼻吸入，經膻中下降，納於丹田。與此同時慢慢地收提肛門。然後由意導氣從肛門上行，會於丹田。再徐徐地將氣由丹田，經膻中，從鼻孔呼出，同時肛門括約肌逐漸放鬆。

(2)意守：姿勢呼吸同提肛法，入靜後，意守丹田。待丹田發熱、跳動時，便可進一步意守命門（第三腰椎下，與臍相對）。當命門產生發熱和跳動感後，再意守會陰，並有收縮感。收功時復將氣引回丹田，自然呼吸 3 ～ 5 分鐘，搓搓手和臉，然後緩緩，活動四肢。

以上兩種練功方法交替進行，每日早晚各練功一次，每次練功時間，提肛以不超過百次為宜，意守法可適當延長些。飯前飯後半小時不宜練功。

❺ 體育鍛鍊：

除跑步、快走、打太極拳外，還可以打乒乓球、羽毛球、游泳等多種活動，以便轉移注意力。

❻ 飲食療法

(1)蓯蓉 15 克、香附 12 克、枳殼 12 克、巴戟 12 克、

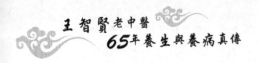

粳米 50 克、冰糖 15 克、大棗 2 枚

先將前四味藥加水浸泡一小時,然後熬煎 30 分鐘,去渣留汁。再將粳米、冰糖、大棗加入藥汁中熬成稀粥一碗。每晚服 1 次,共服 10 ～ 15 天。

(2)白梅花 15 克、佛手 10 克、淫羊藿 12 克、粳米 50 克、大棗 2 枚、冰糖 10 克

先將白梅花、佛手、淫羊藿用水浸泡 1 小時,煎煮 30 分鐘,去渣留汁,再將粳米、冰糖、紅棗加入藥汁內熬成稀粥,每晚 1 次服用,共服 7 ～ 10 天。

五、濕熱下注、痿軟無力之養生調理

❶ 病症概述:

濕邪易傷陽氣,熱邪易損腎陰。嗜食甘肥,菸酒無度,致肝膽濕熱下注,宗筋弛縱不起,陰囊潮濕痛癢,因濕熱擾動精室,出現遺精早洩,小便發熱澀痛,尿頻色黃,肢體倦怠。脈滑數或弦數,舌邊紅,有黃膩苔。

❷ 中醫藥防治

柴胡 10 克	炒白芍 12 克	黃芩 10 克
黃柏 8 克	川牛膝 12 克	豬苓 10 克
澤瀉 10 克	甘草 3 克	梔子 8 克
巴戟 12 克	蛇床子 10 克	菟蓉 10 克
車前子 10 克（包煎）	炒薏仁 20 克	

加減:

(1)手足心發熱,口乾不欲飲者,加乾地黃 12 克、枸杞 12 克、女貞子 12 克、元參 12 克;

(2)心煩不寧者，加遠志 12 克、五味子 10 克、蓮子心 8 克；

(3)頭暈目眩者，加菊花 12 克、蔓荊子 10 克、旋覆花 12 克；

(4)經常飲酒者，加葛根 12 克、炒白芍 12 克；

(5)大便稀薄並有下垂者，加馬齒莧 12 克、石榴皮 15 克；

(6)有早洩者，加金櫻子 12 克、芡實 12 克、女貞子 12 克。

❸ 針灸按摩

① 針刺穴位：第一組穴：陰陵泉、足三里、中極；第二組穴：陽陵泉、三陰交、曲骨。每日一組，交替應用。10 天為一療程，可刺 2 ～ 3 個療程。每次進針得氣後，留針 20 分鐘。每 5 分鐘行針 1 次，必須有得氣感。中極、曲骨出針時均用緩慢出針，急按針孔，揉按片刻之補法，補宗筋之萎軟。陰陵泉、陽陵泉，出針時搖大針孔，迅速出針，不按針孔之瀉法，瀉其濕熱之有餘。三陰交、足三里平補平瀉，達到以平為期的目的。

② 按摩穴位

(1)三陰交、陽陵泉、曲骨，用兩手中指揉按三陰交、陽陵泉各 100 ～ 150 次（做一分鐘左右）。再用一手中指頭揉按曲骨穴 100 次。

(2)半握拳，手背及掌指關節上下摩擦背部的八髎穴部位，稍有發熱感為度。

❹ 體育鍛鍊

① 運動項目參見肝氣鬱結之陽痿所述（略）。

②氣功導引：提肛意守法（參照前文肝鬱不達之提肛意守法）

❺ 飲食療法

①生薏仁 25 克、栀子 10 克、巴戟 12 克、蓯蓉 12 克、粳米 50 克、大棗 2 枚、冰糖 10 克。

先將生薏仁用水浸泡待用，再將栀子、巴戟、蓯蓉另用水浸一小時，煎煮 30 分鐘，去渣留汁，然後將薏仁、粳米、紅棗、冰糖加入上述藥汁內，熬成稀粥 1 碗，每日服 1 次，共服 10 次。

六、專談陽痿病精神心理的養生防護

❶ 放下包袱、輕裝上陣

陽痿病人大多數是精神心理因素所致，它給患者特別是青壯年人造成肉體上不必要的痛苦和精神上的極大的負擔。在性生活方面，妻子得不到滿足有些責難，心理上甚感內疚。由於性知識缺乏，容易產生誤解。認為陽痿是羞恥事，不願求醫，不願告人。結果疑心迷惑，憂心忡忡，整日沉默寡言，心情抑鬱，越思慮，越萎軟，從而使病情更為加重。因此要振作起來，堅定信心，用大無畏的精神對待陽痿，決不能精神情緒上敗下陣來。

學知識，找原因，樹雄心，解疑慮，輕裝上陣。要心情舒暢，無憂無慮，活潑坦率，若無其事。要讀書解悶，聽曲消愁，運動鍛鍊，靜養寧神，宣洩消極之情緒，活躍積極之精神。只要精神負擔減輕了，就可有良好效果，有時還會出現豁然而癒的奇蹟。

❷ 白衣天使，點撥有靈：

在陽痿的康復過程中，醫生的安慰、熱心、誠懇，同情心，理解患者痛苦，體貼入微，關懷備至，耐心解釋，積極治療等，對病人的精神心理起著極大的鼓舞作用。有時幾句開心話，撥亮迷路人，心思頓覺開放。醫生還應承諾，保密病情，不向外傳的責任。在開處方、寫病歷時，避免用「陽痿」「性功能障礙」等字句和術語。同室有別人時，暫不提起此病。

在治療過程中，態度要明朗，誠懇，不能表現出猶豫不定和為難的表情，否則患者會疑慮以為此病很難治好，失去信心，服藥後效果也會低下幾分。醫生有認真的態度，親切的語言，患者就會相信一定能治好，服藥的效果也會事半功倍。

❸ 賢良內助，力拔千金：

要告知自己的配偶，妻子的態度對患者心理影響較大，能否治好病，妻子的行為能起到直接的作用。不能不理不睬，不能冷落藐視，不要埋怨責難。要尊重人格，要同情鼓勵，要溫柔耐心，使丈夫心理上得到寬慰，精神上得到振奮，情緒上解除壓抑。

妻子美好的語言，接吻、愛撫的行為，往往成為性刺激的興奮劑，作用真的不可小覷。

❹ 尋找原因，有的放矢：

對缺乏性知識和性技能的患者，醫生應勸解其讀一些有關方面的書籍。

要使患者知道，性生活是人類的本能，是生命活動不可缺少的內容。它不僅可以傳宗接代，而且對身體健康也大有益處。要正確對待，不能聽信落後無知和迷信傳言，

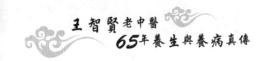

也不能悲觀失望，一籌莫展。

❺ 對驚恐、悲傷、寒冷、抑鬱

引起陽痿多為暫時現象，經過調理即可痊癒，故要正確對待。有人認為性行為都是下流事，性交不衛生。還有夫妻不和，配偶不滿意。前妻離去，續弦不習慣。還有因久不同床而發生陽痿。或因房事過頻，恣慾斫伐太過，體外排精，青年手淫，藥物損害等因素，都可造成陽痿。這些都是精神因素所致。醫生應當詳細瞭解情況，掌握不同原因，有的放矢，有選擇地進行養生防治方面的宣傳教育，從而提高治癒率。

對於吸菸酗酒的患者，雖然開始尚能勉強過性生活，但以後逐漸敗下陣來，痿軟無能，導致夫妻不和，家庭不幸，身體衰退，危害甚深。因此要勸告這些人決心戒掉菸酒，振作精神，重新過上幸福和諧的正常生活。

第十三節　婦女更年期綜合徵的養生調治

一、概況

婦女在 49 歲前後，是正常月經停止的階段，亦稱絕經期。在絕經期由於腎氣虛弱，臟腑功能失調，往往出現一些病症，如頭暈目眩、心煩失眠、急躁易怒、烘熱汗出、腰酸腿困、面部升火、浮腫、高血壓、肥胖、月經紊亂、情緒不穩易激動發怒、或抑鬱低沉、多疑固執，甚至精神發狂、淡漠輕生等。這些症狀多則三、五，少則一、二，綜合出現，故稱為更年期綜合徵。

有些病症，經過調理，即可恢復正常，有些則複雜難

治，經過較長時間調理養護和藥物治療才可痊癒。筆者曾遇一例高姓女患者，從 47 歲開始出現心煩失眠、頭暈目眩、急躁易怒、烘熱汗出、高血壓、月經一月一潮，雖經多方調養治療，到 56 歲方休。

更年期綜合徵不僅影響婦女健康，也在生活上、精神上造成很大痛苦，有些還可以釀成嚴重的疾病。由於在更年期人格上也出現一些變態，如急躁易怒、挑剔尋釁，偏執多疑，與人口角，最易引起家人或鄰居的不滿和討厭。須知這些都是一種病理表現，是一種病態人格，並非病人所願意，因此要同情體諒，耐心勸慰，使之早日恢復。本篇就中醫對更年期綜合徵婦女，做一些養生防護和藥物治療的探討，以資參考。

中醫對更年期綜合徵的病因概況：中醫經典著作《素問•上古天真論》說：「……女子七七天癸竭，任脈虛，太衝脈衰少，地道不通，故形壞而無子也。」衝任二脈主要受腎臟濡養，肝臟調節，故古人有「衝任隸屬肝腎」之說，但其他臟腑也無不與之有關。故衝任失調，亦為臟腑經絡失調。

一般認為更年期綜合徵，主要因腎陰、腎陽失調所引起，其實絕經期精神異常，抑鬱躁怒，主觀多疑，浮腫肥胖，高血壓，月經不調，生育能力低下或喪失，髮白，眼花，消化不良，關節疼痛等，除與脾腎有關外，心脾肺臟也已涉及，故須綜合分析，全面考慮，適當調理。

中醫對婦女更年期的調護知識：更年期綜合徵，中醫認為主要是因腎陰不足，腎陽虛衰，導致氣血失調，陰陽不平衡，從而使肝藏血，肝主疏泄；脾統血，運化水穀、

運化水濕；以及心主血脈，心藏神等各臟功能發生紊亂，從而出現了既有全身症狀表現，又有婦科病症特點。加之體質差異或病久失養，或因七情所傷，勞逸失度，飲食不節，治療失治誤治等，形成一個綜合的病症。故在臨床上需補腎調肝，健脾養心，適當皆顧其他，如平衡陰陽，調和氣血，節制嗜慾，調節情志，適當勞動休息，減少精神刺激，使病人安全度過更年期。這些從理論上講似乎有些複雜，但在實踐中，由辨證分型，因證施治，辨別主次，綜合調理，還是可以得到滿意效果。

二、肝腎陰虛之中藥及針灸防治

【證候】多為腎陰不足，肝失濡養所致，症見頭暈目眩，五心煩熱，烘熱汗出，失眠多夢，口乾便結，尿少色黃，急躁易怒，情緒不穩，腰膝酸軟，肢端麻木，個別病人有皮膚瘙癢或蟻行感，也有發生高血壓者。月經提前或推後（多為提前），量少，色紅，亦可有閉經者。帶下色黃，陰道乾澀，舌紅少津或有裂紋，脈細數。

【防治】滋腎養肝，兼治雜症

❶中藥方：

乾地黃 12 克　熟地黃 12 克　丹參 12 克

炒白芍 12 克　甘草 3 克　丹皮 8 克

炒山藥 12 克　枸杞 12 克　桑葚 10 克

女貞子 12 克　菊花 10 克　小麥 30 克

旱蓮草 12 克　山茱萸 10 克　大棗 5 枚

加減：

(1)頭暈目眩並有高血壓者，加天麻 12 克、鉤藤 20 克、羅布麻 12 克；

(2)手足心發熱者，加地骨皮 12 克、銀柴胡 10 克、梔子 8 克；

(3)心煩失眠者，加合歡花 15 克、遠志 10 克、夜交藤 30 克、炒棗仁 15 克；

(4)腰膝酸困者，加桑寄生 15 克、續斷 12 克、木瓜 15 克；

(5)皮膚瘙癢者，加蟬蛻 10 克、防風 6 克、海桐皮 10 克；

(6)有高血脂者，加銀杏葉 10 克、絞股藍 10 克、枳實 10 克；

(7)高血糖者，加天花粉 20 克、炒薏仁 30 克；

(8)尿燒澀痛者，加豬苓 12 克、車前子 12 克（包煎）、萹蓄 10 克；

(9)急躁易怒者，加柴胡 8 克、珍珠母 20 克、遠志 12 克、合歡花 12 克。

(10)烘熱汗出者，加旱蓮草 12 克、浮小麥 20 克。

❷針灸方：三陰交、太谿、太衝、神門

【方義】三陰交、太谿，滋陰補腎，太衝養肝平肝，神門養心安神。

【針灸操作】每隔一日針一次，平補平瀉。

三、心脾不足之防治

【證候】平素脾胃虛弱，既不能疏布精微，又不能統

攝血液，從而心失所養，神不守舍、沖任不固，月經失調。症見精神不振，面色無華，氣短聲低，心煩失眠，納呆食少，肢軟無力，月經量少，來潮不易終止。舌質淡，苔薄白，脈細弱。

【防治】補益心脾

❶中藥方：

> 炒白朮 10 克　黨參 12 克　　生黃蓍 20 克
> 炒白芍 12 克　當歸 12 克　　茯神 12 克
> 珍珠母 20 克　遠志 12 克　　炙甘草 3 克
> 小麥 30 克　木香 6 克　大棗 5 枚

加減：

(1)月經過多且有貧血者，加阿膠珠 12 克、仙鶴草 15 克、棕根炭 10 克、桂圓肉 12 克；

(2)白帶多者，加烏賊骨 12 克、炒薏仁 15 克、炒扁豆 12 克、芡實 10 克；

(3)心煩失眠較重者，加炒棗仁 20 克、夜交藤 30 克、合歡花 12 克、五味子 12 克；

(4)納呆食少者，加焦四仙各 10 克、雞內金 10 克、蓮肉 10 克；

(5)氣短懶言，神疲乏力者，加刺五加 12 克、蓮肉 12 克、炒山藥 15 克；

(6)腰膝酸軟者，加續斷 12 克、木瓜 20 克、山茱萸 12 克。

❷針灸方：足三里、三陰交、內關、神門

【方義】足三里、三陰交健脾和胃，兼益肝腎。健脾

胃可補血統血，益肝腎可調理衝任。內關、神門養心安神，鎮靜催眠。

【針灸操作】以上穴位每隔一日針一次，每次 20 分鐘，出針時緩慢出針，急按針孔，揉按片刻（補法）。

四、心腎不交之防治

【證候】由於腎水不足，不能上濟心火，致心火內熾，故有面赤升火，汗出咽乾，心煩失眠，怔忡心悸，情志失常，激惹易怒，脈細數，舌紅少苔，少數有胡言亂語，喧擾不寧，哭笑無常，奔走發狂，多與家人無端爭吵等，脈大而數，舌有黃燥苔。

【防治】滋水瀉火

❶ 中藥方

```
乾地黃 15 克    元參 10 克    炒山藥 10 克
五味子 10 克    丹參 15 克    川黃連 5 克
合歡花 15 克    山萸萸 10 克   遠志 15 克
炒棗仁 20 克    茯神 20 克    女貞子 15 克
珍珠母 30 克    大棗 5 枚     小麥 30 克
```

加減：

(1)肝氣鬱結者，加枳殼 10 克、炒白芍 12 克、柴胡 8 克；

(2)喧擾不寧，發狂不寐者，加磁石 20 克、夜交藤 30 克、人造牛黃 3 克、西洋參 5 克。或珍珠粉 20 克，每日 2 次，每次 2 克；

(3)表情淡漠，語無倫次，喃喃不清者，加刺五加 10

克、菖蒲 8 克、鬱金 10 克；

(4)大便乾結者，加火麻仁 15 克、大黃 10 克（後下）；

(5)月經量多者，加生地榆 20 克、仙鶴草 20 克、阿膠珠 10 克。

❷針灸方：三陰交、神門、內關、少衝

【方義】三陰交滋腎水養肝陰，神門、內關養心安神，少衝穴三棱針點刺放血，起獨瀉心火之效。

【針灸操作】以上穴位，每隔一日針一次，出針時搖大針孔，迅速出針，不按針孔。少衝穴點刺放血，只兩次即可。本型病人多不接受針灸，故能針幾次就針幾次，不必過講療程。

五、腎陽虛弱之防治

【證候】腎陽不足，封藏失職，又不能溫煦脾陽，氣化膀胱，溫潤肌膚四肢，亦不能調理衝任，固攝二陰。因而出現形寒肢冷，面白色淡，精神萎靡，腰膝酸軟，頭暈耳鳴，尿頻便溏，面肢浮腫，白帶量多清稀，月經淋漓不斷，或過早閉經，脈沉細無力。

【防治】溫陽補腎

❶中藥方：

菟絲子 10 克　熟地 20 克　山茱萸 12 克
炒白朮 10 克　炙草 5 克　蓯蓉 10 克
鹽黃柏 3 克　杜仲 10 克　當歸 15 克
仙靈脾 10 克　枸杞 12 克　巴戟 8 克　知母 3 克

加減：

(1) 大便溏瀉者，加芡實 12 克、炒薏仁 15 克、炒扁豆 12 克；

(2) 月經過多者，加鹿角膠 12 克、續斷 12 克；

(3) 面熱汗出者，加五味子 12 克、旱蓮草 12 克；

(4) 形寒肢冷者，加肉桂 8 克、製附子 5 克；

(5) 白帶過多者，加炒薏仁 20 克、烏賊骨 12 克、芡實 10 克；

(6) 夜尿超過 3 次者，加益智仁 10 克、覆盆子 10 克、金櫻子 10 克；

(7) 腰膝酸軟者，加續斷 12 克、木瓜 15 克、金毛狗脊 12 克、桑寄生 12 克；

(8) 浮腫者，加雲苓皮 12 克、赤小豆 15 克。

❷針灸方：

關元、氣海、足三里、命門、腎俞、三陰交

【方義】命門壯陽固腎，腎俞補腎調經，三陰交肝、脾、腎三臟皆補。

【針灸操作】關元、氣海、足三里為一組。腎俞、命門、三陰交為另一組，每日一組，交替針刺，8 ～ 10 天為 1 療程。氣海、命門可用艾捲溫和灸 5 ～ 10 分鐘，以上穴位都用補法。

六、更年期綜合徵的飲食療養

❶ 以腎陰虛為主的飲食宜忌（包括肝陰不足，肝陽上亢，心腎不交，心火獨亢。）

(1)【所宜食物】小米、粳米、綠豆、銀耳、白蘿蔔、

梨、蜂蜜、白菜、葡萄及葡萄乾、蘋果、香菇、牛乳、番茄、百合、蓮肉、山藥、黃瓜、馬鈴薯、白麵、莜麵、蕎麵、豌豆、黃豆芽、綠豆芽、豆腐、海帶、胡蘿蔔、芹菜、萵筍、菜花、菠菜、冬瓜、茄子、西瓜、橘子、哈密瓜、瘦豬肉、鯉魚、牛肉等，總之凡屬平性及寒涼性質的物品皆可食用。在食用時根據自己的症狀特點以及個人口味之所好選擇應用。

(2)【不吃或應少食之物品】凡燒、烤、炙、煿，助熱生火之品，均不宜多食。羊肉、高粱米、韭菜、辣椒、酒類、胡桃仁、桂圓、豬肝、狗肉、鹿肉、鴨肉、桃、杏、胡椒、蓽撥、小茴香、紅糖、大蒜、薑等。總之凡溫熱性之食物均應少食。

(3)【飲食舉例】以腎陰虛為主者，菊花 10 克、枸杞 10 克、蓮子 10 克、小米 50 克、綠豆 15 克。先將菊花、枸杞水浸一小時，煎煮 20 分鐘，去渣，留汁，再將小米、綠豆、蓮子一併加入枸杞、菊花汁中（水量酌情增加），熬成稀粥一碗每晚服 1 次，共服 7 ～ 10 次。

❷ 以腎陽虛為主的飲食宜忌（包括心脾不足、腎陽虛衰）：

(1)【所宜食物】胡桃仁、桂圓、枸杞、牛乳、大米、小米、黃豆錢錢、白麵、玉米、高粱米、蕎麵、山藥、薏仁、蓮肉、雞肉、牛肉、羊肉、帶魚、黃花魚、草魚、銀魚、海參、海蝦、南瓜、番茄、紫菜、韭菜、雞蛋、白菜、豆腐、蘑菇、花生、蘋果、黑木耳、黑芝麻、豇豆、胡蘿蔔、紅薯、青椒、大棗、杏、金橘、櫻桃、荔枝、木瓜、胡椒、花椒、生薑、小茴香、味精、紅糖、大蒜、紅

茶。

(2)【少吃或不吃之食物】西瓜、黃瓜、綠豆、綠豆芽、哈密瓜、梨、葡萄、橘子、萵苣、竹筍、小白菜、菠菜、生菜、苦瓜等，總之凡屬寒涼之品都應留意食用，如有不適即可停食。在日常生活中不僅僅是所舉之食物，實際品種甚多，希望能在實踐中，感受體會選用。

(3)【飲食舉例】小米 30 克、高粱米 10 克、蓮子 5 克、紅糖 5 克、紅棗 2 枚、小麥 15 克，以上食品加水適當熬成稀粥一碗，每晚服 1 次，連服 10 ～ 20 次，服粥時再服胡桃仁 2 個，花生仁 5 克，當菜吃。

七、婦女更年期綜合徵的情志調節

更年期綜合徵的婦女，大都有情志方面的變化，只是輕重不同而已。情志的變異影響日常生活，影響身心健康，影響夫妻關係，還可使疾病加重。因此調節好情志，可以勝過服藥，是一個很重要的養護方法。

精神情志屬於中醫的五藏、五志範疇。五藏就是心藏神、肝藏魂、脾藏意、肺藏魄、腎藏志。五志是心志為喜、肝志為怒、脾志為思、肺志為憂、腎志為恐。五藏五志主要是闡述精神意識思想情緒，喜怒哀樂等情感活動的表現。它們之間就像五臟相生相剋一樣，既有各自所主的功能，但又相生相成，互相制動。如心藏神在志為喜，肝藏魂在志為怒，人們常說的神魂顛倒，喜怒無常，也就是心肝兩臟不正常的表現。

臨床實踐中往往是幾種情況同時發生，要細心辨識，理出主次。精神情志的調養要從兩個方面努力。

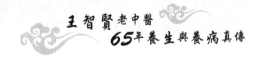
第一主觀方面：

也就是病人自己，首先要認識到，更年期精神情志調養，關係到自己的身心健康，必須重視，不能認為可有可無，要時時處處留心。世界上的事，總有不如意者，或不平等者，所以遇到問題不能急躁，不能怒火中燒，不能鑽牛角，越想越不通。而是要心如涼水腦如冰，冷靜地思考，隨和淡泊，自安自慰，一笑了之。

笑是良方妙藥，笑是開心樂果。無論與家人、鄰居、親戚朋友等相處，都要相互幫助，相互尊重，相互忍讓。不能猜疑，不能怨恨，不能看見誰也不順眼，不能認為自己都好，別人都不好。

一定要看見別人的長處和優點，要思考別人對自己有過恩典和好處，常懷感激之情。

缺點問題，人皆難免，不能挑刺，不能求全責備，要知道更年期綜合徵的女性，情態上或多或少都有變異，人貴有自知之明。要知道更年期性格上的修養，遠比藥物治療有效，必須引起注意。

二是：客觀方面：

無論是家人鄰居、親戚朋友，對更年期女性的情志異常，人格變態，都要有同情心，寬容體貼，不與其硬講道理，辯論是非。因為這種變異表現，不是本人所願意，而是一種病態。因此只能耐心規勸，忍讓諒解，不能激化加劇，特別是丈夫應對自己的妻子更加理解心疼。

要知道更年期女性病人由於性格的變異，經常在自己男人身上要沒理強，想甚說甚，甚至無理取鬧，真使人難以接受，甚至火冒三丈。妻子要強，這實際上也是一種親

熱的反常現象，她對別人還可能理智一點，客氣一點，對男人反而會無理，故一定要忍耐忍讓，因為和這種人說不清理長理短。

還有一種情況是男人也處在更年期，也有一些情志上的變異，這樣往往是互不相讓，互相猜疑埋怨，雙方都認為對方故意欺負自己，越鬧越凶，最後分居生活，甚至離婚。等到更年期過去了，雙方又重歸於好，住在一起，親密無間。筆者就遇見過這樣幾對夫妻。因此更年期精神情志修養是一種大事，不是小事，一定要有深刻認識，不要隨意，一定要注意，免得大家心理上不痛快。

八、更年期綜合徵的勞逸結合

女子進入更年期已經是年過半百，生活富裕，子女成家立業，可謂是興旺之家了。但身體上和年輕時確實不太一樣，因此不能過於勞累，要注意休息，適當勞動。平時可跳一跳舞，打一打羽毛球，打一打撲克，唱一唱卡拉OK，看一看電視，和別人聊一聊天，說一說家長里短，調節一下精神生活，整理一下家務活計。

有些人可能已抱上孫子，享上天倫之樂，因此既不能過於疲勞，也不能安閒無事，尋找一些有益於身心健康的事情，適當活動。

更年期不正常的表現，也有一些是因體質較差，久病失養所致。加之再有七情變異，勞逸失度，飲食不節，導致臟腑功能進一步失調，故在調養上要平衡陰陽，調和氣血，調節情志，節制嗜慾，適當勞動與休息，避免外界環境刺激，使之平安度過更年期。

第二十四節　肥胖可引起很多病，應重視養生防治

一、概述

❶ 何謂肥胖病

肥胖是現代病名，是指在生活中攝入體內的營養超過機體的需要，導致脂肪增多、積聚、儲存、堆積，致使體重超過標準體重的 20% 以上者。肥胖有兩種類型，一種是單純性肥胖（也稱原發性肥胖），另一種是繼發性肥胖。單純性肥胖，沒有明顯原因，它與生活方式、飲食勞逸及遺傳有關。單純性肥胖者占到肥胖 99%。飲食勞逸與生活方式都是後天不注意形成。

但遺傳與先天因素也有關係。資料顯示雖然不是每個肥胖者的子女必須有肥胖，但發病比率還是比較高。父母一方肥胖者，子女肥胖為 32% ～ 33.6%，父母雙方都肥胖者，子女發病可達 50% ～ 60%。繼發性肥胖都有原發疾病存在，如內分泌疾病，下丘腦疾病等。

❷ 肥胖病的症狀

肥胖可以發生在任何年齡，一般多見於中年時期。即 40 ～ 50 歲，以女性較多。近年男性發病率也在增高，兒童肥胖者也很多，很值得注意。輕度肥胖者早期無明顯症狀，較重者可有體軟無力，動則汗出氣喘、心悸，行動不便，腰部及下肢酸困，有疲乏不適感。平時怕熱多汗，食欲亢進，下肢浮腫。情緒悲觀是因生活中不能與他人相比產生抑鬱、嫉妒等不良心態。

❸ 肥胖病的併發症：

由於肥胖引起脂肪代謝、糖代謝、水液代謝等等方面的變異，會併發很多疾病，如高血壓、糖尿病、高血脂、動脈硬化、腦出血、冠心病（包括心絞痛、心肌梗塞、猝死）痛風、膽石症、脂肪肝、性功能減退、不孕症等，這些併發症對健康威脅很大，有些甚至是致命性的，確實需要認真對待。

❹ 如何確定肥胖的輕重程度

確定肥胖的程度有幾種方法，測量體重的時間最好在早晨，進食前，排尿後，每次測量需要在同樣條件下進行，這樣比較準確些。其方法有：

① 標準體重（公斤）＝（身高公分數－ 100）×0.9，當體重超過標準體重的 10% 為超重，超過 20%為過重，20% ～ 30%為輕度肥胖，31% ～ 50%為中度肥胖，超過50%以上為重度肥胖。

② 體重與腰圍、臀圍的關係：一般情況男性的多餘脂肪，大都沉積在腰部，女性多沉積在臀部、大腿（腰部沉積也不少）。因此男性是否肥胖可測量腰圍來估計，其標準是體重（公斤）數，不超過腰圍的公分數，否則就是肥胖。女性可以直接觀察臀以下部位豐滿膨隆程度。還可用指掐法，即用拇指和食指，兩指頭相距 3 公分左右，掐起皮褶，其皮褶厚度就是該處皮下脂肪厚度，如超過 2.5 公分，即屬肥胖。

③ 兒童標準體重的計算方式，標準體重（公斤）＝年齡×2＋8，超過標準體重的 10%為超重，超過 20%以上可以認為肥胖。

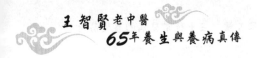
❺ 中醫對肥胖的認識：

本病屬中醫的「肥人」範疇。《素問・通平虛實論》指出：「肥貴人則膏粱之疾也」。也就是說豐腴肥人，多為營養過剩，所得之病。中醫認為，肥胖症與肝、脾、腎三臟功能低下有關，肝為氣機升降之樞紐，脾為運化水穀精微之倉廩，腎仍溫化水液、氣化升降，調節陰陽代謝之根本。

飽食終日，過食甘肥、久坐久臥，情志失暢，傷脾、傷腎、傷肝。水穀精微不運化，膏脂不能消磨，運化失司、溫化無力，氣機不利，升降失常，脂、淤、水、濁、日漸壅滯，終成肥胖。臨床見證有胃熱壅滯，脾虛不運，痰濁留滯，氣血瘀阻。施治之法，應為少食瘦身，多動減肥，益氣健脾，滋養肝腎，兼以通瘀、豁痰、利濕、通府。如有胸痺（心絞痛、心肌梗塞）、消渴（糖尿病）、眩暈（高血壓）、中風（腦血管病）、膽脹（膽結石）等證時，應速作辨證施治。

二、肥胖病的養生防治

❶ 養生防治的幾個要點

① 心態良好，正確認識。首先要認識到肥胖對人體健康有一定危的害性，改變一些人對「肥是健康」、「胖是福氣」的錯誤認識。也要糾正人們談胖變色的畏懼心理和精神負擔。要知道情緒抑鬱，寡言少歡，會使生理機能發生紊亂，新陳代謝減緩，容易造成脂肪堆積，加重肥胖。如精神清爽、心態良好，也能使體內各系統的生理功能維持正常運行，對防治肥胖，能起到一定的作用。

其次是學習和掌握人體健康素養的基本知識理念，實

行和學習健康的生活方式與基本技能。瞭解各年齡比較容易致胖的因素和養生防治的各種辦法，才能在實踐中得到良效。

再次是樹立戰勝肥胖的決心和信心，減肥是一項耗時較長，比較艱難的過程。要付出艱辛，有大無畏精神，不怕困難，堅持到底，並要攝取綜合的養生防治措施，單一方法往往效差。

❷ 合理飲食：

第一、要安排合理的飲食結構，改變不良習慣，要定時定量進餐，不能隨便加餐多吃。少食厚味，多吃清淡，少食肥，多食素，不吃零食，忌菸限酒；

第二、既能達到減肥目的，又不能傷害身體，早餐可以吃飽（八分飽），午餐也可吃好（八分飽），晚餐一定要吃少（六七分最好），晚餐雖覺得沒有吃飽，但再不能吃點心、巧克力，兩餐之間有饑餓感，吃點水果或黃瓜最好。減肥易於失敗的原因，主要是難以堅持饑餓，所以要選擇含熱量低的食品：如蔬菜、粗糧等，這些食品容積大，易於填飽肚子，消除饑餓，又有利於減肥。其實習慣了吃八分飽是最舒適的感覺，時間一長就覺得不餓了。

第三、要減慢吃飯速度，細嚼慢嚥，每一口飯至少要咀嚼 20 次以上，延長進食時間，可以減少饑餓，增加飽感。緩慢進食能刺激大腦有效地降低食慾。故不能吃得過量過快，不能狼吞虎嚥，因為減肥節食的人覺得是忍饑挨餓，一見食物容易犯狼吞虎嚥，進食過快的毛病，但這是一個大禁忌，必須戒掉。

第四、三大營養素食入比例：蛋白質應為總熱量的

15%～25%（每日每公斤體重可食 1～1.5 克），多食用優質蛋白，如魚、蝦、瘦肉、豆製品。脂肪攝入應占總熱量的 20%～25%，最好是植物油，不吃動物脂肪和動物內臟。碳水化合物應占到總量的 50%左右（150～250克）。此外還應注意攝入維生素。維生素、微量元素等，它們對減肥也起一定作用。適當飲水可以保證在節食減肥和運動中出現缺水現象，如皮膚乾燥，咽乾口渴，精神倦怠，疲乏無力等。飲水不會增加脂肪含量，還可使身體健康。

❸ 勞動與運動：

勞動是一種既輕鬆愉快，又無任何約束的體力活動。輕重緩急自由調節，內容豐富，隨時都可進行，不僅可預防肥胖，而且也是治療肥胖的好辦法。農村勞動者，很少有肥胖人，就是一個很好的證明。

運動是一項很重要的減肥措施，項目眾多，可以根據個人喜好和體質情況，自由選擇，如慢跑、打球、登山等，都可以起到減肥效果。但必須是經常鍛鍊，持之以恆，不怕勞累，不怕吃苦，久之既能形體健美，又可防防和治療肥胖，何樂而不為。

❹ 生活方式與生活習慣：

好的生活方式和生活習慣，使人健康長壽，形體端美，精力充沛，情緒樂觀。不好的生活方式和生活習慣，會使人體虛弱、多病、短壽。世界衛生組織曾提出：到2020 年中國將有 1000 萬人死於生活方式病，但只要對生活方式稍有干預，就可使至少 1/3 以上的人受益。據專家估計目前因生活習慣導致死亡的人數，在發達國家已占總

死亡人數的 70%～80%。因此養成良好生活方式和生活習慣，改掉不良生活方式和生活習慣，至關重要。

　　肥胖者必須要起居有時，作息有度，勞逸結合，多勞少逸，合理飲食，堅持勞動與運動。既能保證工作和生活的需要，又能避免過多的能量儲存，減少肥胖症發生。如果貪吃懶動，睡眠過多，或睡懶覺，能量消耗就會減少，使營養過剩，脂肪堆積造成肥胖，不可不戒。

三、幾個年齡階段的肥胖防治

❶ 兒童肥胖怎麼辦

　　胖娃娃，不等於壯娃娃，前面提過，兒童體重超過標準的 10%為超重，超過標準體重的 20%者應該稱為肥胖，其計算方法是：兒童標準體重（公斤）＝年齡×2＋8。

　　在現代家庭中肥胖兒童並不少見，主要原因是家長強調高營養食入，結果入大於出，造成營養過剩，致使孩子肥胖，不願多動。隨之而來的是經常生病，體質虛弱，易感冒、哮喘、咳嗽、腸胃病等，故應注意以下幾點：

　　(1)要認識到孩子發胖，不等於是體質壯實，而是一種不正常的表現，肥胖對孩子有一定的危害，及早著手從各方面控制預防。

　　(2)是改進飲食結構，培養良好的進食習慣，先天遺傳是一回事，但後天也可有遺傳，這就是父母親不良的生活習慣，傳給了孩子。這一點，必須引起家長的重視，因此父母要帶頭改變不良飲食習慣，這對大人也有好處。飲食方面應限制高脂肪、高糖食物，多吃些水果蔬菜，減少吃零食，家裏少放些能吃胖的東西，千萬不能孩子還未要

吃，大人先就想吃了。餐前不要喝甜飲料，這些必須是家長先做到，指導和鼓勵孩子也做到。

(3)是加強體質鍛鍊：有些胖兒並不比正常兒童吃得多，只是活動減少了。因此要讓和體重正常的小夥伴們，一起玩耍，一起活動，能起到示範作用。利用孩子的好奇心，好勝心，選擇適合兒童的運動項目，開展體育競賽，如跑步、打球、跳繩、跳遠等。而且要表揚鼓勵，激發他們的熱情和積極性，使之熱愛運動，從而增加能量消耗，減輕體重，減輕肥胖。

❷ 怎樣防治中年人肥胖

中年人是最易發胖的一個年齡段，也是自身健康最關鍵的時期。多年的奮力拼搏，忙碌艱辛，到了中年，生活相對穩定和提高，很多人希望能享受一下幸福生活，吃得好一點，勞碌少一點，這已是無可厚非。但是生活過於享受，活動減少，隨之而來的是發福肥胖，這又增加了一些麻煩，因此要做好以下幾點。

第一，調整精神狀態：人到中年，上有父母，下有妻子兒女，事業有成，全家幸福，是人生的黃金時期，但也是生理年齡和自身狀態開始走向下坡路的時期。面對現實，要做好心理調整，保持身心愉快，對一些複雜事物，不如意的事也要正確對待，想得開，放得下。保持良好的心態，愉快的情緒，這樣有利於防止肥胖發生。

第二，正確對待吃與享受：吃是肥胖的第一關鍵。中年時期，辛苦多年，應該享受是對的，但前提是為了生活得更好更健康，如果只顧享受，丟掉了健康甚至換來了痛苦，那就不合算了。如何才算享受，這也是個觀念問題，

在合理膳食結構框架內，選擇合乎自己的口味，又好吃，又愛吃而且有益於減肥，這就是很好的享受。不能認為，高奇珍貴，酒海飯山，貪得無厭，如入迷宮，才是享受。這些觀念是完全錯誤而有害的，戒之戒之。

第三，改變不良生活習慣：不良的生活習慣，既不利於健康又不利於減肥，堅決改掉。如不按時作息，睡懶覺，活動少，貪吃肥美，吸菸酗酒，膏粱厚味，飲食無度。這些都是減肥之大忌。而是要一日三餐，定時定量，多吃雜糧，多吃含維生素、微量元素的食物和水果蔬菜等。吃的不要過飽，不吃動物脂肪，少吃鹽，少吃糖，少吃零食，按時作息。這樣對防治減肥才能起到事半功倍的效果。人到中年，身體在生理上發生變化，又有肥胖現象，多不願意活動。因此要下決心，參加體力活動和體育鍛鍊，養成習慣，形成自然。飯後散步，做廣播操，打羽毛球，騎自行車，徒步上班，定時慢跑等。鍛鍊時使身體稍有點發熱出汗，肌肉微微感到疲勞，就可以起到良好效果。

❸ 更年期發胖怎麼辦

更年期是指男性在 50 ～ 60 歲，女性在 45 ～ 55 歲之間的一個特殊時期。這一階段，生理上和心理上發生一些較大的變化。睪丸和卵巢功能逐漸衰退，內分泌激素水準發生紊亂，出現一些不平衡現象。心理上和身體上也出現一些症狀，如急躁易怒，憂慮抑鬱，消極悲觀，性格改變，月經不調等。體內的物質代謝，營養代謝也受到影響，而發生肥胖，同時也是多種疾病容易發生的時期。因此既要防止肥胖，還應該注意其他疾病發生。

(1)是精神心理的調節：很多人在更年期精神心理都有變化，出現一些如前所提的表現，顧慮重重、心煩意亂，因此對更年期要有一個正確的認識。更年期是每個人必須經過的一個階段，疾病症狀和肥胖現象有輕有重，有的人就沒有明顯表現，有的人較重一些。所以要消除顧慮，穩定情緒，合理工作和生活，順利度過更年期。生活規律，心情愉快，勞逸結合，積極參加社會活動，如有不適或有疾病發生立即去醫院就診，及時得到診斷治療。

(2)是適當的體育鍛鍊：更年期的體育鍛鍊必須是因人而異，一方面要根據自己的體質與愛好，另一方面還要看有沒有其他疾病，如高血壓等，所以做些適當強度的運動還是可以的，如打羽毛球、快走、慢跑、打太極拳、老年健身操等。要下決心，少逸多勞，這點對更年期肥胖來說，有一定困難，但這些還是很重要很有好處的措施。

(3)是要調整好飲食：食物要多樣化，合理搭配。飯菜不能太單調，不能有偏食，不能吃零食，吃飯必須是七八分飽，尤其是晚餐更應該節制。不能吃厚味，肥肉和高脂食物，也不能因情緒不好以吃解愁，大吃大喝，更不能酗酒、抽煙。總之改變壞習慣，建立好習慣，為今後幾十年的健康生活創造條件。

❹ 老年人肥胖如何養生防治

有一句諺語說：「人怕老來胖」，「難得老來瘦。」這種說法不一定完全對，但也反映了瘦比胖好的事實。我們經常在鄰居，街道或路上，碰到一些八九十歲的老人，大都身體較瘦，行動方便，走路快，動作犀利，問及身體，多訴無病健康。還有一些身體肥胖的老年人，他們走路

慢，行動多不便利，問及身體時，多患有高血壓、糖尿病、高血脂或冠心病等老年性疾病（當然也有無病者）。因此平常保持正常體重，或稍瘦一些，還是有好處。如何防止肥胖病，提出以下提幾點建議。

(1) 要精神健康：情緒樂觀，心態良好，這不僅有利於健康，而且能使機體的物質和營養代謝得到良好的運轉，從而起到防治肥胖的作用。人到老年各種生理機能都有不同程度的衰退，這是生物規律，但經過努力，還是可以延緩衰老，長命百歲。老年時期是一個漫長的過程，如果注意養生保健，可以有幾十年的健康生活，甚至可達到前半生的時間，絕不能認為人已老了，夕陽西下，今不如昔，時不待我，還是美酒肥肉享受幾天算了，這是一種錯誤認識。要知道享受是沒有標準的，是無止境的，但健康是有條件的，為了享受，丟掉健康，是很不合算的，這也是一個人生觀的辨證問題，一定要珍惜和重視。

(2) 是適當的體育鍛鍊：生命在於運動，運動有益健康。為了有個健康的心腦，健美的體魄，花點精力，下點決心，投身於體育鍛鍊，使生命更加充實，增強健康是很應該的。但老年人運動要合理安排，尊重科學，簡單、易學、易行，選擇適合自己年齡、體質、情趣、愛好，以及生活特點等，進行一些運動，如散步、慢跑、打太極拳、門球、氣功、減肥操等。其中走路是重要最全面的運動項目，忽視了走路就等於忽視了半個健康。

老年人運動鍛鍊是一個比較艱苦的過程。需要耐心，信心、決心、毅力、耐心就是要慢慢來，久練能出健康；恆心是持之以恆，不三天打魚，兩天曬網；決心就是意志

堅強不動搖，只有這樣，才能越練越健康。

此外，還要注意不能爭強好勝，與人攀比，也不能急於求成，鍛鍊三五天就要瘦下來，減肥是為了健康長壽，只要功夫深，減肥就成功。

(3) 是老年肥胖如何吃：吃是為了活著，為了健康，古人說得好：「烹龍炮鳳何足貴，勸君雜食養頤年。」雜食本身就是一種比較合理的搭配，它可以使人體得到均衡的營養物質，既能調節胃口，又能預防肥胖。要控制食量，每頓飯吃五、七、八分飽，晚餐一定要少吃。三餐一定要定量、定時，中間不吃零食，少吃或不吃甜食，如糖果、甜點心、巧克力。少吃鹽及其醃製的鹹味品，不吃動物脂肪，多吃水果、蔬菜（尤其是馬鈴薯和冬瓜），不吸菸，少飲酒或不飲酒。

四、針灸、按摩防治肥胖

❶ 針刺穴位：

第一組穴：曲池、天樞、陽陵泉、豐隆

第二組穴：三陰交、足三里、陰谷、梁丘。

以上兩組穴，每日一組，交替應用，一個月為一療程。以後根據體重減輕的程度決定下一療程。

【針刺手法】進針得氣後（患者針下有酸、麻、脹、觸電或醫生針下有沉緊感時為得氣之表現），留針 30 分鐘，每 5 分鐘行針 1 次，仍需有較強得氣感。出針時用瀉法，即搖大針孔，迅速出針，不按針孔。

如果身體較虛者，三陰交和足三里用補法，即緩慢出針，急按針孔，揉按片刻。隔 1-2 日針刺後可灸足三里、

三陰交各 10 分鐘。此外還可灸神闕穴，隔 1 日 1 次，每次 10 分鐘。

❷**按摩穴位：**

百合、湧泉、天樞、關元、中脘，每日晨起前和晚上睡下時，用中指揉按各穴位每穴各按 100 次。湧泉不可用中指而是用拇指，按摩次數同前。

【腹部推按】右手掌放於腹部臍下，手指自然伸直，左手掌壓在右手背上，然後向右推按（右下腹），在向上推按（右上腹），再向左推按（左上腹），再向下推按（左下腹），最後回到原處為一周，共推按 50 次。反之左手掌放於腹部臍下，手指自然伸直，然後右手掌壓在左手背上，向左推按（左下腹），再向上推按（左上腹），再向右推按（右上腹），再向下推按（右下腹），再回到原處共推按 50 次。推按時要稍加用力，不僅對腹部胖大者有效，而且對全身減肥也有較好的療效，應當長期堅持不懈，才能鞏固成果。

五、中草藥減肥

❶中藥內服減肥方：（成人方）

丹參 15 克	川芎 15 克	夏枯草 15 克
檳榔 12 克	澤瀉 12 克	何首烏 20 克
海藻 12 克	木耳 6 克	萊菔子 15 克
冬瓜皮 15 克	生山楂 15 克	炒枳實 15 克

本方可以服用 30 ～ 50 劑，效果才更好。也可以隔一日服一劑。

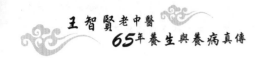

加減：

(1)大便乾結者，加大黃 10 克，草決明 10 克；

(2)有脂肪肝者，加虎杖 12 克，鬱金 12 克、枳殼 12 克；

(3)有糖尿病者，加天花粉 30 克、炒薏仁 30 克；

(4)腹大而胖，下肢水腫者，加大腹皮 12 克，冬瓜皮 12 克，赤小豆 20 克；

(5)有血脂高者，加絞股藍 12 克，月見草 12 克，草決明 15 克；

(6)口苦咽乾者，加黃芩 10 克，龍膽草 10 克；

(7)頭身沉重，倦怠乏力者，加陳皮 12 克，茯苓 12 克，炒白朮 10 克、刺五加 10 克；

(8)頭暈目眩、咽乾口渴、舌紅少津者，加枸杞 12 克、沙參 10 克，麥冬 10 克、女貞子 10 克；

(9)胸痹心痛，舌紫暗者，加薤白 12 克、鬱金 10 克、桃仁 12 克，三七參 3 克（研末、沖服）；

(10)肝氣不舒，脅肋脹痛者，加柴胡 10 克、炒白芍 12 克，炒枳殼 12 克，鬱金 12 克、香附 12 克。

❷ 減肥茶：

玳玳花 50 克　玫瑰花 50 克　川芎 40 克

首烏片 40 克　冬瓜皮 30 克　荷葉 40 克

檳榔 40 克

將上藥，粉碎成粗末，分為 10 份，裝入乾淨紗布袋，每日一袋，放入杯中，開水浸泡，取汁飲用，既可減肥降脂，又能生津止渴。

❸ 減肥粥：

冬瓜 100 克　馬鈴薯 100 克　精鹽 2 克　海帶絲 5 克
（洗淨水泡）花椒麵 0.5 克　木耳 10 克（水泡一小時洗淨
切碎）

上述之物熬成一碗，（可加適當味精）每晚當飯食
用，三個月為一療程。

冬瓜是唯一不含脂肪的瓜類食品，它富含多種維生素
和微量元素，能減少體內脂肪的合成，有利減肥。冬瓜還
有獨特利尿作用，減輕體內多餘的水分，中醫認為冬瓜是
養胃生津，抗老嫩膚佳品。

馬鈴薯是一味低熱能，高營養的食物，它只含有
0.1%脂肪，還含有產生飽腹感的膳食纖維素，100 克馬鈴
薯產生的能量相當於 25 克糧食所產生之熱能，它能促進
腸蠕動，加速膽固醇排出體外。

第二十五節　癌症的養生防治

一、不治之絕症，出現了可治曙光

癌症曾是一個令人可怕的病名，奪去了不知多少人的
性命。患了癌症者總覺得求醫不靈，服藥無效，生路已
絕，萬念俱灰。精神崩潰，一蹶不振，影響治療效果，也
縮短了生存時間，人們多是談癌色變，聞癌心悸。

據報導 2007 年全世界就有 760 萬人患有癌症。世界
衛生組織警告說：至 2020 年全球因癌症死亡的人可增加
一倍。上世紀六十年代以前，癌症雖然是不治之絕症，但
患病人數遠比現在少得多。癌症正在逐年增加，應引起人

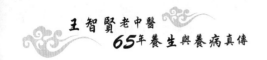

們的高度重視。

經過幾十年的努力，人們用放療、化療、手術等方法，對早期癌症取得了一些效果，但對癌症的根本問題，還知道的並不太多。人類何時才能完全揭開癌症之謎，征服癌症是否還很遙遠，這都是大家在認識和思考的問題。

隨著科學技術的發展，人們在不斷的探索，不斷地研究，不斷地實踐，不斷地總結，對癌症逐漸有了進一步認識。治療手段，也越來越多，不單是放療、化療、手術，而是出現了綜合性的防治方法，如精神療養，飲食調攝，運動鍛鍊，中醫中藥等，都取得了很好的效果。

癌症患者的生存時間不再是幾個月、半年或一年，有些已經延長至幾年，十幾年帶瘤生存，有些則已經痊癒。這樣的例子越來越多，療效也越來越高。這就促使人們對癌症進行再認識，再研究，逐步深化。

中國醫學科學院，腫瘤權威孫燕院士，曾指出：「其實對於普通人而言，未來會有越來越多癌症，也許就像糖尿病一樣，僅僅是一種再普通不過的慢性病而已，只要加強預防，及時發現，及早治療，再加上越來越瞄準的新藥，癌症並沒有那麼可怕。」世界衛生組織把原來作為不治之症的癌症，重新定義為，可以治療，可以控制甚至能治癒的慢性病。因此一些治癌專家和學者，認為癌症是一種可防可治的慢性病。這就為研究癌症，預防癌症，治療癌症，創造了輝煌，迎來了曙光。

二、癌症究竟是怎樣一個疾病

根據資料介紹：癌症是人體內癌細胞發展到一定程度

出現的一種症狀。癌細胞是人體的正常細胞（幹細胞），分化障礙的結果。幹細胞在分化過程中，如果受到一些因素的干擾，其正常的分化過程就會受到影響，結果產生一些不成熟的細胞。其中一些細胞，完全失去了正常細胞的結構與功能，變成了癌細胞。

　　單個或為數不多的癌細胞，還不至於造成癌症，如果癌細胞的繁殖得不到限制，就會不斷增多，到一定數量時，就會瘋狂地發展成為癌症。這和我們的社會一樣，好人壞人相對都存在，如社會狀況良好，足以制約幾個壞人發展，他們就不會壯大，不會造成危害。如果社會狀況不好，不能控制壞人的發展，他們就會逐漸壯大，興風作浪，危害整個社會。癌症也一樣，如果身體健康，免疫能力強，有幾個癌細胞也不會發展，而且逐漸會消亡。如果身體不健康，免疫能力差，癌細胞就會發展，一定時候就會危害人的健康，甚至威脅生命。

　　每個人體內有一種叫原癌基因的物質，另外還有一種叫抗癌基因的物質，它們平時處於不動的封閉狀態，在一些特殊因素的影響下，原癌基因被啟動，抗癌基因被抑制或丟失，結果就會發生癌症。

　　但是，原癌基因被啟動，抗癌基因被丟失，與人們的生活方式，生活行為有一定的關係。如長期吸菸易得肺癌，過度酗酒易得肝癌，飲食不慎易得胃癌等。臨床研究表明 80%的癌症患者，有不良生活習慣的歷史。如果能夠努力糾正這種不良的狀態，至少可能減少 30% ～ 40%的癌症發生率，這就等於預防了癌症的發生，從而也就延長了人們的生命。因此，千萬不能輕視不良生活方式和不良

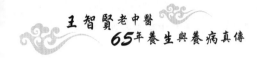

生活習慣，使之引起人體癌症的壞作用。

隨著年齡的增長，人們免疫機能會逐漸衰退，幹細胞分化障礙的現象，也會越來越多，同時人體免疫監視、識別、清理等系統的功能也隨之降低。年紀大了就易患癌症，這也是伴隨著機體衰老而難以避免的問題。但是年齡越大，癌症的發生也越慢，威脅也越小，生存時間就會越長。因此中老年後，一定要注意建立良好的生活方式和生活行為，戒掉不良的習慣，適當服用一些調節和增強免疫功能，預防癌症發生的中成藥，中草藥。這樣更可以預防和延緩癌症的發生，也起到防微杜漸的作用。

現代研究提示了一個事實，癌症發生需要一個較長的漸進過程。正常細胞演變成癌細胞，要經過多個階段。由癌細胞形成癌瘤，通常需要 10 ～ 20 年時間或更長一些。研究認為，當危險因素，對機體的抗禦功能造成損害時，機體的修復能力就會降低了，從而使細胞內基因變異，達到了一定程度，癌症才會發生。

據資料記載，癌症發生的各個階段，其過程是：正常細胞→輕度不典型增生（分化障礙）→中度不典型增生→重度不典型增生（原位癌）→早期癌（黏膜內癌）→浸潤癌→轉移癌。

雖然大部分癌症患者的病情，通常是呈進行性發展，但它也會有一個較長的發生發展和潛伏期，短時間內不會迅速發作。前面介紹過，癌症的發生發展，直到患病，加重，死亡，是有一個很慢的過程。因此在未病前（也就是平時）做好養生防護工作，避免癌症發生發展是重要的也是可能的。如果已經患上了癌症，就應該積極治療，如手

術、放化療、中醫中藥、精神調養、運動鍛鍊、飲食等多種措施，綜合應用。

要正確對待癌症，不急不躁，心平氣和，戰略上蔑視，戰術上重視，信心十足，處之泰然，達到「帶瘤生存」「與癌共存」，也就是癌症雖然存在，人也生活得很好，甚至達到痊癒。這樣的病例已經是很多很多的，人們再不用談癌色變，那樣可怕了。

三、精神意志養生在癌症中的重要作用

精神意志，心理情緒等感知活動，屬於中醫神、魂、魄、意、志的五志學說。《靈樞・本臟篇》說：「意志者，所以御精神，收魂魄，適寒溫和喜怒者也。⋯⋯意志和則精神專直，魂魄不散，悔怒不起，五臟不受邪。」就是說，人們精神意志能適應自然氣候，能調節情緒變化，意志和順，精神專一，情緒穩定，憤怒就不易發生，因而五臟功能，就會協調一致，不會受到外來侵襲，就可以不得病。《素問・湯液醪醴論》說：「精神不進，意志不治，故病不可癒。」是說精神頹廢不振，無進取心，意志消沉而不正常，這種情況有了病就不可能治好。

古人在兩千多年前就已經注意到精神情志與疾病的關係。精神能反映物質形體的活動，但也可以能反作用於形體。癌症患者，如果有良好的精神狀態，頑強的意志，堅定的信念，剛毅的決心，可以使藥物和一切治療手段發揮最大的效應，而且能促進臟腑功能恢復，縮短病程，加速病癒。這種精神心理狀態，會起到任何藥物，任何治療手段，所起不到和無法代替的作用。

　　如果憂思鬱結，緊張恐懼，心煩急躁，悲觀失望，不僅會使病情加重，而且對其他治療手段及藥物作用的療效也會大大降低。這種狀態，沒有任何藥物和治療手段可以改變，一旦精神心志垮了，人也就會倒下來。

　　癌症不僅僅是軀體所患的疾病，也是精神心理所患的疾病，如果得了癌症，除積極採取治療手段外，如手術、化療、放療、藥物（包括中藥在內）還要儘快調整精神心理狀態，建立一道強大的精神心理防線。我命在我不在天，命運的主人是自己，振作起來，樹立必勝的信念和堅強的意志與癌症做鬥爭。

　　平時心中應當這樣想像：癌細胞是人體細胞變異了的敗類，它雖然有損害身體的作用，但在自己強大的免疫系統面前，也奈何不了什麼，人體內的吞噬細胞，一定能把癌細胞吃掉，使癌症不堪一擊，勝利屬於自己。如果天天這樣想像，而且信心百倍，精神可以改變物質，對戰勝癌症有很大的作用。

　　文獻記載，臨床試驗 70% ～ 80%的癌症病人都有精神負擔和心理障礙，得了癌症大都有驚恐，緊張，悲觀，悔恨，抑鬱，煩躁等不良的心理狀態。這樣就大大降低了機體免疫系統功能，同時也會影響各種治療的效果，會使病情逐漸加重。精神防線崩潰了，就像人們所說的兵敗如山倒，病情就會迅速惡化加重。因此一定要樂觀，堅強，處之泰然，這樣才能遏制住癌症的發展，也有利於發揮各種治療方法的作用，也能使機體免疫功能強大起來，使病情好轉痊癒。

　　上世紀 60～70 年代，人們對癌症還是很害怕的，可

以說是談癌色變。筆者遇過這樣兩例病人，一個是農村勞力者，姓張，62 歲，經山大三院（現在的山西省腫瘤醫院）確診為右肺上部癌症。化療過幾次，因嘔吐不食等反映劇烈，拒絕治療，要求出院。回家後，要求吃中藥治療。門診時患者訴說，化療把好人治成了病人，實在吃不消，我活了 60 多歲，患過許多病，吃些中藥，休息幾天就好了。有人說這種病很厲害，九死一生，活不過一年。我不怕這些，也不管這些（當時他不知道癌症是怎麼回事）。所以精神爽朗，若無其事，一邊吃中藥，一邊勞動餵肥豬（解決藥費問題），生活中就像沒病一樣，有說有笑。就這樣先後服藥 200 多付（養陰益氣，解毒抗癌），每年去醫院復查照相，病灶仍存在，但無變化，也無症狀，精神仍好。就這樣一直活到 77 歲時（患癌症後 15 年），因腦出血病故，用現在的話說就是帶瘤生存了 15 年。

第二個李姓病人，52 歲，幹部，病情、病程、性質與前一個病人基本一樣，而且生活環境，經濟條件，均比前一個病人要好得多。經山西腫瘤醫院確診後，非常害怕，悲觀失望，一蹶不振，萬念俱灰，認為必死。因為精神防線完全崩潰，雖然經過化療、放療、中藥等多方醫治均無療效，幾個月就故去了。以上兩個病例，兩種結果。說明精神因素在癌症中起著重要的作用。

精神是生命活動的集中表現，它包括：心理活動、思維意識、情緒變化等等方面。所以世界衛生組織認為「健康的一半是心理健康」中醫認為「正氣存內，邪不可干，精神內守，病安存來」還認為「神之所亂，心傷於體」一

個人如果精神飽滿，心態良好，情緒穩定，就可以不得病，少得病，得了病也易痊癒。反之心志紊亂，必傷於體，不僅易得病，得了病也不易好轉和痊癒。

自然界和社會上的事物很複雜，千變萬化，順心的事有，高興的事有，不順心，不高興的事有，甚至是痛苦的事也有。但無論哪一種情況，都應正確認識，冷靜對待，前因後果，仔細考慮。既不能情緒低落，精神不振，也不能過喜若狂，忘乎所以。一定要有一個穩定良好的心態，不憂慮，不煩惱，節制精神，控制心志，理解寬容，舒心溫和，才能身體健康，抗病能力增強。

有的人雖然有病，但仍樂觀開朗，不管病情怎樣，反正吃得香，睡得好，活的痛快，結果療效高，痊癒快。如果對自己的病情非常敏感，今天聽人說好他就高興，明天見化驗單有點問題，就悲觀失望，唉聲歎氣，吃不下飯，睡不著覺，結果治療效果差，病情也不易減輕和痊癒。

因此對於病，千萬不能過於敏感，不能杯弓蛇影，草木皆兵，心虛膽怯，惶惶不可終日，而是要不憂不慮，處之泰然。

四、順應自然，調養身心

人是自然界的一種產物，人的生命與自然界息息相關，因此說人是一小天，自然是一大天。人為萬物之靈，既要依賴自然，也能適應自然，改造自然，與自然界和諧相處。

《素問·寶命全形論》說：「天覆地載，萬物悉備，莫貴於人」「人以天地之氣生，四時之法成」《素問·六

節臟象論》「天食人以五氣，地食人以五味，五氣入鼻藏於肺，上使五色修明，音聲能彰。五味入口，藏於腸胃，味有所藏，以養五臟，氣和而生，精液相成，神乃自生。」就是說天地之間最有生機，最可寶貴的就是人。

上天給人以空氣，大地給人以飲食五味，空氣由鼻入肺，榮於面而充於身。飲食五味，由口進入胃腸，其精華部分，營養五臟，使氣血精液，相成相生。由於上天之空氣，大地之食氣，供養全身，五臟六腑，才能有正常的生理功能，精神形體才能健康生活。說明自然環境與人體生命活動，有很密切的關係。但這種關係也有一定的規律性，平衡性，如果違背了這種規律，破壞了平衡，人的健康就會受到損害。因此要懂得「天人相應」和「天人合一」的道理，掌握天地陰陽，春夏秋冬的變化規律，飲食有節，起居有序，使自己的身心，順應四時晝夜，及陰陽消長的特點，才可保持健康不得病，少得病。

人貴有自知之明，社會上的事情及人際關係是複雜多變的，故要調節和控制自己，順應自然，迎隨變化規律。不能貪得無厭，沒完沒了，享受過多。不空想，不忘作，不為物質所慮，不為名利異求，應循理而動。知足心常樂，能忍身自安，不貪圖一時之快樂，違背生活規律，損害身心健康。

最貴重的就是至誠待人，古人說：「善與人交，久而敬之。」就是說自己能很好地對待別人，就會受到別人的尊重和喜愛。與人交往謙虛厚道，不做昧心欺人之事，物利之前不與人強爭硬奪，將心比心，不損人利己，不怨天尤人。要把養心與養生結合起來，涵養性格，陶冶氣質，

發揚優點，彌補不足，這樣就可心懷平安，無憂無慮，對身心健康會大有益處。即便是癌症也很難在這樣健康強壯的身體面前找到侵害的機會。

五、飲食療法是防止癌症的重要措施

飲食是人類生命的源泉，沒有飲食人就不能生存，很多病可以借助飲食療法使病症減輕或痊癒，講究飲食可以不得病或少得病。

對於癌症患者來說，飲食不僅能維持生命活力，增強免疫功能，而且有些食品能起到防癌治癌的作用，把食物變成了藥物。這就不僅僅是一個飲食營養問題，而且也是癌症患者綜合防治中不可缺少的重要的組成部分。根據臨床經驗及資料選擇，證實有的食物配合中藥辨證施治和其他療法，對多種癌症的治療取得滿意效果。

現將收集到的和本人體驗到的一些有防癌治癌效果的食物介紹如下：

海帶、海參、海蜇、牡蠣、紫菜、甲魚、海馬、鯊魚、帶魚、海藻、香菇、山慈姑、白菜、胡蘿蔔、番茄、黑木耳、銀耳、油菜、大蒜、南瓜、韭菜、紅薯、百合、馬鈴薯、黃瓜、奇異果、楊梅、紫葡萄、胡桃仁、無花果、南瓜子、蘋果、大棗、玉米、蕎麥、黃豆、紅豆、薏仁、豆腐、桂圓、蜂蜜、紅茶、綠茶、枇杷、萵苣、烏梅等。

其中海帶可防治甲狀腺癌、淋巴癌、食道癌；甲魚可防治血癌、肺癌；帶魚可防治淋巴癌、白血病、食道癌；白菜可防治肺癌；胡蘿蔔可防治卵巢癌；番茄可防治前列

腺癌、喉頭癌、腸癌、乳腺癌；油菜可防治乳腺癌、肺癌；山慈姑可防治喉癌、乳腺癌；韭菜可防治腸癌；紅薯可防治腸癌；百合可防治鼻咽癌、肺癌；紫葡萄可防治肺癌；玉米可防治胃癌；黃豆可防治腸癌、皮膚癌、食道癌、前列腺癌；豆腐可防治前列腺癌；海藻可防治骨癌、甲狀腺癌。

以上列舉的幾十種有防癌作用的食物，不一定要天天都吃，而是要根據每個人的愛好、口味以及不同的癌症病種，地理環境，所產物品，適當選擇，對一些廣譜抗癌的食物可以經常食用。

在選擇食物時也要照顧到攝入高蛋白、高維生素及微量元素食物。對於烹調方法和食物的色、香、味，也要同時研究，否則會影響食慾，影響療效。

關於患者該吃什麼，不該吃什麼，是一個重要而複雜的問題，也是一個非常實際的問題。飲食療法要始終貫穿在整個病程中，必須與其他治法相結合，如肺癌、肝癌，均忌辛辣、菸、酒等食物，胃癌、食道癌要忌硬性食物，不好消化的食物以及辛辣、花椒等有刺激的食物，現提出以下幾點原則供讀者參考。

❶ 不要過食溫熱的食物：

如溫度過高，過燙的熱湯，熱麵糊，和過熱和辛辣食物，煎、炸、烘、烤或易於動火生熱之品，都應該在禁食之列。

❷ 不吃厚味食品：

酸、苦、甘、辛、鹹要均勻食用，無論偏食哪一種，都可導致癌症發生，甘肥厚味，油膩之品和鹹食過度均可

成為痰瘀積聚，誘發癌症的因素。如油膩太過，易得乳癌、結腸癌或胰腺癌。鹹味食物除少吃以外，還應注意不吃鹹菜、鹹魚、鹹肉和鹽醃製的各種食物如醃菜、醃肉、醃蛋等，醃製食品易得食道癌。

❸ **注意不吃黴變的食物：**

黴變食品中易有黃麴黴素，這種物質，最易導致癌症發生，如穀物、玉米、花生等黴變後千萬不能再吃，據報導這種情況最易發生癌症。亞硝酸鹽是一種致癌物質，各種泡製蔬菜、肉類，鹽醃的魚類、發酵的醃菜等醃製後最易產生大量亞硝酸鹽。

酸菜或者是隔夜煮熟的白菜、香腸、肉類，會含有亞硝基的化合物，如果經常吃這種食物也有致癌的危險。

❹ **儘量少吃含糖量多的食物：**

據報導糖類食物會加速癌細胞的生長，對癌症患者不利，但也不能完全禁止食入，否則會使人體的營養成分降低，不利於身體修復。

不要吃過於精細的食物，精米、白麵反而缺乏一些必要的營養物質甚至是抗癌物質，因此要吃些雜糧食物如小米，玉米，豆類和含維生素高的食品。不要以為癌症病人一定要吃稀有的，珍貴的，缺少的物品才好。古人說「食無定味，適口者珍」就是說吃東西不能刻板追求珍貴，只要感覺適合自己的口味，那就是珍品了。

❺ **癌症化療所宜之食品：**

化療後的一些毒性症狀，多為脾胃受損的表現，如食慾不振，噁心嘔吐，便秘或腹瀉，也可以出現一些全身不適和白細胞減少的反應。

因此在飲食調理方面，應該是健脾和胃，滋補氣血之品，如小米粥或粳米粥中加入蓮子、大棗，黃豆錢錢（用黃豆煮熟壓成之片狀物）。還可以吃些馬鈴薯、橘子、蘋果、帶魚、雞蛋、牛乳、香菇、桂圓肉、白菜、胡蘿蔔、白蘿蔔、鯉魚、木耳、花生米、無花果、葡萄乾、豆腐、山藥、香菇、南瓜、玉米等。

❻ 癌症放療適宜之食品：

放療主要是損精傷氣，出現氣陰不足之表現，如咽乾口渴、低熱乾咳或痰不易咳出，胸部不適，尿頻尿急，尿痛等，應用養陰益氣，清熱生津之食品。

如小米、粳米、綠豆等熬成稀粥食用、或冰糖銀耳湯、梨汁加蜂蜜。還可以吃白蘿蔔加冰糖，無花果、馬齒莧加醋鹽就菜。黃豆錢錢、白菜、葡萄乾或紫葡萄、蘑菇、鯉魚、雞蛋、牛乳、綠茶、薏仁、番茄、玉米、黃瓜、山藥、奇異果、牡蠣、紫菜、蓮子、百合等。

❼ 癌症手術後宜吃之食品：

按照中醫認識，手術後必定會損傷人體氣血，造成氣血津液不足，因此在飲食方面應該是大補氣血，養陰生津，使機體功能得到恢復。

如桂圓肉、枸杞、魚類、雞蛋、雞肉、瘦豬肉、牛乳、豆腐、小米、粳米、黃豆錢錢、馬鈴薯、山藥、薏仁、綠豆、玉米、白麵、番茄、甲魚、花生米、紅棗、香菇、南瓜、紅茶、葡萄乾、蜂蜜等。

以上所舉之食品並不是每天都要食用，而是根據自體情況及個人口味愛好，使用一些適宜之物。

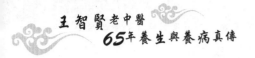

六、癌症如何運動防治

生命在於運動，健康人如此，癌症病人亦如此，透過運動，有些病情可以減輕，病程可以縮短。一些病人因適當運動，起到輔助治療作用，使疾病得到好轉痊癒，獲得了健康。因此，運動對於癌症病人來說是一項不可短缺的防治措施。

運動可以改善血液循環和新陳代謝，增強臟器活動，提高免疫功能，有利於癌症的康復；運動能增加飲食，促進胃腸蠕動，增強消化功能，改善機體的營養狀況，增強體質，提高抗病能力；運動能增加氧氣的吸入，增強換氧功能，排出二氧化碳，把機體的有害毒物由氣體交換排出體外；運動還能增強泌尿功能，有利於由尿液排出廢物；運動能增加排汗，使一些有毒物質從汗腺排出；運動能改善不良情緒，穩定心理狀態，並可鍛鍊意志，增強毅力，堅定信念，樹立戰勝癌症的信心決心。

美國有專家研究，防治癌症最管用的是運動，他們認為運動可以減少腸胃內食物傳送時間，可以使食物內致癌物質被吸收的時間減少，從而預防胃腸道癌；運動可調節體內激素分配水準，預防乳腺癌和與激素相關的癌症；運動可調節健康的免疫系統，是預防癌症最重要的部分。總之，運動是預防癌症的良藥，運動是防治癌症的有力武器，運動防癌治癌越來越受到人們的重視。

運動的項目方法也很多，各有其優點和特點，有些項目也有一定的適應症。

由於年齡，性別，疾病部位和病情輕重，體質情況，有無手術，放療，化療等不同，所以有一定的選擇性。既

要安全，易於學習，又要方便掌握，如慢走、散步、快步走、慢跑、打太極拳、導引按摩、氣功靜坐以及休閒運動等等，都可以適當應用。

癌症病人如何運動，是一個具體問題，如何選擇運動項目及方法，強度如何掌握，這些都不好定下來，但也必須有一個大體的框架，便於使用。簡單的認識是，重病人，應該先從床上活動開始，如手術後，放療或化療後，如無禁忌證，先做些四肢活動，然後再下床走動，逐步到院內行走，從散步開始逐漸增加運動量。

散步時間由少到多，還可打太極拳，先做幾個省力而容易做到的套路，如雲手、野馬分鬃等，可以反覆練習，逐步到全套運動，以後還可逐漸增加其他運動，如慢跑步、氣功等，也可以根據病情及身體情況，選擇自己愛好的運動項目。運動中一定要掌握好時間和強度，每次 30 分鐘左右，（體弱者開始可以幾分鐘加到十幾分鐘），一週可運動 3～5 次。運動量應以運動後感覺全身舒服，無疲乏感為度。運動時心率的標準是 170 －年齡＝心率，還有一個定律是運動時每分鐘心率不超過 90 ～ 120 次為宜，不要超過最快心率。

七、中醫中藥對癌症的養生防治

❶ 理論認識：

中醫對癌症早有認識，兩千多年前《靈樞》中就有筋瘤、腸瘤等記載，以後又稱之為岩。到了宋朝時期才有了癌的病名，對人體各部位的癌，也有一定稱呼，如舌菌（舌癌）繭唇（唇癌）乳岩（乳腺癌）等等。中醫對癌症

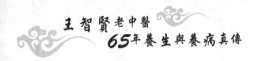
的病因病機論述也比較全面。

① **正氣虛弱，臟腑失調：**

「正氣存內，邪不可干」人在健康時身體輕易不會受到病邪的侵害，如遇身體虛弱，各臟腑功能失調，免疫能力下降等，易得癌症。

② **飲食不節，脾胃受損：**

經常恣食膏粱厚味，辛辣炙煿，燒烤薰蒸之食物以及酗酒吸菸等，使脾胃受損，濕濁痰聚，瘀積不化，形成癌瘤。

③ **外邪侵襲，客於經絡：**

也就是現代所說的外界環境及有毒害作用的物理、化學因素以及一些致癌氣體，病毒等侵犯人體，久而形成癌症。但因古時無法提出這些確切說法，只能用六淫外邪侵襲來說明其病因。如《靈樞·九針論篇》說：「四時八風，客於經絡之中為瘤症者也。」

④ **情志失調，鬱結凝聚：**

情志活動與內臟功能，氣血經絡，有密切的關係，情志太過，可使氣血運行失暢，臟腑功能失調，氣滯血瘀，進而形成癌症。

歷代醫家對情志變異引起岩症甚為重視，如《醫宗金鑒·外科心法要訣乳岩》中說：「此症由肝腸內傷，氣鬱凝結而成。」當今醫界也認為精神情志變化與癌症的發生、發展、治療、癒後，有著密切的關係。

❷ **中醫藥防治癌症：**

主要是透過扶正補虛，養陰生津，舒理情志，清熱解毒，活血化瘀、軟堅散結等方法。臨床上常用幾種方法互

相參考，隨症加減，方可取得較好的效果。近年來中醫藥治療癌症的效果，已被醫藥界所肯定。它能夠調理和治療癌前病變，預防和控制癌症的發生，還可以抑制癌症的發展過程，使病情得到控制。

中醫藥與現代治療手段（手術、放療、化療）相結合，既能減輕放、化療的副作用，還能提高治療效果。透過扶助正氣，提高免疫機能，避免腫瘤的復發和轉移。

服用中藥能明顯延長患者的生存期，達到「與癌共處」「帶癌生存」，提高生存品質，有的癌症還達到了痊癒。因此，萬萬不可放棄中醫治療，應將中醫藥成為癌症綜合治療的重要組成部分。

第二十六節　食道癌的中醫藥防治

一、食道癌的中藥方

太子參 12 克　炒白朮 10 克　陳皮 10 克
枳實 10 克　青皮 12 克　當歸 12 克
桃仁 12 克　紅花 12 克（後下）
冬凌草 12 克　藤梨根 15 克　白花蛇舌草 20 克
海藻 12 克　茯苓 12 克

加減：

(1) 吞咽困難者，加枳殼 12 克、川楝子 12 克、甘松 12 克、竹茹 8 克，體質尚好者，加蜈蚣 1 條（研末沖服）、三七參 5 克（研末沖服）；

(2)食入即吐者，加旋覆花12克（包煎）、砂仁8克、半夏8克；

(3)胸骨後疼痛，舌頭紫暗者，加鬱金12克、八月箚10克、元胡10克，莪朮10克；

(4)大便秘結者，加火麻仁15克、何首烏15克、蜂蜜50克，（開水沖服）；

(5)咽乾口渴者，加元參12克、麥冬12克、沙參10克、生梨汁20克；

(6)形體瘦弱，精神疲憊者，加炒山藥15克、黃精12克、生黃蓍20克，人參5克、枸杞12克；

二、食管癌術後中藥方

生黃蓍 20 克　　太子參 12 克　　當歸 15 克

炒山藥 15 克　　蓮肉 12 克　　枸杞 12 克

炒白術 12 克　　桑葚 12 克　　陳皮 12 克

乾地黃 12 克　　黃精 12 克　　白花蛇舌草 15 克

　　藤梨根 12 克　甘草 3 克

加減：

(1)全身乏力，精神疲憊者，加西洋參8克、人參5克、熟地12克、山茱萸10克；

(2)睡眠不佳者，加炒棗仁20克、夜交藤30克、柏子仁12克；

(3)低熱口乾者，加麥冬10克、玉竹12克、蘆根10克、天花粉10克；

（4）便秘者，加火麻仁 15 克、黑芝麻 15 克、草決明 15 克、蜂蜜 50 克，（開水沖服）；

（5）頭暈目眩者，加旋覆花 10 克（包煎）、炒白芍 12 克、菊花 12 克、桂圓肉 12 克。

三、食管癌化療期及化療後中藥方

太子參 12 克　雲苓 12 克　生黃蓍 15 克
陳皮 12 克　炒白朮 12 克　枳殼 12 克
白花蛇舌草 15 克　沙參 12 克　甘草 3 克
藤梨根 15 克　香附 12 克　冬凌草 10 克
生薑 3 片　大棗 2 枚

加減：

（1）噁心嘔吐者，加半夏 10 克、旋覆花 10 克（包煎）、竹茹 10 克；

（2）納呆腹脹，噁心嘔吐者，加砂仁 10 克、木香 8 克、半夏 10 克、竹茹 5 克；

（2）胸悶脹痛，舌質紫暗者，加桃仁 12 克、當歸 12 克、枳殼 10 克、鬱金 12 克；

（4）排尿不暢，尿頻、尿急、灼熱疼痛者，加豬苓 10 克、萹蓄 12 克、車前子 12 克（包煎）、半枝蓮 12 克；

（5）腹瀉便溏者，加炒薏仁 15 克、蓮肉 12 克、芡實 12 克、炒扁豆 12 克；

（5）心煩少寐，頭髮脫落者，加當歸 10 克、何首烏 12 克、枸杞 12 克、炒棗仁 20 克、夜交藤 30 克；

(6) 白細胞減少者，加黃精 15 克，當歸 10 克、枸杞 15 克、桂圓肉 10 克。

四、食管癌放療期及放療後中藥方

```
生黃蓍 20 克    玉竹 12 克    沙參 12 克
炒山藥 15 克    桑葚 10 克    半枝蓮 12 克
西洋參 8 克    麥冬 10 克    蓮子 10 克
枳殼 12 克    藤梨根 12 克    冬凌草 15 克
白花蛇舌草 15 克    甘草 3 克    大棗 2 枚
```

加減：

(1) 發熱者，加銀柴胡 12 克、黃芩 10 克、青蒿 10 克、知母 8 克；

(2) 胸悶脹痛者，加桃仁 10 克、鬱金 12 克、川楝子 12 克；

(3) 噁心嘔吐，脘腹痞悶者，加陳皮 12 克、半夏 8 克、竹茹 8 克、厚朴 12 克；

(4) 呃逆噯氣者，加公丁香 6 克、柿蒂 10 克、枳殼 10 克；

(5) 大便有黏液膿血，裏急後重較甚者，加白頭翁 12 克、生地榆 12 克、馬齒莧 12 克、焦檳榔 10 克；

(6) 面色無華，身倦乏力者，加人參 8 克、刺五加 8 克、黃精 12 克、枸杞 15 克；

(7) 頭暈目眩，毛髮脫落者，加乾地黃 12 克、何首烏 12 克、女貞子 12 克、菊花 10 克、枸杞 12 克；

(8) 白細胞減少者，加黃精 12 克、女貞子 12 克、枸杞 12 克、桂圓肉 12 克。

第二十七節　乳腺癌的中醫藥防治

一、乳腺癌中藥方

> 柴胡 8 克　炒白芍 15 克　荔枝核 12 克
>
> 枳實 15 克　白花蛇舌草 15 克　藤梨根 15 克
>
> 青皮 12 克　王不留 15 克　雞內金 15 克
>
> 連翹 12 克　夏枯草 12 克　太子參 12 克
>
> 香附 12 克　煅牡蠣 15 克　甘草 3 克　大棗 2 枚

加減：

(1) 疼痛較劇者，加元胡 12 克、鬱金 12 克，再劇者，加乳香 8 克、沒藥 8 克；

(2) 月經前疼痛較劇者，加益母草 12 克、澤蘭葉 12 克、鬱金 12 克、川芎 15 克；

(3) 腫塊較大堅硬者，減去甘草，加炮甲珠 12 克、三棱 10 克、莪朮 10 克、海藻 12 克，；

(4) 有紅腫疼痛者，加浙貝母 10 克、蒲公英 15 克、元胡 10 克；

(5) 有淋巴轉移者，減去甘草，加海藻 15 克、炒薏仁 15 克、冬凌草 12 克、半枝蓮 12 克；

(6) 情志抑鬱較甚者，加佛手 12 克、綠萼梅 12 克、合歡花 12 克、玫瑰花 12 克；

(7)體質虛弱者，加黨參 10 克、炒白朮 12 克、炒山藥 12 克、枸杞 15 克、生黃耆 12 克、當歸 10 克。

二、乳腺癌術後中藥方

太子參 12 克　雲苓 10 克　枸杞 15 克

炒白芍 15 克　當歸 12 克　黃精 15 克

白花蛇舌草 15 克　連翹 12 克　枳殼 10 克

生黃耆 20 克　甘草 3 克　柴胡 8 克　炒白朮 12 克

加減：

(1)納食不佳者，加生山楂 12 克、麥芽 12 克、雞內金 15 克；

(2)手足心發熱，咽乾口渴者，加女貞子 12 克、桑葚 12 克、地骨皮 12 克、麥冬 12 克、蘆根 8 克；

(3)便秘者，加火麻仁 15 克、何首烏 12 克、生白朮 12 克；

(4)月經不調或痛經者，加丹參 12 克、川芎 12 克、澤蘭葉 12 克、鬱金 12 克；

(5)全身乏力，精神不振者，加人參 5 克、桂圓肉 10 克、枸杞 12 克、炒山藥 12 克；

(6)心煩失眠者，加炒棗仁 20 克、遠志 12 克、合歡花 12 克、夜交藤 30 克。

三、乳腺癌放、化療期及放、化療後中藥方

太子參 12 克　生黃耆 20 克　炒山藥 12 克

黃精 12 克　沙參 12 克　炒白芍 12 克

女貞子 12 克　白花蛇舌草 15 克　魚腥草 12 克

冬凌草 12 克　陳皮 12 克　山慈姑 12 克

藤梨根 15 克　大棗 5 枚　生薑 3 克

加減：

(1) 咽乾口渴者，加元參 10 克、麥冬 10 克、玉竹 10 克；

(2) 腹部不適及疼痛者，加鬱金 10 克、荔枝核 10 克、香附、元胡 10 克；

(3) 疲乏無力者，加西洋參 6 克、刺五加 12 克、枸杞 12 克、當歸 10 克、炒山藥 15 克；

(4) 失眠多夢者，加炒棗仁 20 克、夜交藤 30 克；

(5) 情緒不寧，心煩易怒者，加柴胡 8 克、炒白芍 12 克、遠志 12 克、合歡花 12 克；

(6) 有痛經者，加川芎 12 克、丹參 12 克、鬱金 12 克；

(7) 噁心嘔吐者，加竹茹 8 克、半夏 8 克；

(8) 便秘者，加火麻仁 15 克、蜂蜜 50 克（開水沖服）；

(9) 便溏腹瀉者，加炒薏仁 15 克、炒扁豆 12 克、蓮肉 12 克；

(10) 脫髮者，加何首烏 12 克、旱蓮草 12 克、熟地黃

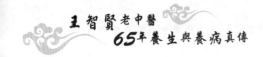

12克；

⑾白細胞下降者，加枸杞15克、桂圓肉10克、當歸10克。

第二十八節　肺癌的中醫藥防治

一、治療肺癌中藥方

生黃耆20克　太子參12克　炒白芍10克
沙參12克　浙貝母12克　夏枯草15克
百合12克　山豆根15克　白花蛇舌草15克
敗醬草15克　炒薏仁20克　藤梨根20克
魚腥草12克　甘草3克

加減：

(1)咳嗽較劇者，加紫苑12克、蟬蛻12克、百部12克、前胡12克；

(2)咯血者，加白及12克、仙鶴草15克、阿膠珠12克；

(3)低熱盜汗者，加旱蓮草12克、炙鱉甲10克、地骨皮15克、五味子12克；

(4)痰多者，加陳皮12克、半夏8克、全瓜蔞12克；

(5)胸悶疼痛者，加枳殼12克、元胡10克、桃仁12克、青皮12克；

(6)有胸水者，加葶藶子15克、赤小豆20克、桑白皮12克、玉米鬚15克；

(7)腰膝酸軟者，加熟地 12 克、炒山藥 12 克、枸杞 10 克、西洋參 5 克；

(8)咳黃痰者，加桔梗 12 克、黃芩 12 克、連翹 15 克、蒲公英 15 克。

二、肺癌術後中藥方

生黃蓍 20 克　　太子參 12 克　　天冬 12 克

百合 12 克　　黃精 12 克　　炒山藥 15 克

沙參 12 克　　陳皮 12 克　　桑葚 15 克

藤梨根 15 克　　白花蛇舌草 15 克

甘草 3 克　　玉竹 10 克

加減：

(1)體質虛弱較甚者，加西洋參 8 克、人參 5 克、蓮肉 12 克、枸杞 15 克；

(2)咽乾口燥者，加蘆根 12 克、元參 12 克、麥冬 10 克；

(3)便秘者，加火麻仁 15 克、草決明 15 克、蜂蜜 50 克（開水 1 次沖服）；

(4)失眠者，加炒棗仁 20 克、夜交藤 30 克、合歡花 12 克；

(5)納食不佳，消化不良者，加焦四仙各 10 克、檳榔 8 克、雞內金 12 克；

(6)術後貧血者，加桂圓肉 12 克、枸杞 15 克、阿膠珠 12 克、當歸 10 克。

三、肺癌放療期及放療後中藥方

生黃耆 20 克　黃精 12 克　沙參 12 克
炒山藥 12 克　天花粉 15 克　桑葚 12 克
枸杞 15 克　白花蛇舌草 15 克　藤梨根 12 克
幹地黃 12 克　連翹 12 克　女貞子 12 克
甘草 3 克　大棗 2 枚

加減：

(1) 咽乾口渴者，加蘆根 12 克、玉竹 12 克、麥冬 12 克；

(2) 發燒，咳嗽者，加魚腥草 12 克、半枝蓮 12 克、浙貝母 12 克、知母 12 克；

(3) 胸痛氣短者，加丹參 12 克、青皮 12 克、鬱金 12 克、枳殼 10 克；

(4) 便秘者，加火麻仁 15 克、何首烏 12 克、蜂蜜 50 克，（開水沖服）；

(5) 食慾不振者，加生山楂 10 克，穀麥芽 12 克、雞內金 10 克、檳榔 8 克；

(6) 心煩失眠者，加炒棗仁 20 克、夜交藤 30 克、遠志 12 克、柏子仁 12 克；

(7) 白細胞減少者，加黃精 15 克、龜板膠 12 克、桑葚 12 克、桂圓肉 12 克。

(8) 脫髮者，加何首烏 12 克、旱蓮草 12 克、女貞子 12 克、地骨皮 15 克。

四、肺癌化療期及化療後中藥方

當歸 12 克　生蓍 20 克　炒白朮 10 克
熟地 12 克　玉竹 10 克　炒白芍 12 克
陳皮 12 克　蓮肉 12 克　炒山藥 15 克
魚腥草 12 克　甘草 3 克　白花蛇舌草 12 克
藤梨根 12 克　生薑 3 片　大棗 2 枚

加減：

(1)噁心嘔吐者，加川楝子 12 克、竹茹 8 克、半夏 8 克；

(2)食慾不振者，加雞內金 12 克、穀麥芽各 12 克；

(3)白細胞減少者，加黃精 12 克、女貞子 12 克、阿膠珠 12 克、枸杞 12 克、桂圓肉 10 克；

(4)全身乏力，精神疲憊者，加人參 5 克、西洋參 8 克、刺五加 10 克、黃精 12 克；

(5)胸腹部不適者，加枳殼 12 克、青皮 10 克、香附 12 克、烏藥 10 克；

(6)頭暈目眩者，加菊花 12 克、蔓荊子 12 克、旋覆花 12 克（包煎）；

(7)腰膝酸軟者，加枸杞 12 克、木瓜 15 克、女貞子 12 克、續斷 12 克；

(8)腹瀉便溏者，加炒薏仁 15 克、芡實 12 克、炒扁豆 12 克；

(9)失眠者，加炒棗仁 20 克、夜交藤 30 克、合歡花 12 克。

⑽脫髮者，加何首烏 15 克、生地 10 克、旱蓮草 10 克、丹參 10 克。

第二十九節　胃癌的中藥防治

一、治療胃癌中藥方

黨參 10 克　炒白朮 12 克　雲苓 12 克

砂仁 12 克　陳皮 15 克　白花蛇舌草 12 克

藤梨根 15 克　海藻 12 克　炒薏仁 15 克

香菇 15 克　冬凌草 12 克　生薑 3 片

焦山楂 10 克　大棗 2 枚

加減：

(1)食納不佳者，加穀麥芽各 12 克、檳榔 10 克；

(2)噁心嘔吐者，加半夏 8 克、厚朴 12 克、竹茹 8 克；

(3)腹部脹痛者，加白豆蔻 12 克、厚朴 15 克、香附 12 克、木香 8 克、烏藥 12 克；

(4)胃脘疼痛較甚者，加鬱金 12 克、桃仁 12 克、九香蟲 12 克、炮甲珠 3 克；

(5)嘔血便血者，加仙鶴草 20 克、阿膠珠 12 克、降真香 15 克、藕節 12 克；

(6)有幽門梗阻者，加桃仁 12 克、紅花 10 克（後下）、代赭石 15 克（先煎）、甘松 12 克、薑半夏 10 克；

(7)胃灼熱反酸者，加烏賊骨 15 克、煅瓦楞子 12 克；

二、胃癌術後中藥方

太子參 12 克　炒白朮 12 克　茯苓 12 克
當歸 15 克　生黃蓍 30 克　陳皮 12 克　雲苓 12 克
半枝蓮 10 克　蓮肉 12 克　甘草 3 克
炒山藥 20 克　藤梨根 15 克　白花蛇舌草 15 克
黃精 12 克　大棗 2 枚　生薑 3 片

加減：

①食慾不振者，加雞內金 12 克、穀麥芽各 10 克；

②噁心，嘔吐，噯氣者，加半夏 10 克、厚朴 15 克、竹茹 8 克、砂仁 10 克；

③上腹部脹痛者，加鬱金 12 克、川楝子 12 克、香附 12 克；

④術後貧血嚴重者，加桂圓肉 12 克、枸杞 12 克、阿膠珠 12 克、熟地 15 克；

⑤頭暈乏力，心悸氣短者，加人參 8 克、枸杞 12 克、黃精 12 克；

⑥胃酸過多，腹痛灼熱者，加烏賊骨 15 克、煆瓦楞子 12 克、甘松 10 克。

三、胃癌化療期及化療後中藥方

太子參 12 克　生黃耆 15 克　炒白朮 12 克
茯苓 12 克　炒山藥 12 克　蓮肉 12 克
玉竹 12 克　枸杞 12 克　沙參 12 克　藤梨根 15 克
白花蛇舌草 15 克　甘草 3 克　大棗 2 枚

加減：

(1)口舌生瘡，咽乾口渴，舌邊尖紅者，加銀花 12 克、乾地黃 15 克、麥冬 12 克、蒲公英 10 克；

(2)噁心嘔吐者，加砂仁 10 克、陳皮 12 克、竹茹 8 克、半夏 8 克；

(3)呃逆噯氣者，加公丁香 6 克、柿蒂 12 克、枳殼 8 克、旋覆花 8 克（包煎）；

(4)腹脹，便溏泄者，加香附 12 克、白豆蔻 10 克、炒薏仁 20 克、炒扁豆 15 克、芡實 10 克；

(5)白細胸減少者，加黃精 15 克、桂圓肉 12 克、紅景天 10 克、枸杞 10 克；

(6)排尿不暢，尿頻，尿急者，加車前子 10 克（包煎）、萹蓄 12 克、半枝蓮 10 克、豬苓 10 克；

(7)尿血者，加小薊 12 克、白茅根 12 克、旱蓮草 12 克；

(8)氣血虧虛（面白無華，身倦乏力）者，加當歸 12 克、西洋參 8 克、人參 5 克、桂圓肉 10 克；

(9)脫髮者，加何首烏 12 克、女貞子 12 克、旱蓮草 15 克、丹參 12 克。

第三十節　直腸癌的中醫藥防治

一、治療直腸癌中藥方

> 敗醬草 15 克　　白花蛇舌草 15 克　　當歸 12 克
>
> 藤梨根 15 克　　炒薏仁 20 克　　槐花 10 克
>
> 炒白芍 15 克　　白頭翁 12 克　　雲苓 12 克
>
> 土茯苓 15 克　　生大黃 8 克　　陳皮 15 克

加減：

(1)大便膿血黏液，裏急後重者，加馬齒莧 12 克、秦皮 12 克、川連 6 克、焦檳榔 8 克；

(2)肛門垂痛，灼熱者，加黃柏 12 克、馬鞭草 12 克、生地榆 15 克、元胡 10 克；

(3)腹脹腸鳴，納食不佳者，加厚朴 12 克、木香 10 克、焦四仙各 12 克、雞內金 12 克；

(4)形體瘦弱，神疲乏力者，加人參 5 克（或黨參 12 克）、炒白朮 12 克、生黃蓍 20 克、蓮肉 10 克、炒山藥 12 克；

(5)心悸失眠者，加炒棗仁 20 克、合歡花 12 克、夜交藤 30 克、遠志 12 克。

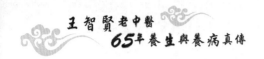
二、直腸癌放、化療期及放、化療後中藥方

```
太子參 12 克    炒白朮 12 克    茯苓 12 克
炒山藥 15 克    女貞子 12 克    蓮肉 12 克
白頭翁 12 克    敗醬草 12 克    山茱萸 12 克
炒薏仁 12 克    白花蛇舌草 12 克    藤梨根 12 克
大棗 2 枚    生薑 3 片
```

加減：

(1)噁心嘔吐者，加陳皮 12 克、半夏 8 克、砂仁 8 克、竹茹 8 克；

(2)食慾不振，消化不良者，加雞內金 12 克、焦四仙各 12 克、檳榔 8 克；

(3)脘腹脹滿，腹瀉便溏者，加白豆蔻 12 克、陳皮 12 克、炒扁豆 10 克、禹餘糧 12 克；

(4)白細胞減少者，加黃精 12 克、生黃蓍 12 克、當歸 12 克、桂圓肉 12 克、阿膠珠 10 克；

(5)小便不利，尿頻，尿急者，加車前子 12 克（包煎）、萹蓄 12 克、豬苓 12 克；

(6)心煩失眠者，加柏子仁 12 克、遠志 12 克、炒棗仁 20 克、夜交藤 30 克；

(7)精神不振，體弱乏力者，加生黃蓍 20 克、當歸 10 克、炒白朮 10 克、人參 5 克（口渴陰虛者改為西洋參 5 克）；

(8)皮膚瘙癢者，加地骨皮 12 克、浮萍草 10 克、蟬蛻 12 克；

(9) 心神不寧，急躁易怒者，加珍珠母 20 克、遠志 12 克、川連 3 克。

(10) 失眠者，加炒棗仁 20 克、夜交藤 30 克；

(11) 脫髮者，加何首烏 12 克、旱蓮草 12 克、丹參 12 克。

第三十一節　結腸癌的中藥防治

一、治療結腸癌中藥方

炒白朮 12 克　炒薏仁 20 克　雲苓 12 克
白花蛇舌草 12 克　藤梨根 12 克　冬凌草 12 克
槐角 10 克　敗醬草 15 克　土茯苓 15 克
當歸 12 克　炒白芍 12 克　生大黃 8 克
甘草 3 克　大棗 2 枚

加減：

(1) 腹部脹痛者，加元胡 10 克、鬱金 12 克、香附 12 克、木香 5 克、陳皮 12 克；

(2) 久泄久痢得熱則減者，加肉豆蔻 12 克、馬齒莧 12 克、赤石脂 12 克、禹餘糧 12 克；

(3) 形瘦無力，面白無華，心悸氣短者，加人參 5 克、生黃蓍 20 克、蓮肉 12 克、炒山藥 12 克；

(4) 腹中結塊，疼痛者，加桃仁 10 克、厚朴 15 克、莪朮 10 克、元胡 12 克、枳實 12 克；

(5) 便血者，加生地榆 20 克、仙鶴草 15 克、三七參 5

克（沖）。

二、結腸癌術後中藥方

```
生黃蓍 20 克    炒白朮 12 克    太子參 12 克
炒山藥 12 克    茯苓 10 克    當歸 12 克
蓮肉 12 克    陳皮 12 克    山茱萸 10 克
敗醬草 12 克    炒薏仁 15 克    白花蛇舌草 15 克
藤梨根 12 克    甘草 3 克    大棗 2 枚
```

加減：

(1) 食慾不振者，加焦四仙各 12 克、雞內金 12 克；

(2) 腹部脹滿者，加白豆蔻 12 克、砂仁 12 克、厚朴 12 克；

(3) 心跳氣短者，加人參 8 克、麥冬 10 克、五味子 12 克；

(4) 失眠多夢者，加炒棗仁 20 克、遠志 10 克、夜交藤 30 克、合歡花 12 克；

(5) 腹瀉便溏者，加炒薏仁 20 克、禹餘糧 12 克、芡實 12 克、炒扁豆 12 克；

(6) 貧血者，加阿膠珠 12 克、桂圓肉 12 克、枸杞 12 克、人參 8 克；

(7) 口乾便秘者，加麥冬 8 克、火麻仁 15 克、蜂蜜 50 克（開水沖服）；

(8) 低熱者，加元參 10 克、生地 10 克、銀柴胡 8 克。

三、結腸癌放、化療期及放、化療後中藥方

生黃蓍 20 克　太子參 10 克　炒白朮 12 克
茯苓 12 克　陳皮 10 克　炒山藥 12 克
香附 10 克　炒白芍 12 克　枸杞 12 克
白花蛇舌草 15 克　藤梨根 15 克　玉竹 10 克
甘草 3 克　大棗 2 枚

加減：

(1)噁心嘔吐者，加竹茹 10 克、陳皮 12 克、半夏 6 克；

(2)食慾不振者，加穀麥芽各 12 克、雞內金 10 克、神麴 12 克；

(3)腹瀉者，加炒薏仁 12 克、炒扁豆 12 克、芡實 10 克、石榴皮 12 克；

(4)便秘者，加蜂蜜 50 克（開水沖服）；

(5)腹脹者，加白豆蔻 12 克、木香 8 克、厚朴 12 克；

(6)心跳氣短者，加人參 8 克、五味子 10 克、麥冬 10 克；

(7)白細胞減少者，加黃精 12 克、紅景天 12 克、桂圓肉 12 克、當歸 12 克；

(8)失眠多夢者，加夜交藤 30 克、炒棗仁 20 克、遠志 10 克；

(9)脫髮者，加何首烏 12 克、旱蓮草 12 克、女貞子 12 克。

第三十二節　癌症的針灸療法

　　針灸是中醫的重要組成部分，也是我國人民幾千年來同疾病作抗爭的經驗結晶，是一門防治疾病的臨床學科。它歷史悠久，理論系統，療效顯著，安全方便，受到我國人民和全世界人民的歡迎。

　　針灸透過刺激穴位，起到了調節臟腑機能，調節氣血運行，提高人體的免疫功能，達到防癌抗癌的作用。臨床上可以改善癌瘤症狀，緩解癌症的疼痛，減輕病人的痛苦，提高病人的抗病能力，也就是免疫機能，使瘤體縮小和停止發展，從而延長病人的生存期。和其他療法配合，還可能根本上治癒癌症。此外，還能糾正癌症病人在化療、放療方面一些毒害作用。

　　❶ 提高免疫機能，增強防癌抗癌的穴位：

　　足三里、內關、氣海為一組。三陰交、關元、合谷為一組，每日一組，交替應用，10 次為一療程，可以多針幾個療程，手法上多以補法為主，但個別穴位根據症狀適當用些瀉法。

　　❷ 腹部脹滿者：

　　足三里、天樞為一組，中脘、氣海為一組，每日針一組，交替應用。足三里、氣海出針時緩慢出針，即按針孔，揉按片刻。天樞、中脘搖大針孔，迅速出針不按針孔。另外可用艾捲溫和灸神闕穴。

　　❸ 噁心嘔吐：

　　內關、中脘為一組，足三里、太衝為一組，每日一組，交替應用 7 天為 1 療程。用平補、平瀉手法，刺激不

可太強。

❹ 大便溏瀉者：

足三里、陰陵泉為一組，曲池、豐隆為一組。每日一組，交替應用 5 ～ 7 日為 1 療程，出針時緩慢出針，即按針孔，揉按片刻。

❺ 消化不良：

天樞、中脘為一組，梁門、足三里為一組，每日一組，交替應用，5 ～ 7 次為 1 療程。

❻ 便秘：

中脘、三陰交、曲池為一組，血海、氣海、下巨虛為一組，每日一組交替應用，多用補法，療程以病情確定。

❼ 心煩失眠：

神門、間使、三陰交為一組，內關、行間、陰郄為一組，每日一組交替應用，一般針 5 ～ 7 次，每次留針 20 分鐘，手法用緩慢出針即按針孔揉按片刻之補法。

❽ 胸脅疼痛：

內關、太衝、陽陵泉為一組，三陰交、血海、支溝為一組，每日一組交替應用。留針 20 分鐘，每 5 分鐘行針 1 次，出針時搖大針孔迅速出針不按針孔。

❾ 腹痛：

中脘、足三里、氣海為一組，天樞、公孫、內關為一組，每日一組交替應用。留針 20 分鐘，每 5 分鐘行針 1 次，出針時搖大針孔，迅速出針，不按針孔，並可艾捲溫和灸神闕穴。

❿ 小便不利：

三陰交、曲骨為一組，足三里、陰陵泉為一組，每日

一次交替應用，3～5次即可，用瀉手法。

⓫ 吞咽困難：

天突、膻中、中脘、合谷。以上四穴每隔一日針一次，留針 20 分鐘，每 5 分鐘行針 1 次，出針時緩慢捻轉出針，不按針孔，巨闕穴每日艾捲溫和灸 10 分鐘。

⓬ 放、化療引起白細胞減少者：

合谷、足三里、大椎、三陰交。第 1 天針前 2 穴，第 2 天針後 2 穴，每日 1 次，交替應用，10 次為一療程。出針時緩慢出針即按針孔，揉按片刻（補法）。

⓭ 貧血者：

足三里、三陰交每隔 1 日針 1 次，留針 30 分鐘，5 分鐘行針 1 次，緩慢出針，即按針孔，揉按片刻（補法）。針後用艾捲溫和灸神闕穴 7～10 分鐘。

歡迎至本公司購買書籍

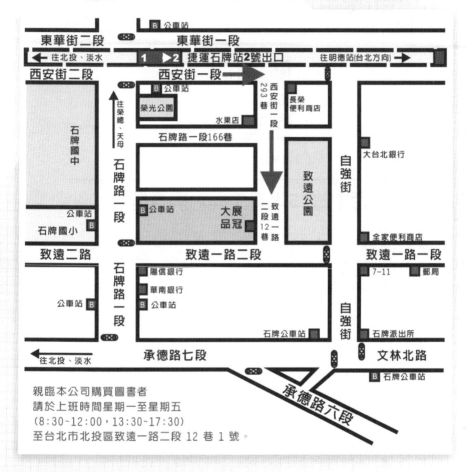

親臨本公司購買圖書者
請於上班時間星期一至星期五
(8：30~12：00，13：30~17：30)
至台北市北投區致遠一路二段 12 巷 1 號。

建議路線
1.搭乘捷運‧公車
　　淡水線石牌站下車，由石牌捷運站2號出口出站(出站後靠右邊)，沿著捷運高架往台北方向走(往明德站方向)，其街名為西安街，約走100公尺(勿超過紅綠燈)，由西安街一段293巷進來(巷口有一公車站牌，站名為自強街口)，本公司位於致遠公園對面。搭公車者請於石牌站(石牌派出所)下車，走進自強街，遇致遠路口左轉，右手邊第一條巷子即為本社位置。

2.自行開車或騎車
　　由承德路接石牌路，看到陽信銀行右轉，此條即為致遠一路二段，在遇到自強街(紅綠燈)前的巷子(致遠公園)左轉，即可看到本公司招牌。

國家圖書館出版品預行編目資料

王智賢老中醫65年養生與治病真傳 / 王智賢主編
——初版，——臺北市，大展，2013 [民 102.10]
　　面；21公分—（中醫保健站；50）
　　ISBN　978-957-468-977-4（平裝）

1.中醫　2.養生
413.21　　　　　　　　　　　　　　　102015807

王智賢老中醫65年養生與治病真傳

主　　編/王智賢

責任編輯/趙志春

發 行 人/蔡森明

出 版 者/大展出版社有限公司

社　　址/臺北市北投區（石牌）致遠一路2段12巷1號

電　　話/（02）28236031，28236033，28233123

傳　　真/（02）28272069

郵政劃撥/01669551

網　　址/www.dah-jaan.com.tw

E-mail/service@dah-jann.com.tw

登 記 證/局版臺業字第2171號

承 印 者/傳興印刷有限公司

裝　　訂/承安裝訂有限公司

排 版 者/菩薩蠻數位文化有限公司

授 權 者/山西科學技術出版社

初版1刷/2013年（民102年）10月

定價/350元

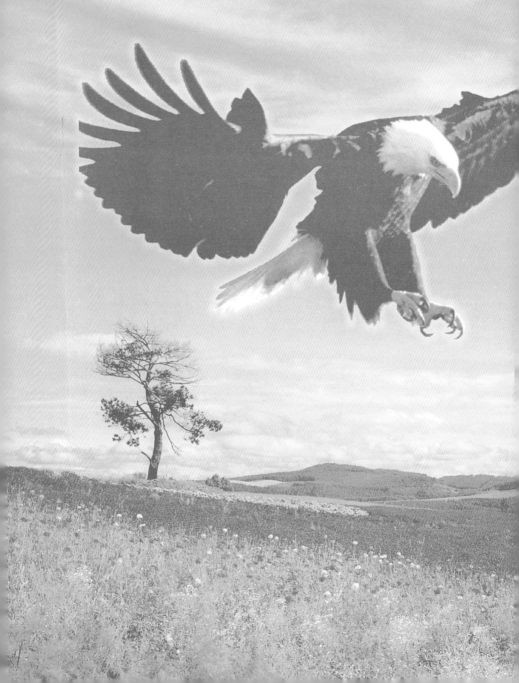

大展好書　好書大展
品嘗好書　冠群可期

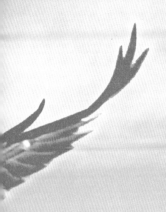

大展好書　好書大展
品嘗好書· 冠群可期